女性ホルモンは賢い

感情・行動・愛・選択を導く「隠れた知性」

マーティー・ヘイゼルトン
西田美緒子 訳

インターシフト

父、マーク・バーデン・ヘイゼルトンへ。
あなたがいなくて寂しい。

わが家族、ジャッキーとリック・セイブ、パメラ・ヘイゼルトン、
ジョディ、ティム、テイラー、ビリー・ニズニック、
そして誰よりも私の子どもたち、ジョージアとラクランへ。

Hormonal
by Martie Haselton

【目次】

＊文中、〔　〕は訳者の注記です

はじめに

女性を導くホルモン

私は幸運にも科学者の夢を見つけることができ、とても興味深く、社会的に意味のあるテーマを手にした。しかもその分野は私が着目した時点では未踏の領域だったものの、たくさんの「経験してきたことから得られる効用」に恵まれていた。

私が女性のホルモン周期の研究をはじめたころの科学界では、人間はほかの種と大きく異なっていて、人間の性行動のパターンにホルモン周期はあまり関係していないというのが広く一致した意見だった。人間はホルモンによる支配から「解放された」のに対し、人間を除く親類たちはまだその支配下にあると、誰もが考えていた。そう考える理由のひとつには、人間が例外的な特性を備えているという思い込みがあり、たとえば人間はほとんどいつでも性交渉をもつというのも、そうした特性のひとつに数えられた。排卵日近くの妊娠可能な時期だけでなく、ホルモン周期の別の時期にも、さらに妊娠が不可能な時期にも、たとえば女性の妊娠中、分娩後の母乳授乳期間、生殖能力がなくなった閉経後にさえ、人間は性交渉をもつではないか。このような「延長された性衝動」は、ほかの哺乳類に見られるパターンとは著しい対照をなしている。

たしかに、女性がほかの動物と違うことは私にもわかった。私たちは、エストロゲン（女性ホルモンの一種。詳しくは第3章を参照）の急増に反応して衝動的な行動をする――たとえば性交渉をもつ（あるいはライバルと張り合う）――という自動装置ではない。それでも進化論を学んでいたから、ホルモンが女性に影響を与え、その性的決断や社会的決断を誘導している可能性もあると思った。ホルモンは繁殖を支配し、自然選択の強力な原動力になっている。だから、ホルモンが私たちの行動にどこから見てもまったく関与しないというのは、ありそうもないことに思えたのだ。

私の研究室で行なった初期の調査では、妊娠の確率が最も高い時期の女性は男性パートナーの性的魅力を重視するようだった。また、自分自身がいつもより魅力的だと感じて、男性と出会う可能性のあるクラブやパーティーに行きたがった。普段よりおしゃれな服装で、ときには露出度の高い服を着て、研究室にやって来ることさえあった。排卵が「彼氏探し」へと駆り立てるのかもしれないと思えた。

当初、私はこの研究を単なる参考程度のものとみなしていたのだが、研究結果の含蓄があまりにも興味深かったので見過ごしにできず、さらに追跡せずにはいられなくなった。もっとよく調べ続ければ、いったいどんな、まだ誰も気づいていない女性の欲求の秘密が見つかるだろうか？　そして何十人もの学生と大切な数多くの同僚たちの助けを借りながら、秘密を見つけることができた。

私は自分たちが手にした興味深い研究の成果を伝えたくて、この本を書いている。私たちのホルモンはとても賢い。交際相手をほしいと感じる欲求（第2章・第4章）から、競争したい衝動（第5章）、妊娠中や出産直後の体や行動の変化（第7章）、さらに人生の「次章」である更年期になると繁殖とは無関係に新しい経験を自由に味わえる可能性をもたらすなど（第7章）、ホルモンが影響を与える範囲は広大だ。

この本を書いている理由には、女性の脳と体に関する情報を増やしたいという気持ちもある。この本がきっかけとなって、もっと研究が進んでほしい。これまでにわかってきていることもあるが、生物医学的情報の「基準となる性」は男性であるという考え方のせいで、女性に関する研究はもう何十年ものあいだ停滞してきた——男性に関して有効な情報は、女性に関しても有効に決まっているだろう？という発想だ。そしてその発想の先には、女性はホルモン周期のせいで「めちゃくちゃ」すぎるという考えもあった。わざわざ努力して研究する理由などあるのか？

というわけで、女性のホルモンとその行動に関する知識は圧倒的に不足しており、人生のどの段階でも最良の決断を下せるようになるためには、もっと多くのことを知る必要があると私は確信している。ピルを使用してホルモン周期を抑制すると——あるいは月経周期そのものをなくしてしまったら——どんなことが起きるのか？　三十代、四十代、さらに五十代と進んだときの、妊娠の現実とは？　バイアグラが男性の寝室での悩みを解消してきたように、女性の欲求に対する特効薬は見つかるのか？　人生の後半戦にあたって、ホルモンのサプリメント服用を考えるべきなのか？　この本ではこれらの疑問にすべて答えていくが、完全な回答はまだなく、それは女性にとっても男性にとっても損失だ。

さらに、女性とホルモンについて、これまでとは異なる視点も提案したいと思っている。研究の世界の外では、女性は長いこと「ホルモンの言いなり（の気分屋）」だとバカにされてきた——あまりの「気分屋」だから大統領にも向かないとさえ言われた（二〇一六年一一月八日、私は幼い娘を連れて投票に行ったことを一生忘れないだろう。初の女性大統領が選ばれる歴史的瞬間を娘に見せていると、固く信じていたのに——ああ）。こうした熱狂的な差別主義は時代遅れに思えるかもしれないが、これまでに何度も何度も表面化したのを私は目にしており、それについては第1章で詳しく説明する。

男性と女性のホルモン周期についての人々の見方には、ダブルスタンダードが存在する。グロリア・スタイネムはその点を、一九八〇年代後半に発表した「もしも男性に月経があったなら」[1]という随筆で強調した。スタイネムは、生理期間があるのが男性のほうならば、その期間は男らしさの自慢の種になっただろうと主張する。さらに、「生理用品は連邦政府からの資金提供によって無償配布されているはずだ」とも書いた。そして愉快な調子でこう続ける。「もちろん一部の男性たちはわざわざ金を払ってでも、ポール・ニューマン・タンポン、モハメド・アリの消耗作戦ナプキン、ジョン・ウェイン生理ナプキン、ジョー・ネイマス股間プロテクターなどといった市販ブランドを、〝独身時代の軽い日用〟に購入していたかもしれない」（女性だけにかかる税の軽減運動については、第3章の「タンポンを無料に！」を参照してほしい）。

一部には、女性の行動を生物学的に説明すれば、女性の成功を妨げることになると考えている人たちもいる。女性と男性の違いに少しでも生物学的な根拠が見え隠れすると、女性は「女の子」のステレオタイプに追いやられ、母親の役割に閉じ込められ、職業の領域で上を目指してもガラスの天井にぶつかるのが関の山だとする考えだ。研究者たちにとっては、女性のホルモンと行動に関する情報は秘密にしておくべきだという暗示になる。こういうステレオタイプのある分野には、波風を立てないのが一番だ。

でも私は、その逆だと思う。情報を隠したり、答えを知る必要がある大切なホルモンに関する疑問に情報を提供できるような研究を避けたりしては、女性を助けることにならない。そして女性とホルモンについて私たちが突き止めたことは——私の考えでは——女性に力を与える。周期の終わりの数日間には「気分屋」になるとか、ホルモンのせいで推理力がなくなるなどという、単純な話ではない。それは、欲求をもち、交際相手を選ぶ楽しみを感じ、(もしそうしたければ)子どもを産み、子どもを育て、やがて生殖期から生殖不能期へと移っていくという、女性特有の人生経験をホルモンがどのように導いていくかという物語だ。これらの経験は、私たちが人間であることの意味を理解するうえでとても重要になる。また、私たちを哺乳類の親戚たちと、さらにそのむかし地球上を闊歩していた巨大トカゲとも結びつける。もちろん私たちは人間独自の方法でものごとを進めており、その理由は第4章で説明する。

私が科学の世界に飛び込んだとき、自分の仕事に政治的問題は絶対に持ち込むまいと考えていた。私が目指したのは客観的な科学者だった。事実だけを知りたい! ところが私は行く先々で政治的問題に、少なくとも論争に、つきまとわれているように思えた。人間の心理学に進化の考え方を当てはめることは昔も今も議論の的だ。そして行動を生物学的に説明することは社会学で歓迎されながらも、笑顔の裏に不安が見え隠れしており、その事実が何度も、ほんとうに何度も、戻ってきては私にかみついてくる！　それでも私が導いた結果は、人間の社会的な考え方には進化の足跡が残っているという強力な証拠を示しているように思われた。だからその結論は、新しくて魅力的だという理由だけでなく、私たちの精神と行動を形作ってきた力を理解するための、より深い意味を含んでいるという理由でも、ニュースにする価値があった。その研究がきっかけで、私は科学者として名を知られるようにもなった。

私は奮闘を続けてきた。研究成果を発表するのはいつも綿密な研究を行なったあとで、決して安易な近道を選ばず、最高のデータを得るための長い道のりをたどった。それに対する抵抗は、私が研究室で用いた科学的手法に対する誌上での批判や、成果が上がったという幻想を生み出すだけのあやふやな統計手法を用いた結果にすぎないという当てこすりのかたちでやってきた（実際には、それらの主張に関する証拠に目を通すと、批判した人たちの言っていたことを明確に否定できた。私は今でも、「ごめん、まちがえた！」と書いたEメールを待っている）。私はこれまでに何度も学会で怒号を浴び、あいた口がふさがらないようなEメールも受け取ってきた。べつに科学的事実のすべてを確実に手にできるなどと言うつもりはない――自分の研究室やほかの人たちの研究から得たデータに関して、懐疑的な態度も十分に保っている。だが衝突の一部はまったく理不尽なもので、見たところはシェークスピアの劇にふさわしい内容だ（アメリカのひとつかふたつの大規模な研究大学を舞台に繰り広げられたシェークスピア劇といったところ）。

論争をめぐるいざこざは、私がこの道に進んですぐにはじまった。学部生時代、心理学者になりたいと考えてはいたのだが、人間の行動についてもっと「本格的な」生物学に基づく科学的説明と思えるものにも興味があり、それは当時の主流ではなかった。そして哲学の授業を受けていたとき、自分が科学者として歩む道が見えた悟りのようなものを経験したのだった。

教授は、二元論（「心」と「体」を別々に説明し、何か得体の知れないものが心の機械を動かしているとする考え）と唯物論（脳が行動を生み出す、以上！）との違いを説明した。そして「二元論に同意する者は？」と、挙手を求めた。教室にいた――私を除く――全員の手が挙がった。「唯物論者は？」の問いに、私は勢いよく手を挙げて同級生たちを見まわした。なんだか全員がふざけているように思えた。その瞬間から私には、でたらめを見つけ出し、それをつぶしていく使命が生まれたのだった。

大学院生になってまもなくのころには、有名な進化生物学者のスティーヴン・ジェイ・グールドに出会った。グールドは多くのことで知られているが、生きものがもつ多様な姿に対する進化に基づく説明と、人間の行動に対する説明とのあいだに、はっきりした線を引いたのもそのひとつだ。私は進化心理学を勉強しはじめたばかりで（これについては第2章で話す）、その論理にはとても大きな説得力があることに気づいていた。人間の肉体と器官系はたしかに進化論によって説明できた――でも、私が学んでいたこの分野では、私たちの心的「器官」（そしてその結果として生まれる行動）にも進化論に基づく説明があったのだ！

私は生物学を専攻している学生たちの質問にグールドが答える授業にもぐり込み、手を挙げると、なぜ進化心理学が問題だと考えているのかを尋ねた。明らかに予期していなかった質問が出たために、彼の答えは柄にもなくだらだらと進み、検証するのが難しいというような話をした。生物学を学ぶ何百人もの大学院生の前で質問していると心臓のドキドキが止まらなかったが——ただでさえグールドという並外れた人物の前では緊張せずにいられないのに——私はくじけないで食い下がった。それならば、男性が配偶者に求めるものと女性が配偶者に求めるものの違いに、世界中の三七の異なる文化を通して明確なパターンがあるのはなぜかと質問したのだ（これについては第4章で詳しく取り上げる）。それならば、うーん、そうだね、一理あるのかもしれない、とグールドは言った。でたらめつぶしの、初の一得点！　私はさらに熱中した。

こんな話をするのは、政治的行動主義に反対しているからではないし、均等な機会を阻む壁を打ち壊したいという人々の心情を否定しているからでもない。私はフェミニストだから、そのような心情を共有している。特にビジネス、政治、科学の世界では、女性は男性とまったく同じ機会を与えられていないと思っている（それに、女性は男性がもっていない大切な機会をいくつか手にしているとも思っている。ただし数は少ないだろう）。男女を問わず見識のあるフェミニストのあいだにさえステレオタイプがあって、そのせいで私たちは男性と女性を不公正に判断していると思う。だが私は、新しい系統のフェミニズム、新たなダーウィン的フェミニズムを主張したい。

この種のフェミニズムは、私たちの生きものとしての側面を尊重し、それを十分に調べる。女性には、自分たちの体と心が形成されてきた歴史を——進化の歴史をも含めて——理解する権利がある。

私たちには自分たちの生物としての——そしてホルモンの——性質に関するもっと上質な情報が必要だ。たしかに一部の人は、女性の生物としての性質は「運命だよ」という安易な、あるいはもしかしたら性差別主義にかられた見方をするだろう。だが、これまでにわかったことがあるとしたら、生物としての側面がひとつの役割を果たしているにしても、私たちの社会的な背景（および私たちが考えて選択していく作用）も同じくらい重要な役割を果たしているということだ。だから私たちは、そんな安易な論法を用いる人たちに立ち向かう。そんな考えを正していく。もちろん、生物としての基盤が——女性と男性の両方の行動に——あることを認める。そのことに無知でいるより、理解することが一番の道だ。そう思わない？

私たちはホルモンからの指令の源と働きとをよく理解すればするほど、それをきちんと発揮できる（あるいは無視したいなら無視できる）と、私は確信している。それがこの本で（特に第7章・第8章で）最も伝えたいメッセージになる。

この本を書いた動機には学生たちも含まれている。なかでも、私がカリフォルニア大学ロサンゼルス校（UCLA）でほかのすばらしい講師たちと共同で担当している性とジェンダーに関する学際的コース、学内では「性クラスター」と呼ばれる授業をとって教室に座っている学部一年生たちだ。このコースには、いわゆる「ミーサーチ」〔自分の個人的な経験を用いて学問的な疑問に取り組む手法〕という研究コースに魅力を感じた学生が、女子学生だけでなく性別の型にはまらない学生たちも、たくさん集まってくる。私は彼らに、実験用の白衣を着た（たいていは男性の）科学者の典型のように見えなくても、あるいはそう振る舞わなくても、自分がやりたければ科学をすることができると教えたいと思ってきた。学期末には、教授および大学院生の指導者全員を呼んで集会を開く。私たちが意見を述べ、関連のある研究について話をするのだが、最初に学生たちがどう思うかを問う質問をする。たとえば、「物理学に登録する学生が男女同数になるように、強制的に性別の均衡をとるべきだろうか？」などと尋ねる（学生たちの答えはほとんどいつもノーだ。みんな選択の自由を求め、強制を嫌う）。

この集会でこれまで何年か、私はこんな話をしてきた。大学院に入学したばかりのころ、女性であることは典型的な科学者の像に反すると感じた私は、それによって自分の科学者としての信頼性が落ちるかもしれないと思った。そこで、意識してその影響を和らげる道を選んだ——自分自身の女性らしく見える部分を抑えることにしたのだ。化粧をやめた。毎日ジーンズとセーターを身につけ、スニーカーを履いた。髪はいつもシャワーを浴びたままのペチャンコだった。本気で相手にしてほしい、きちんと認めてほしいと思った。ところがしばらくすると、自分が趣味の悪い変装をしているように感じ、そのこと自体に誠意がないように思えてきた。学生たちには次のように話す。「ある日、バカみたい！という言葉が口をついて出ました。そしてこう考えました。ありのままの自分、ありのままの姿でいよう。もしも女性が科学をするのに、人一倍がんばって勉強しなければならないのなら、やってやろうじゃないの」。私は見当違いの女性のステレオタイプにはまり込むのを拒否したのだ。

この本で示していこうと考えているように、見当違いのホルモンのステレオタイプによって行く手を阻まれる女性がいてはならない。実際には、「ホルモンの言いなり」という言葉を自分たちの手に取り戻し——何だかんだ言っても、私たちはホルモンに導かれているのだから——それを称えるべきだと思っている。ホルモンは私たちに喜びを与え、人生を導き、私たちをますます賢くしてくれる可能性をもっているのだから。

第1章 ホルモンをめぐる騒動

「きょうは、ホーリーに昇給のことなんか頼んじゃだめだよ。かみつかれて、そのまま食われちゃうかも」。どうして？　ホルモンの言いなりだから。「彼女は、たった今、上機嫌だと思ったら、次の瞬間には怒り出す」。ホルモンの言いなりだから。「うわぁ、彼女は誰彼かまわずイチャイチャするんだ」。ホルモンの言いなりだから。

「扱いにくい女性」……「ベビー・マシン」……「クレージー・レディー」……「猛烈ママ」……「氷の女王」……「出しゃばり女」。

どんなに近代的で進んだ時代に暮らしていても（暮らしていると思っていても）、こうした女性のステレオタイプは今もまだ、しっかり生きている。記録的な数の女性が職場に進出し、ほとんどすべての分野で女性がリーダーの地位につき、米国の大学で学士号を取得する女性の数が男性を上回るようになっても、[1]二〇世紀のあいだにそのステレオタイプが消えなかったことは間違いない。

だがこれらは、単なるステレオタイプではない。たとえば「悩める乙女」といったそのほかの古臭い概念とは違い、生物学的な要素が含まれているからだ。女性に対するこれらの感じ方――職場、家庭、学校の日常的な場面で見られる、そのほかの数多くの受け取られ方――の根底にはどれも、「彼女はホルモンの言いなりだから」のように、女性ホルモンが女性の行動を支配しているという意識がある。

女性がホルモンの言いなりということは、一か月周期で変動するエストロゲンをはじめとした女性の生殖ホルモンのレベルが、このような女性の行動を引き起こしているという意味になる。でもその表現は的を射ていない。

真実はこうだ。彼女はホルモンの言いなりになっているかもしれないが、人間のすべてに、男性にも女性にも、ホルモン周期がある（男性ホルモンのテストステロンにも、一か月ごとではなく一日ごとの増減のサイクルがあるのに、男性がホルモンの言いなりだとは誰も言わない）。それは「彼女は生理中＝不機嫌」というよりちょっとだけ上品な表現なのかもしれないが、女性には「ホルモンの言いなり」というレッテルが貼られてしまっているように思う。

女性の行動――とりわけ過度に攻撃的だったり不安定だったりする行動や、普段の人柄に似合わない行動――を、性ホルモンが原因だとして説明することの問題は、悪影響を及ぼすほどひどく単純化しすぎている点にある。要するに、女性は生物としての性質に支配されているから、自分で自分の行動をまったくと言っていいほどコントロールできないという意味だ。だがそんな低レベルの解釈をすれば、女性にとっても男性にとっても何か貴重で重要な、人生を変えるほどの事実が見えにくくなる。

実際には、女性のホルモン周期は五億年にわたる進化の英知が形になったものだ。ホルモンはほぼ確実に女性の行動に影響を与えているが——最終的にはそれが本書のテーマになる——女性の受精周期には隠れた知性が組み込まれており、それは女性が現代の暮らしで最善の意思決定をするために利用できる古来の知恵だ。一部の人たちが単純に「ホルモンの言いなり」だと解釈している日常的な行動の背後には、生化学的な過程があって、女性が——数多くの動物の種の無数のメスと同じように——連れ合いを選び、レイプを避け、同性のライバルと張り合い、資源を争い、元気な遺伝子をもつと期待できる子を産むのを手助けする役割を果たしてきた。こうした難題を切り抜ける方法を身につけるために、女性の脳はホルモンによって堕落させられるのではなく、ホルモンと共謀するよう進化してきた。

ホルモンの存在は、私たちがこれまで生き残って、繁栄してこられたことの決定的な理由だ。

変わらない先入観

女性ホルモンとそれが女性の行動に対して果たしている役割についての議論では、同じ考えをもつ人たちのあいだでさえ折り合いをつけるのは難しい。私はそのことを、科学者としてもフェミニストとしても実感してきた。はじめはこの事実に唖然とした。誰でも、特に女性なら誰でも、この知識の恩恵を受けたいと思うに違いないと考えていたからだ。私たちには自分の体と心がどのように、なぜ機能しているかについて、きちんと理解する権利がある。それなのに事実は都合よく選別され、性にまつわる政治の一時的なやりとりのなかで消えてしまうことがわかった。誤った情報を手にした性差別主義者はさらに事実を捻じ曲げる方法を見つけ、生物学的な相違点を、女性が越えることのできないほど高いハードルとして利用する。フェミニストは当然、そんなことを望んでいない。そしてこのような力が働くと、現実に織り交ぜられた神話を取り除くのは難しくなる。

たとえば、二〇一二年の米大統領選で大きな論争を巻き起こした、まるでホルモンそのものが投票に行ったように思えるCNNの報道はどうだろう。投票日の二週間前、CNNはウェブサイト上に、まもなく発表される研究[2]の結果によれば、排卵期の（受胎能力が最大になっている）未婚女性はバラク・オバマ大統領とその政策を対抗馬のミット・ロムニー州知事とその政策より好む、という記事を掲載したのだ。研究者たちが得た成果によれば、「女性は排卵期になると自分が〝いつもよりセクシーだと感じる〟ので、妊娠中絶や婚姻の平等性に関してリベラルな姿勢を好むようになる[3]」。一方、既婚女性やはっきりしたパートナーをもつ女性は、より保守的なロムニー候補を好む、というのが記事の説明だった。

これ対してブログやインターネットニュースが矢継ぎ早に飛び交い、反発はあっという間にすさまじい勢いで広まった。「CNNは頭のおかしい女性たちが膣で投票すると考えている」と、米ウェブサイト『ジザベル』のケイティー・ベイカーは書いた。「オバマに夢中、でも、このきどった既婚者が排卵期じゃないときに」は、ケイト・クランシーが『サイエンティフィック・アメリカン』誌のウェブサイトで書いた反論の見出しだ。また『ワシントンポスト』紙のアレクサンドラ・ペトリは、「これは長いあいだ女性候補をひどく悩ませてきた、〝女性はいきり立って投票所にやってきては、男らしい顎の候補者を選ぶ〟という悪夢のようなイメージそのままだ」と書いた。CNNは数日後に記事を削除し、これを書いた記者は軽蔑され、論文の筆頭著者には抗議のメールが殺到した。

CNNの記事撤回は、女性の勝利、女性の政治的前進とみなされ、一九七〇年代の政治を考えると隔世の感があった。一九七〇年代には著名な政界人が、女性には「荒れ狂うホルモンの影響」があるから指導者の地位には向かないと断言していたのだ。この発言をしたエドガー・バーマン医師は国家的優先課題に関する民主党全国委員会の委員で、ヒューバート・ハンフリー副大統領の最高顧問であると同時に、個人的な主治医も務めていた。一九七〇年、連邦議会の女性議員が女性の権利を党の最優先課題にするよう提案したとき、バーマンの否定的な答弁はひどく軽蔑的で、古びた観念に凝り固まっているのは明らかだった。女性が平等な扱いを受けられない理由として、月経周期と更年期を引き合いに出したのだ。バーマンは次のように答えた。

「もしも銀行に投資をしているなら、激しく変化するホルモンの影響を受けている真っ最中の頭取が融資の話をまとめるのは、やめにしてほしいと思うでしょうね。それから、ホワイトハウスにいる大統領が更年期の女性だったとして、その大統領がピッグス湾の決定を下さなくちゃならなければ、もちろんひどいことになったでしょうし、キューバ危機の当時だったらロシア人には災難だったでしょうね？」」。要するにバーマンは、自由世界のリーダーが気分屋の女性なら、大統領執務室の赤電話の受話器をとってクレムリンを怒鳴りつけ、核戦争を引き起こしただろうと言いたかったのだ（私がこれを書いているのは二〇一六年の大統領選のあとなのだから、なんという皮肉）。

デイケアや避妊などの女性に関する問題を擁護する忠実な民主党員だったバーマンは、ベトナムのような重大な議題に移る際のユーモアとしてこの話を持ち出したふしがあるが、もしそうだとしたら的外れだし、笑いをとるタイミングにはまったくうんざりする。当時は女性運動にとって重要な時期で、運動のリーダーたちは同一賃金や男女平等憲法修正条項への支援を得る問題をアピールしようとしていた。そんな時期にバーマンは、女性がいるべき場所は家庭だという男女差別のオチで笑いをとろうとした。キャリア志向のメアリー・リチャードが主人公の『メアリー・タイラー・ムーア・ショー』がはじまったのは一九七〇年で、それと同じ年に、バーマンは女性がホルモンの言いなりすぎると宣言したわけだ。だがまだ、「ミス・アメリカ」のコンテストで優勝した美女のほうがメアリーより高い視聴率をとっていたし、『奥さまは魔女』のサマンサはあれほど大胆なのに、ほとんどいつも（人間と同じように）家を掃除していた。

インターネットがない時代でもバーマンがこうした発言をしたことはまたたく間に知れわたり、数か月後には全国委員会の委員を辞任している。この一連の騒動では、彼の政策だけでなく科学的な知識も疑問視されることになった。ハーバード大学の内分泌学者シドニー・イングバー博士は、「〝激しいホルモンの影響〟を話題にするなど無意味だし、少なくともひどい誇張だ」と述べて、専門家としての意見を表明しており、それは他の人たちの同意も得ていく。「権威ある立場で話をする人はみな、証拠のない信念や先入観によって築かれた土台のうえに立っている」と、カリフォルニア大学の精神分析医レオン・J・エプスタイン博士はつけ加えた。[4]

だがバーマンはCNNと違って自分の発言を撤回することはなく、実際には一歩も譲らなかった。のちにこの見解を擁護して、次のように書いている。「多くの女性には一生のうち一定期間、平均的な男性の場合よりも多大なストレスと情緒不安定があることを、どの医師も（ほとんどの女性も）否定できないだろう。私は、すべての条件が等しいならば、この試練の期間には重大な決定について男性の判断のほうを個人的に尊重すると言ったまでだ……科学的事実を撤回することはできないし、撤回するつもりもない」[5]。もちろん、バーマン医師の発言の背景に「科学的事実」など存在しない。ただ何世代にも、いや何世紀にもわたって続いていた、女性に関する一般的な意見を口にしただけだ。それは、女性ホルモンはめちゃくちゃなもので、問題があり、「修正する」必要があるという考えだった。月経と閉経は気恥ずかしい話題とみなされ、女性は自分の体に関する十分な情報を医学界から得ることはできなかった。月経は「呪い（curse）」という語で言い換えられ、更年期は「変化（change）」という語で言い換えられ、そのあいだには性行動、妊娠、出産という日の当たらない話題があった。

それでも、バーマンが一連の理不尽な主張をしたのとほぼ同じころ、ある女性グループがボストンに集結していた。彼女たちは少し前に、女性の性と生殖に関する健康についてまとめた一九三ページにのぼるホッチキス止めの小冊子を発行しており、そこでは性衝動、妊娠と出産、妊娠中絶など、当時はタブーとされていた主題が包み隠さず語られていた。そこで、作りは粗末だが大胆な内容の冊子を改定することにし、一九七〇年に『からだ・私たち自身』（松香堂書店）の第一版を完成させたのだ。この本は超ベストセラーになって女性の健康のバイブルとされ、女性の体に関する自己認識――およびそれに伴う力――を女性の手に直接引き渡すことによって、世の中の情勢を大きく変えた。[6]

ずいぶん長い道のりを歩んできたものだ。それでもまだ、これからどれだけ遠くまで進む必要があるかを覚えておくことが重要になる。二〇一五年に当時の大統領候補ドナルド・トランプが言ったことを忘れてはいけない。女性を見下した発言を厳しく問い詰めた女性ジャーナリストについて不満をもらし、彼女が「体のどこからでも血を流す」と発言している。

言い換えれば、四五年たってもまだ、彼女はホルモンの言いなりなのだ。

女性みずから壁をつくる

私たちがホルモンと女性の行動に関する正しい知識に到達するのを妨げてきたのは、男性の先入観ばかりではない。ときには女性自身が最大の壁を作りあげている――職場での男女平等の実現に全力を尽くしてきた女性たちも同じだ。

女性は、男女の相違を認識したとたん、戦っても形勢は不利で、平等に扱われることは絶対にないだろうと思ってしまう。そうなれば、私たちは弱く、傷つきやすく、無力な存在として見られるようになる。妊娠中の女性はホルモンが引き起こす母性の呼び声を耳にしていて、仕事には復帰したくないとみなされる——わざわざ昇進させる必要もないだろう。年長の更年期の女性は、夜も眠れず火照りに悩まされているし、忘れっぽい女性の脳は仕事の能率に影響するから、一〇〇パーセントの力を発揮できないはずだ。そのうえ日によっては実に扱いにくい。やっぱり、わざわざ昇進させる必要もない。

私の知り合いのアーティストは最近、こうした一連の考えに真正面からぶつかったが、その方法はちょっと意外なものだった。彼女の作品は女性に力を与えることを目指したものだったのに、ほかのフェミニストたちから浴びせられた言葉で、自分の置かれている厳しい立場を知った。ある夕食会で、今はどんな仕事をしているのかと友人たちから尋ねられた彼女は、最新のプロジェクトの話をした。それは「目に見えない一か月[7]（*The Invisible Month*）」というオンラインのアート・インスタレーションで、エストロゲンとプロゲステロン〔女性ホルモンの一種。詳しくは第3章を参照〕のレベルが女性の行動にどのように影響するかを二八日間のホルモン周期を軸に、花のメタファー（蕾をもち、開花し、萎れる）を用いて伝えている。

たとえば、閲覧者が「蕾の時期」のアイコンをクリックすると、エストロゲンとプロゲステロンのレベルに関する一般的な説明が表示されたあと、次のような（科学論文から引用された）文が続く。「この第一週目にはエストロゲンのレベルがゆっくりと上昇しており、健康だという感覚が高まります。

気分は高揚し、睡眠は安定しています。女性は思考が明瞭であるように感じ、すぐれた集中力を発揮できます」。周期のもっとあとの、たとえば「開花の時期」をクリックすると、説明は次のように変わる。「この時期の女性は男性に対して寛容になっています。周期のうちの排卵期のあいだ、女性は公園で近づいてきた見知らぬ男性にも電話番号を教えやすくなっていました」(ただしこの部分の現実では、その見知らぬ男性はとてもハンサムでなければならないだろう)。そして「萎れる時期」ではこうだ。

「月経性片頭痛によって仕事の能率が下がります」

「あなたが言っているのは」と、ひとりの友人は不安そうに言った。「女性には自由意志がないってことなのよ」。別の友人が続ける。「そのとおりよ! あなたのプロジェクトが悪い人の手に、たとえばゴールドマンサックスのCEOの手に渡ったらどうなると思う? きっと女性はリーダーシップをとる役割につけないと思うようになるわ」。また別のひとりがつけ加えた。「あなたが言ってるのは要するに、女性がノーと言ったら、イエスの答えを手にするためには二週間後にもう一度聞けばいいってことね」。こうして、非難が途切れることなく続いた。彼女はその反応に愕然としてしまった。友人たちはみな成功を収め、高い教育を受け、前向きな考えをしている人たちばかりだ。それなのに誰もが、そのサイトを閉鎖して書かれている情報を秘密にし、女性の立場を後退させないようにしてほしいと言っているようだった。

彼女が最初に考えた使命は単純なものだった。「公共サービスの仕事として、このサイトを作ったのよ」と言い、女性が——男性も——体内のプロセスによって外面的にどんな影響を受けるかを理解する手助けになると説明した。[8] アーティストとして、体内／体外というコンセプトにずっと前から想像力をかきたてられていたのだそうだ。だから「目に見えない一か月」では、アート作品を生み出すと同時に、ほかの女性たちも知りたいであろう情報、きっと受け入れてくれるだろうと考えた情報を、共有しただけだった。だが友人たちの目から見ると、彼女は性にまつわる政治のパンドラの箱をあけていた。

私にはその感覚がわかる。

動物と人間のあいだ、女性と男性のあいだ

私がホルモン周期の研究をはじめた当初、私が属していた社会科学の分野は、大きくて立派な脳および対置する親指を備えた人間は動物界の仲間たちとはまったく違うのだという考え方を基盤としていた。もちろん、とても重要な進化上のつながりがあることを認めながらも、人間の心、欲求、性行動は動物のものとは一線を画すとみなしていた。私たちの性交渉は好きなとき好きなようにしているのであって、自然の指示に従っているのではない。ほかの哺乳類たちは、繁殖という名のもとでホルモンの意のままになっている。リスは見境なく走りまわった末に、互いに飛びかかる。私たちは電話番号を交換する。

私の研究は人間のなかにいる動物を見ると言えるもので、これまでの研究生活全体を通してそれを

続けてきた。そのように動物と人間をつなげる考えは特定の学界や一部の科学分野では一般的なものではない。そのようなグループでは、複雑な知性と感情が自由意志と混じりあっている人間は、文化的に進んだ存在だとみなされている。これまで数百年にわたって数え切れないほどの科学者たちが、人間と動物の実際の相違を見つけようと努力を重ねてきた。研究のすべての分野、そして社会そのものが、私たちは人間性をもつことで特別な、動物とは異なる、よりよい存在になっているという概念を中心に築かれている。私たちが何かをするなら、それは自分なりの理由があるからだ——性ホルモンによって誘発された化学反応の意のままになっているわけではない。私たちは根本にある動物的本能ではなく、洗練された人間性に従って活動してきた。

ところが私の研究室での発見によれば、妊娠可能期間の女性は最も魅力的な男性を探し求めることがわかっている——雌雄の霊長類、ハムスター、その中間の多くの種の場合と同じだ（この研究については第5章で詳しく説明する）。私はホルモンと動物の関係性について研究し、異なる種に共通した無視できない行動パターンに注目していた。とても簡単に言うなら、メス——サル、ラット、ネコ、イヌなど——はホルモン周期のうちで最も妊娠する可能性が高い期間に、一貫してとりわけ元気な子を約束してくれるオスを引きつけることを目的としたように見える方法で行動する——「元気な」というのは、先祖代々の環境で生き残りや繁殖の可能性が高いはずであることを意味する。もちろんその表現方法は種によって異なるものの、人間がこの予測可能な身体的現象からすっかり除外されているという考えを、私は受け入れることができなかった。

女性が妊娠できるのは一か月のうちの二日か三日だけなので、人間の受胎能力はいくぶん弱く、つかの間に消える。この重要な時期に、最良の性的決断をしない理由があるだろうか？　私は二〇〇六年に、女性が「妊娠可能性のピーク時」を迎えると、自らの行動を実際に変えることを示す研究を発表しはじめた。研究の成果としてわかったことには、女性のクラブやパーティーに行きたい意欲が高まる、「本命」以外の男性に注目しはじめる、声が高く、女性らしくなる、より魅力的に見える服装をする、体臭がいつもより男性を引きつけるものに変わる、などがある。[9] 私は、人間の性行動はホルモンによる支配から「解放された」という前提に、真っ向からぶつかろうとしていた。その代わりに私が示唆していたのは、人間の女性の妊娠可能期間の行動は動物の行動と同様で、女性の性欲が変化すると同時に、妊娠可能であることが外面にあらわれるというものだった。つまり、妊娠可能性は完全に隠されるわけではなく、霊長類のいとこたちの場合より限られた方法ではあるけれど、周囲から見てわかるということだ。

　だが私はまもなく、人間にはかつて尻尾があったことを思い出したくない人たちがいるのを実感した。私の研究は過激だとみなされた。一部のひとたちにとってはまるで何世代にもわたる科学的な探求を却下し、「ちょっと聞いて、私たちって、しょせんは動物の一団にすぎないのよ」と言っているようなものだったのだ。

　過激——そして時代に逆行している。なかには、私の発見が女性にとって後退を意味するとみなす人たちもいた。そういう人たちは研究の一部だけを切り取って大衆に受ける見出しに変え——米国のテレビ番組『グッド・モーニング・アメリカ』のニュースの見出しは「周期によってセクシーさが増す？」だった――研究が示すもっと広い意味はほとんど無視してしまった。研究成果を詳しく読めば、女性が生殖、子育て、さらに自分自身の生き残りという課題に対応しながら、自らの性行動を鮮やかに進化させてきたことがわかるはずだ。だが男女の行動の違いを指摘したとたん、私は性差別主義者を応援しているとみなされてしまった。友人のアーティスト（あるいは論文をＣＮＮでぶち壊しにされた研究者）と同じように、私は女性の過小評価につながる考えを提示したとして非難された。つまり私は、女性を「ホルモンの言いなり」と呼んだことにされてしまった。

四〇年前――エドガー・バーマン医師が「不自由な脳は主に女性に宿る」という章題を含んだ本を出版したころ――には、女性たちは男女の違いを（完全に否定しないまでも）できるだけ重視しないという方法で、フェミニズムを主流の運動にしつつジェンダーギャップを埋めようと必死で闘っていた。一九六〇年代後半からは、そもそも月経前症候群（ＰＭＳ）というものが存在するかどうかを問う、フェミニストの息のかかった一連の科学論文が発表された（もし女性を本気で怒らせたければ、その人の精神的・肉体的な不快は単なる想像の産物に過ぎないと言ってみよう）。何十年ものあいだ、平等の権利という名を借りて、男女の行動の違いを強調するのは不作法なことだとみなされてきた。男性は人に道を聞こうとしないという冗談を飛ばすのはいいが、性ホルモンが女性の脳にどんな影響を与えるかについて私が話すのは、我慢ならないらしい。

私は自分の研究のせいで、ふたつの陣営から怒りを買うことになった。動物と人間の行動のあいだに私が見つけたつながりを拒否した人たち、そして女性と男性のあいだに私が引いた線を拒否した人たちだ。私の研究と私が用いた手法は徹底的に調べられ、中傷する人たちは私の研究室がデータを操作したというとんでもない主張まで繰り広げた。

もう論争はなくなったと思いたいが、まだ消えていないし、いつかはなくなるのかどうかさえ疑わしい。ニュースの製作者や編集者、そのほかポップカルチャーを取り上げる人たちは、科学をセクシーなものにして人々の関心を集めたいと思っており、その彼らが私や同じ分野の研究者たちの研究を奇妙な見出しで取り上げ続けるなら、論争を招き続けることになるだろう。たとえば『ニューヨークポスト』紙の見出しは次のようなものだった——「豊穣の欲情《ホーニー》：人間の魅力に関する情熱的な進化生物学〈豊穣の角《ホーン》は、花と果物で満たされた角を描いたヨーロッパの装飾モチーフで、食べものと豊かさの象徴〉」。

それなのに、ここにある真のニュースは見出しを飾らないだろう。私たちの体と心がどのように機能しているかをもっとよく理解できれば、女性の権利は——減るのではなく——大きく広がるし、まだ学ぶべきことはたくさんある。そのことに私は最も意欲をかりたてられている。性的関係や恋愛関係、友人関係や血縁関係も含めた、あらゆる人間関係にホルモンが及ぼす影響について、私たちはもっともっと多くを知る必要がある。それらは女性にとっても男性にとっても同じように、人間としての経験の全体を形づくっている関係だ。さらに、自分の健康と幸福感にホルモンがどのように影響しているかも知る必要がある。だがもっと多くを学ぶためには、もっと多くの女性を研究室に迎える必要がある――それも、研究する科学者としてだけではなく。

なぜ「女性用バイアグラ」がないのか

これまで何十年にもわたり、がんなどの病気と薬効に関する重要な生物医学的研究は男性の研究参加者の協力のもとで実施されており、女性はほとんど除外されてきた。男性より女性のほうがかかりやすく命取りになることも多い脳卒中に関する研究さえ、かつてはほとんどすべて男性に焦点が当てられていた。また男性の症例を用いた研究しかなかったために、医師たちは女性の心疾患を診断する知識も十分にもちあわせていなかった。現在では臨床試験に参加する女性と社会的少数者《マイノリティー》が増えてきたので、状況はいくぶん改善されているものの、公平からはほど遠い。

研究室でのジェンダーギャップが如実であまりにも大きいために、最近になってアメリカ国立衛生研究所（ＮＩＨ）が対策を講じ、科学者が研究助成金を申請するためには動物実験に雌雄を同数含めることを条件としている。助成金の申請者が雌雄どちらか一方だけを研究したい場合には、もう一方を除外する「強力な正当化」が必要だ。[10] 卵巣や前立腺のがんのような一方の性に特有の疾患はもちろん除外されるが、ＮＩＨの目標が病気と治療に関する、より広範囲にわたる有益な研究の奨励にあることははっきりしている。

研究に携わっていない人は、そもそも研究用のラットがなぜ雌雄同数いなかったのかを不思議に思うかもしれない。なぜ、オスのほうがより多く研究されてきたのだろうか？　コストの問題？　手に入りやすいから？　実際には、まったくの偏見も含め、さまざまな理由があった。二〇世紀になって動物実験を利用する現代の医学研究が本格的にはじまったとき、女性と社会的少数者の健康問題は優先度が低かったばかりでなく、科学者は雌雄の生物学的相違をよく理解していなかった。また研究の基準には、実験の対象にオスだけを利用することをはじめ、当時一般的だった文化的偏見が色濃く映し出されていた。その結果として、産後うつのような一定の症状やアフリカ系米国人で一部のがんの割合が高いことに関する知識は、何世代も後れをとっている。

　偏見とは別に、動物実験にメスが含まれなかった理由がもうひとつある。実際的な問題として、ほとんどの研究者は実験に余分な可変要素が含まれるのを避けたいと考えたが、ホルモン周期のあるメスの場合は不都合な「ノイズ」が加わる可能性があり、明確なパターンが見えにくくなった。一九二三年に発表された論文では、ケージ（かご）のなかのメスのラットが、ホルモン周期のうちの妊娠可能期間にあたる発情期には運動用の回し車で走る頻度が増えたことが明らかにされている。[11] 一〇〇年近く前のその研究が、今もなお続く見方が生まれる一因となった。メスには発情周期があるため、生まれつきオスよりも多くの可変要素を含むという考えだ。そんな面倒を好む科学者がいるだろうか？

　科学実験で原因と結果をはっきりさせたいとき、変動する要素はまったくやっかいだ。ダニエルソン先生に教わった小学二年生のときの理科を思い出してみても、クラスの全員が乾燥した豆をひと粒ずつもらい、それぞれ紙コップに入れた土に植えてから、窓際に置く生徒とクローゼットの中に入れる生徒に分かれて小さな芽が成長する速さをグラフにつけた。先生はひとりずつに一個の豆と紙コップに入れた土を配った。ヒマワリの種や液体肥料《ミラクルグロ》をもらった生徒はいない。観察課題を管理していることは明確だった。言い換えれば、余分な可変要素はなかった。

科学者にとって回し車で懸命に走る発情期の落ち着かないラットは、メスの実験対象が可変要素を持ち込んで、きちんと管理された実験を台無しにする証拠に見えた。発情期のメスはただ「めちゃくちゃ」なだけだ――それなら実験はすべてオスの、予想のつきやすい行動で進めるほうがいい、と考えは進んだ。そうすれば実験はわかりやすくなり、成功しやすいだろう。そのまま数十年が過ぎ、研究室の主役はさまざまな面で男性とオスになった。二〇〇九年の分析によれば、実験動物に占めるオスの数はメスの三・七倍（生理学）、五倍（薬理学）、五・五倍（神経科学）となっている。痛み止めが男性には効いて女性には効かない理由を突き止めようとするとき、これは満足できる統計値とは言えない。痛みを感じている女性にとっては最悪だ。

一部には、ＮＩＨが改定したガイドラインに反対してきた科学者もいる。その理由として、一定の実験に対するオスとメスの動物（または細胞）の反応にほとんど、またはまったく相違がないことを示す研究を挙げたり、その逆に意図的に偏りをもたせ、雌雄の違いを際立たせて研究に奥行きを加えているのだと論じたりしている。それらは一部の状況に当てはまる正当な論点かもしれないが、女性を対象とした研究を増やすのに値する生理的および心理的状況がたくさんあるという事実に変わりはない。たとえばうつ病や性機能障害は、実際には男性より女性の患者のほうが多い可能性がある。そしてそのような研究が――研究室での動物実験から臨床試験まで――メスと女性の被験者を避けていては、軌道に乗らないし女性を助けることもできない。

カリフォルニア大学ロサンゼルス校の統合生物学および生理学教授アーサー・P・アーノルド博士は、雌雄の生物学的相違を探る研究を専門としている。アーノルドと、彼に博士号の指導をしたフェルナンド・ノッテボーム博士は、鳴き鳥の研究を通して脳の特定の回路に性別による大きな違いがあることを発見した（オスは一般的にメスより複雑なさえずりをし、それはほかのオスと競ってメスを引きつけられるように進化したものだ。アーノルドとノッテボームは、さえずりを司る細胞の集まりがオスではメスより――五倍から六倍――大きいことを発見している）。アーノルドは、性別の違いが各種器官系でどのように疾病を促進または抑止できるかを示す研究を提示しており、NIHの新しいガイドラインに沿って、より多くのメスまたは女性を研究することが不可欠だと確信している。だが彼も、私が前に説明したものと同じ反発を受けている。男性と女性の生物学的相違に光を当てたとたん、女性が男性との平等を達成する力を弱めるとみなされてしまうからだ。

アーノルドはこのような視点を「極端なフェミニスト」と呼び、女性を助けるのではなく傷つけるものだと確信している。男女の違いと病気のかかりやすさに関する研究成果は、私たちが男女間の生物学的相違を否定するなら、女性の健康管理の進歩を遅らせることを裏づけている。同じように私の発見も、もし私たちがこれらの相違を否定するなら、女性の性衝動――もっと一般的に言えば男性との親密な関係――および女性の健康に対する理解も立ち遅れる。

たとえば、性的満足感を求める男性は購買意欲をそそる名前のついた小さな青い錠剤を飲んで興奮できるようになり、それから何年もあとになって、女性にもＨＳＤＤ（性的欲求低下障害――つまりリビドーの不足）向けに処方されたフリバンセリンという薬が開発された。だがアディーという名称で販売されているフリバンセリンは、バイアグラと同じように効果を上げるわけではなく、生理機能よりも心理的に作用する薬になっている。

男性は三〇分以内くらいに性交渉をもちたいからバイアグラ（あるいはレビトラ、あるいはシアリス）を飲む。するとこの薬は陰茎にとって極めて重要な血流の量を増やす。女性は性交渉をもちたいと感じないとアディーを飲む。するとフリバンセリンは、簡単に言うなら脳内のセロトニン濃度を下げてドーパミン濃度を上げることで、この気分を反転させようとする。女性は、パートナーがすでにぐっすり眠っていても、遠出して留守でも、単純にその気がないときでも、ベッドに入る前に毎晩アディーを飲まなければならない。効果があるのは閉経前の女性だけで、アルコールの摂取は固く禁じられる。危険なほど血圧を低下させる場合があるからだ（販売が〝萎えている〟とされる理由は、このアルコール禁止の問題かもしれない）。

考えてもみてほしい。あまりにも不平等だ。

なぜ「女性用バイアグラ」がないのか、ついでに言えば、経口避妊薬の有害な副作用と、それを防ぐ投薬量の調整を見つけ出すまでに、なぜ何十年もかかったのか？　私たちはなぜ女性についてもっとよく知らないのか？　女性を性的興奮に導くのは、血流を促すよりずっと複雑で難しいらしい。だが女性をもっとよく研究してきたなら、もっとよくわかっていたことはたしかだ。今でもまだ生物学者には、女性の性器を排除して陰茎を研究する傾向がある。過去十年間に行なわれた複数の種にわたる生殖器の形態の研究のうち、半数はオスのみに焦点を合わせている。[12]メスのみを調べたものは一〇パーセントに満たなかった。[13]メスの生殖器がけっして興味深くないからではなく、一部の水鳥の生殖器には、巧妙な迷路のような構造をもっていて、いくつかの袋小路になった膣の袋で好ましくないオスの精子を拒絶できるものもある。[14]そうした陰茎への偏向を立証している研究者たちは、この状況は不当であり、性行動においては男性が主要な役割を果たしているという前提を反映している可能性があると結論づけた（これによって、Ｇスポットが現実にあるのか、それともウェブマガジン『コスモ』のページだけで息を吹き返す神話なのか、意見が分かれる理由を説明できるかもしれない）。

実際には、研究室で女性が互角にならなければ、現実の世界でも互角にはなれない。

前に進もう

女性のさまざまな人間関係と健康に関する知識は、これまで何世代にもわたり、オスの動物を観察した結果から導かれてきた。性行動の領域では、オスが追いかけ、ほかのオスと競い、より強い性的欲求をもち――支配力を振るう。オスクジャクが色鮮やかなショーを繰り広げると、地味な色合いのメスクジャクが茂みから姿をあらわす。成熟したオスゴリラのシルバーバック〔オスは大人になると背中の毛が白くなる〕はほかのオスを殺して、たくさんのメスと交尾する。オスの研究用ラットは強引にメスの背に乗り、メスは歓迎するように背を反らして受胎を可能にする。だがこれは性衝動に関する時代遅れの、限られた、「野生の王国」的な見方で、メスにはオスを受け入れて当然だとする受け身の役割をつねに押しつけており、ここ十年のあいだにはっきりしてきた科学とも現実とも食い違っている。

女性の性行動──欲求から性的反応や繁殖まで──を真に理解するには、動物のオスの性行動ばかりに注目する方法を脱却する必要がある。女性の男性に対する反応だけでなく、女性自身の行動を研究することによって、女性の行動の理由を探り続けていかなければならない。なかでもホルモン周期の役割と、女性の脳がはっきりと時間で区切られたその周期の各段階を活かすように進化してきた経緯を、もっと詳しく調べる必要がある。女性の性衝動や受精周期の役割をはじめとした女性の健康と幸福を解き明かす上で、これまでの研究の偏りがどれだけ進歩を妨げてきたかを測定するのは難しいが、もう古い態度を改め、前に進むときだ。

ホルモンの影響を受けることで得られる知性を、受け入れるときがきている。

第2章 発情期って何？

「発情期」の解明は、女性の性的および社会的行動の未知の側面――ホルモンによって導かれる側面――を探る、科学者たちの物語だ。私たちがそれを発見するためには、女性の性衝動についての考え方を広く見直さなければならなかった。

「発情期のメス」という言葉からは、近所の路地を大声で鳴きながらうろついて好色なオスネコを探すメスネコ、あるいは理性を失った奔放な女性や、欲望の塊のような男性の餌食になる淫らな女性というイメージが浮かぶ。

だが「発情期」――ホルモン周期のうちで妊娠可能性が最も高い段階の通称――が実際に意味するものは、もっとずっと繊細で、動物と人間の生物学的現象としてきちんと研究するだけの価値があり、自然からの性的な誘いといった陳腐な扱いで済ませるべきものではない。歌のタイトルにある〈わたしにちょうだい、ねぇあなた《ベイビー》（ついでに赤ちゃんも）〉なんて、単純なものではないのだ。女性の性行動にホルモンがどんな影響を与えているかを明確に知るために、まずは、いわゆる発情期というものを詳しく見ていくことにしよう。発情期は、待機しているかもしれない精子による受精の可能性を求め、卵巣が卵子を放出する直前の期間だ。生殖を超えた発情期の役割を理解するには人類史の大半をさかのぼる必要があり、今もまだ新たな秘密が見つかりつつある。

科学の世界で発情期をめぐって発展を続けている見解は、古代にまでさかのぼる。それは、交際する男性を見つけて自分のものにしておきたいという女らしい願望によって熱狂的になった、年ごろの人間（または女神）を表現することからはじまった。必ずしも「発情期」と表現されるわけではないが、神話の世界でも現実世界でも、そうした女性たちは物語のどこかで、ホルモンの言いなりとして片づけられていた。誘惑するイヴ、復讐心に燃えるヘラ、情熱的なクレオパトラ、さらに現実世界での妖婦、陰謀の女王、魔女のような女、次々と夫を殺すブラックウィドーなど。こうして、多くの場合は女性が抑圧されて力をもたなかった時代に、自由を手にした女性に対するほとんど恐れるような視線が逆説的に存在した。

その後、近代科学が勢いづくにつれて考え方に第二の波が押し寄せ、熱狂的な女性の原型は、脅威の薄らいだモデルによって（完全に置き換えられたわけではないが）見劣りするものになってしまった。それは毎月押し寄せるホルモンの影響で、言い寄る男性を簡単に受け入れる、受け身な女性という観念だ。相手の男性がノックすると、二つ返事でドアを大きく開いて待つ。これは女性ホルモンに対する心地よく整然とした見方だが、おそらく妊娠と子孫の継続とを確実にする方法としか見られていなかったのだろう。

　そして最後に、発情期に対する現代の解釈があり、それは女性が自分自身の性衝動と生殖の方向を決める、はるかに能動的な役割を果たすものになっている。女性たちは肉欲的でヒステリックな昔の女でも、単にタイミングよく男性の注意を引いて赤ん坊を産むだけの存在でもない。女性の行動でこうしたパターンを探っても、女性たちが実際にどのように行動したかに関する新たな洞察は得られなかった（動物の研究でも見つからないことが多かった）。より現代的な見方によってのみ、ホルモンと女性の性衝動とのあいだにある関係のほんとうの性質を発見することができた。そして、女性に発情期に似た状態があることも発見することができたのだ。

オースティンでの経験

　私はテキサス大学で大学院生活を送り、オースティンの蒸し暑い夜には勉強し、働き、大学院生がごくふつうにすることをしていた。ある晩、汗ばんだほかの大学院生たちといっしょにパーティーに加わり、冷えた地ビール「シナーボック」を飲んでいた。体温の高いたくさんの体が狭い場所に閉じこもっていたから、誰もがいつもより強い匂いを発していた。なかでも、ひとりの男性の匂いだけが際立っているように思えた……

　科学者として発情期の経路をたどる私の旅は大学院時代にはじまったもので、研究室で行なった研究だけでなく、毎月の一定時期の自分自身の行動の変化を観察することも怠らず、女友達にも同じパターンがあることに気づいていた。自分自身の男性を見る目、自分自身を見る目、人づきあいに対する自分の全般的な関心は、ほかの女性たちもそうであるように、日ごとに変化していた。私には何ごとも進化論に基づいて考える癖がついていたから、こうした変化が女性のステレオタイプ——女性は飽きっぽい、女は天邪鬼《あまのじゃく》、女の子はコロコロ気が変わる——といったもののせいだとは思えなかったし、科学の探求を続けるにつれて、人間の経験と動物界の親戚たちの経験に見られる類似性に引きつけられていった。

そのころにはもう、一般に認められている知識を教わっていた。つまり、人間の場合はホルモン周期の妊娠可能な期間に性行動を変えることはなく、排卵は外見からはまったくわからない出来事になっているが、ほかの哺乳類はほとんどすべて、発情期には普段とまったく違う行動をするというものだ（淑女は思いをさらけ出したりしないが、メスのヒヒの場合は生殖器〔具体的には「性皮」と呼ばれる性器の周りの皮膚〕が膨張して、文字通り、すべてをさらけ出す）。けれども、人類を作り上げてきた進化の力について考えれば考えるほど、私にはその見方が疑わしく思えるようになった。

進化とは、賢い生殖上の決断にまつわるものだ。人間の進化は、生殖能力を考慮に入れて相手を選ぶ特別な知的決定を、有利なものとして残してきたにちがいない。動物も人間も同様に、性行動の恩恵と潜在的損失はとても大きい。上首尾の交尾ならば、そのようなうまくいく決定を生じさせた遺伝子が存続することになり、失敗の場合は進化の行き止まりになる。それなのに、私たちの脳が周期に沿った妊娠可能性の変化に無関心になるよう進化したなんて、いったいなぜ？

　ここでオースティンのあの晩に引き戻される。私はあそこで、まさにこの疑問について考えていた。あの夜の記憶は強烈なものだ。私の隣にすわっていた友人は、空想が好きな、すばらしく頭の切れる男性で、私と同じく進化論を学んでいた。彼の体から強い――松葉のような麝香《じゃこう》のような香ばしい――匂いがしたので、きっと自転車に乗ってパーティーにやって来たのだと思う。いつもなら、きつすぎると感じるような匂いだった。でもあの晩、私は彼の匂いに興味を引かれ――あり得ないことに？――セクシーだとさえ感じたのだ。私は彼のことをチラッと見た。それまで一度も魅力的だと思ったことはなかった。いつもなら、彼の顔はちょっと痩せすぎて、大きすぎて、男っぽすぎると思ったはずだ。でも何かのせいで、私には彼がいつもと違って見えた。そういうことは前にもあり、はじめて会ったときには興味がわかなかった男性に、別の日に再会して、どうしてもっと熱い視線を注いでこなかったのかと不思議に思ったことがあった。

　数か月後、今では有名になった科学論文「匂うTシャツの研究」が発表された。その研究は、ひとつには、女性がホルモン周期の一定の段階で男性のどのようなところに魅力を感じるかを追跡していた。[1] わかったこととしては、妊娠可能な期間の女性は左右対称の容貌をもつ男性に惹かれる傾向が強いこと、そして匂いがヒントになって女性は特定の男性に惹かれることがあげられる。男性の左右対称性は、強力な遺伝物質〔DNA、RNA、染色体など遺伝情報を担う物質〕の存在を示唆する可能性があるという点で、重要な要素だ。男性の適応度の高い遺伝子を女性が子どもに伝えられれば、子どもの生き残りも、自分自身の生殖の成功も、確保できる（少なくとも祖先の置かれた状況では、人々は地域の病院の恩恵を受けることもなく、病気とけがの危険にさらされていた）[2]。

その研究を知って、私は気づいたのだった——そうした男性たちにかつて熱い視線を注がなかったわけではなく、私が魅力的だと感じたものは、ホルモンが導く知的な方法によって体系的に変化していたのかもしれない。あのパーティーの場では、急にハンサムになって驚くほどセクシーな匂いを放つ男性といっしょにビールを飲んでいただけではなく、私はホルモンの知性を利用して、パートナーとなる可能性のある人物を嗅ぎ分けていた——一部の動物たちがするのとまったく同じように。やがて発情期探しをめぐるストーリーの中心部分となっていくその論文は、人間の女性にも発情期のようなものあるかもしれないという説得力のある証拠をはじめて明らかにしていた。人間以外の親戚たちは世代から世代へと、発情期を最大限に活用してきている。

動物の発情期

動物と人間の発情期に類似性を見つけるのは、おそらく難しいだろう。動物たちは私たちとは違い、自分が妊娠可能であることをあまりにも……あからさまに見せつける（発情期の一部の動物たちの興奮して赤らんだ外性器に、繊細さなどはまるでない）。さらに、人間と動物の行動には大きな違いがあるにも関わらず何らかのつながりを探そうとするならば、この生物学的現象が、それぞれの種でどのようにあらわれるのかを理解することが重要だ。

発情期はメスおよび女性の性衝動に見られる特定の時期で、より大きい発情周期（ホルモン周期または受精周期とも呼ばれる）のなかの特定の部分になる。それは、待機しているかもしれない精子による受精の可能性を求め、卵巣が卵子を放出する直前に起きる。ラット、マウス、イヌ、その他多くの種では、メスが交尾するのは発情期のみで、その点が動物と人間（および多くの霊長類も同様であることがわかってきている）との大きな違いだ。[3] そしておそらく（私たちも含む）すべての種で、オスは発情期のメスをとりわけ魅力的だと感じる。[4]

発情期だけに交尾するメスは、発情周期のそのほかの期間には相手のオスにほとんど興味を示さない。ハムスターのメスの場合、この厳密な期間が実にはっきりしている――居心地のよさそうなケージのおがくずのなかで丸まっている、あのかわいくて小さいフワフワのボールを、これからはもう同じ目では見られなくなるだろう。ハムスターのメスは、動物界屈指の攻撃的なメスなのだ。オスに出会えば手当たり次第に激しく攻撃し、取っ組み合いをして相手を動けなくすると素早く噛みつき、ときには後ろ足を勢いよく蹴って飛びのくが、その口にはしっかり噛み切った肉片をくわえている。[5]

だが、発情期になれば事情が変わる。排卵が近づいて発情期に入ると、メスは巣穴を出て芳香性の匂いの跡をつけてまわり、オスがその跡をたどれるようにする。やがてオスがやってくると、メスは喜んで巣穴に迎え入れ、交尾する。ただし、交尾が終われば用済みだ。メスは再び攻撃的になって、そのオスを追い出してしまう[6]（ペットショップの経営者は、性別で分けずに送られてきたハムスターの箱をあけると死んだオスがたくさん混じっていることをよく知っている――その体には噛まれた跡がついている）。

それでも、やる気さえあれば、いつでもできるというわけではない。ハムスターを含む多くの種では、発情期のあいだのみ身体的に交尾が可能になっている。ハムスターのメスがもつ膣管は発情期だけに開く。発情期が過ぎると膜ができ、交尾しようとするオスがいても寄せつけない〈みんな、きょうはダメよ、私をひとりにしてくれないなら噛み殺しちゃうから〉。

メスのラットにはロードシスという反射行動があり、これはホルモンによって厳密にコントロールされている。ロードシスは発情期のみに起き、オスが交尾を達成するためには必須のものだ。[7] オスが相手のメスに近づいて、その後ろ足をこすると、メスは尻尾を脇によけ、背中を下方向に曲げながら尻を上方向に曲げてU字形に湾曲させる姿勢をとり、オスが交尾を終えられるようにする。膣管は下方向を向いているので、ロードシスがなければオスがメスと交尾するのは物理的に難しい。

メスにこのような変化を起こしているのがホルモンで、ただ交尾の意欲を高めるだけでなく、交尾できる力ももたらしている。これらのパターンを繰り返し観察してきた科学者たちは、発情ホルモンとメスの性行動のあいだには直接的なつながりがあると確信するようになった。

窓が開く

このように、動物界の大半では、メスは最も妊娠可能性が高い期間のみに交尾する――「古典的発情期」と呼ばれる状態だ。発情周期のそのほかの期間には、メスは交尾の相手を探す意欲をもたず、オスが交尾を試みてもすべて拒絶する。

ところが類人猿は――そう、人間も――、実質的にはこの周期とは無関係にいつでも交尾することがある。[8] だがこれら霊長類の動物でも、古典的発情期のあいだに交尾の回数が最も多くなることがわかっている。[9] ただし一部の研究者の観察によれば、チンパンジーの場合は妊娠可能ではない期間に、より見境のない交尾が見られるらしい（人間の場合、妊娠可能期間の窓が開くと、実際に性行為をするわけではなくても発情期に似た性的衝動は起きる。それについてはあとで説明する）。科学者たち（そして多くの素人）がこれまで観察してきた限りでは、メスの性行動は発情期に入ると変化する。でも、社会的行動と性行動の変化とは、正確には何を意味するのだろうか？　私たちが「ホルモンの言いなり」の女性について真に理解したいなら、これらの行動をどのように説明すればいいのだろうか？

単純な答えがある。一見したところ、発情行動――ハムスターが匂いの跡をつけるものから、女性が特定の男性を別の男性より魅力的だと感じるものまで――とは、メス（女性）の性欲の高まりをあらわしているように思える。進化的な観点からは筋が通っているように見えるだろう。発情期は妊娠可能なゴールデンタイムなのだから、メスの脳には性ホルモン提供のニュース速報が届く――〈ハーイ、女の子たち！　今こそセックスに最適だよ！　進化の行き止まりになっちゃだめ！　卵子を受精させる精子を手に入れて、赤ちゃんを産むんだ！〉。

これには二つの単純なシナリオがある。ひとつ目は、メスがオスを探しまわり、性行為に誘う。もうひとつはメスがもっと受け身で、何か魅力的な化学物質で合図を送り、その気になったオスがついて来るのを待つ。そしてついてきたオスとの交尾を受け入れる。どちらの場合もメスは精子を手に入れて、自分の遺伝子を次世代へと送り出すことになる。ミッション完了だ。

だが、それではあまりにも単純であることがわかってきている——動物にとっても単純すぎるし、人間にとってはもちろん単純すぎるだろう。私たちが発見している事実によれば、発情期になるとメスがこれまで考えられてきたよりずっと積極的な役割を果たすよう、脳内でははるかに微細で興味深いことが起きている。この期間にはメスが性行為に対して意欲的になることがわかっている一方、メスの選り好みがとても激しくなることもわかってきている。メスは、特定の特徴を備えた一定の種類のオスを、注意深く見つけ出している。

メスの性衝動は戦略的だ。でも私たちはこれまで、いつもそんなふうに考えてきたわけではない。

「熱狂的な女」の歴史

発情期を表す英語の「エストラス（estrus）」の語源を遠く古代ギリシャにたどると、神でも人間でも動物でも、女の性衝動に関して昔からあった不変の概念が明らかになる。アイスキュロスの悲劇『縛られたプロメテウス』[10]では、ゼウスが嫉妬深い妻のヘラ以外の魅力的な女性と（またもや）恋に落ちる。そして、官能的でたまらない魅力をたたえたイオを復讐心に燃えた妻の目から逃れさせるために、ゼウスは愛するイオの姿を……ウシに変えてしまう（自分たちの家畜が実際にはギリシャの女神なのだと人々に思わせようとしてきた孤独な農民たちが、あのあたりにはいるにちがいないと思い至る）。怒り狂ったヘラは、夫の最も新しい背信に気づくと、イオに向かってアブを放つ。アブはギリシャ語ではオイストロス（oistros）で、家畜を刺して苦しめるハエの仲間だ。アブはかわいそうなイオを狂乱状態になるまで悩ませ、故郷からもゼウスからも遠い場所へと追いやった。アブ（オイストロス）がイオをじっとしていられない狂乱状態にした様子は、ちょうど発情期がメスの哺乳類を性欲にかりたて、ひどく興奮した熱狂的姿にすると考えられていた状態によく似ていた。

アイスキュロスは「熱狂した状態」を表現するのにアブ（オイストロス）を利用した。のちにプラトンは『国家』[11]で「混乱」をあらわすのにこの語を使い、ホメロスは『オデュッセイア』[12]で「パニック」をあらわすのにこの語を使っている。こうして現代語の発情期（エストラス）の語源は、熱狂、狂乱、混乱、パニックを暗示する語にある。ギリシャ人はたくさんのすばらしいものの基礎を築いたが、発情期には女性が理屈抜きで行動し、見境なく好色で自堕落になるという考えの種子をまいたのもまた、ギリシャ人だった。

人間は飼いならしたイヌとネコ、改良した家畜類といっしょに暮らすようになって以来、発情期の動物を目にし、しきりに交尾したがっているように見える発情期のメスに注目してきた。動物のメスが発情期になるという考えは旧約聖書にも登場する。そこでは神自身が、ラクダについてこう語る。「その欲情（in heat）をだれがとどめることができようか。すべてこれを尋ねる者は苦労するにおよばない。その月であればこれに会うことができる」[13]。聖書の時代、メスは手に負えないほど貪欲で、「その月であればこれに会うことができる」のだから、どんなオスでもすぐ受け入れるとみなされていて、その考え方が支配的なまま現代まで続いてきているのだろう。

一七〇〇年代後半になると、動物の発情期を「in heat」と記述した英文が一般的になり、農業の手順を記録した文書にも登場している。発情期のメウシはいつもよりよく鳴き、(古代の祖先であるイオと同じように) 落ち着きがないことがわかっている。同じく、発情期のメスのブタ、ヒツジ、ヤギもよく鳴いて、まるでオスのいる場所に続く出口を探すかのように、囲いに沿って速足で歩き続ける。[14] 発情期のメスのイヌやネコは塀をくぐったり飛び越えたりして、恋の相手を探してときには何キロも遠出する。発情期のアカゲザルのメスは、オスがいる檻に続くドアをあけようとして、いつもよりすばやく棒を押す。[15] 発情期のメスのラットはオスがいる場所に行くために、電流が通っている格子を乗り越える。[16]

こうしたすべての証拠が熱狂的な女という一般的な表現に結びついて、発情期にはメスのホルモンのスイッチが入るという図式につながっていく——いわゆる「グッとくる」というものだ。そしていったんそのスイッチが入ると、交尾の相手を、どんな相手でもいいから見つけようとして、あちこち探しまわりたい欲求にかられる——塀を飛び越え、ドアを破り、痛みを伴うリスクにも耐え、その性欲を満たすためには何でもする。

だがここでも、動物の行動は——私たち人間の行動も——そんなに単純なものではない。初期の動物研究者たちが発情期の行動の解読を試みるにつれ、発情期のメスは相手を選ばないという考えは、まったく異なる別の理論に取って代わられることになる。メスは急激にスピードを落とし、手のつけられない状態から従順な存在に変わった。

ボーイ・ミーツ・ガール――メスは「受け入れる」

研究室で長年にわたって動物を観察したのち、研究者はメスの役割を見直しはじめ、発情期の性衝動がその行動と生殖過程をどの程度コントロールするかを探究した。

発情期のメスは迫る側なのか、それとも迫るオスを受け入れる側なのか？　科学者たちはやがて、発情期には熱狂的になるとしたメスに対する見方を、すっかり逆転させていくことになる。そして二〇世紀になってからは、メスはおもに迫るオスを受け入れるものだとみなすようになった（研究で注目したのは動物だったが、ある意味、彼らの新しい視点は人間社会を映すものでもあった――研究室の外では伝統として男性が導き、ほとんどの場合、女性は従っていた）。

男性が主導するというこの見方は、いくぶんオスの性行動に焦点を当てたことから発展した感があり、科学者たちはオスの性行動のほうがメスのものより複雑だと信じていた。一九六〇年代の後半には性行動研究の草分けであるフランク・ビーチが、まさにそのことを示すと思われる研究を行なっている（ただし、のちに自分の見方を変更している）[17]。ビーチは去勢してから長い時間が過ぎたオスのビーグル犬が、まだメスとの交尾に成功するのを目にしていた――子イヌの父親になったわけではなく（去勢したあとでは不可能だ）、楽しんだあとにベッドでタバコを一服ふかすような感覚に近いものだった。イヌの交尾の特徴に交尾後ロックと呼ばれるものがあり、精液が完全にオスからメスに送り込まれるまで互いの尻がはなれないよう、オスがメスの膣内でペニスを固定する。一連のプロセスが完了するまで、オスは文字通りメスに「ロック」される。去勢されたビーグルにも、まだそれが可能だ。

ところがメスの場合は卵巣を摘出されると（その結果としてホルモンが出なくなると）、交尾の時期はぷっつり終わり、オスがどんなに誘っても拒否するようになる。[18] ビーチの研究は、メスの性行動が全面的にホルモンに制御されており、発情期にはスイッチが入り（卵巣が完全な状態でホルモンによる継続的な刺激があれば）、それ以外にはスイッチが切れることを示唆していた。それに対してオスはもっと複雑な方法で行動し、ホルモン周期によって命令されてはいなかった。

そこで発情期のメスは、ただオスによる刺激に反応しているだけとみなされた。[19] オス（のネズミの仲間やイヌの仲間）が近づき、メスは発情期の場合のみ交尾を「受け入れ」ていた。このような受け身のメスという考え方は、動物界ではオスが支配的立場にあるという実例にぴったり当てはまり、その考えに従えば、メスではなくオスが侵略者であり先導者であることの筋が通った。そしてもちろん多くの人々はこれが自然の習わしだと信じ、それはひとつには、メスがオスほど詳しく研究されていなかったことの結果でもあった。動物研究における陰茎への偏向（第1章）を忘れてはいけない。メスは研究室でオスほど徹底して研究されなかったから、科学者たちは単にメスの性行動について、オスの場合ほど知らなかっただけなのだ。[20]

だが、オス／メスの性行動に対する新たな見解がもたらされつつある。フランク・ビーチ自身も最終的には受け身なメスの行動という理論を考え直しており、特にビーグルが最終的に交尾に至るずっと前に、オスとメスのあいだで繰り広げる恋愛ゲームの様子を観察したためだった。[21]

ボーイ・ミーツ・ガール第二幕——積極的に選ぶ

求愛行動をオスが主導するなら、ビーチが自身の研究で観察した重要な状況をどう説明できるのか？　ビーチの観察によれば、発情期のメスは自分からオスに追われるよう仕向けていた。オスが杭につながれているために誘いに乗ってあとを追えないと、メスは興味を失い、別のオスを探した。〈えっ？　私のあとを追ってこないの？　じゃあ、もうあなたのことは忘れるわ！〉。このことはビーグルに限らず、動物の交尾に関する一般的な原則を示しているかもしれないとビーチは考えた。メスは単に控えめなわけではなく、からかうような様子を見せた——それは実際にオスをテストするものだった。〈私をつかまえられることを証明できないなら（あるいは私を魅了するか、私に求愛するか、さもなければ別の方法で私の子どもにふさわしい父親であることを証明できないなら）、あなたとは交尾なんかしないのよ〉。このことはメスイヌが探している相手は——発情期であっても——どんなオスでもいいわけではないことを証明していた。交尾の相手は自分をつかまえられるだけ強く、健康でなければならなかった。

おもしろいことに、そしておそらく驚くほどのこともなく、一九七〇年代と八〇年代に新たに生物学の分野に加わった若い女性たちを中心とした研究によって、「メスによる戦略的選択」というテーマが活気を帯びていく。心理学者のマーサ・マクリントックは一九七四年に発表した論文で、生殖と生理学に関して私たちが知っていることの大半は研究室のケージにいるラットに基づくものである一方、野生のラットについてはほとんど何もわかっていないと書いた。[22] 標準的な受け身のメスというパターンが見られる、標準的な研究用ラットの交尾のシナリオについて考えてみよう。オスがメスに近づいてマウントし、メスの後ろ足をつかんだりさわったりする。メスはロードシス反射で応じ、背中をU字型に曲げてオスが交尾できるようにする。何度か交尾の動作を繰り返してから、オスは射精する。少し休んで、また同じ動作を繰り返す。[23] 複数回のマウントと射精ののち、メスは——当然のことながら——妊娠する。こうして研究室では〈オスが迫り、メスが受け入れる〉。さっと済ませて、おしまいだ。

ところが野生では、互いの行動はまったく異なっている。マクリントック自身の研究、また同時期の生物学者（ラットの行動の専門家とみなされている先駆的な神経科学者でもある）メアリー・アースカインの研究によれば、自然環境にいるメスは研究室の仲間のように近づいてくるオスを単純に受け入れてはいない。メスのラットはたいていの場合、複数のオスやメスといっしょに曲がりくねった巣穴で暮らしている。その様子をちょっと考えてみてほしい。研究室のラットは性別で分けて管理されていることが多く、独房に監禁状態のラットさえいるだろう。一匹のオスと一匹のメスが同じケージに入れられれば、メスに選択の余地はない――割り当てられたオスを受け入れるだけだ。研究室における基本的な設定で動物の社会構造が一変すれば、行動もまたそれに応じて変化するかもしれない。

野生では、メスが迷路のような巣穴でオスと間近に接しながら暮らしているため、オスに接近することもオスから逃げることもできるし、交尾相手になるオスの順序を選ぶことによって自らの性行動を調整する機会ももっている。[24] あらゆる行動を逐一照らし出す明るい照明の下での女子寮暮らしとは違い、薄暗い部屋の隅がたくさん用意されたナイトクラブに、いつだって行けるのだ。そして自分のしたいようにする。

マクリントックの研究では、野生のメスのラットは交尾する前に、メス独特の行動をすることが明らかになった。まずメスは自分が選んだオスに近づくと、耳を振って飛んだりダッシュしたりしながらそばを走って、相手の注意をさらに引く。[25] この様子は、オスがメスの後ろから近づいて単純に飛び乗るという研究室のラットの交尾とは、まったく異なるものだ。自然環境のもとではメスは異なるオスと複数回にわたって交尾しており、一連のオスのなかで最初と最後に射精したオスが、最も多くの子どもの父親になることがわかっている。野生のメスのラットは交尾相手の選択にとても積極的な役割を果たし、どのオス（最初と最後のオス）が自分の子どもに遺伝子を伝えるかを決めているように見える。それらは最も勢力のあるオスかもしれず、そのことは子どもの健康や将来の繁殖の成功と相関関係をもつ。あるいは、メスの遺伝子とよい組み合わせの遺伝子をもっている可能性もあり、そうならばより元気な子どもが生まれるかもしれない（第6章のMHC遺伝子の説明を参照）。研究室でケージに入れられたメスはオスを選択することが（複数のオスと交尾することも）できず、ただ近づいてきたオスにおとなしく従う以外にほとんど選択肢はないはずだ。相手を撃退しても単なる労力の無駄で、場合によっては危険でさえあるだろう。[26]

メスによる戦略的選択というこのパターンは、発情期のメスが勢力のあるオスを好んで探すことを明らかにした最近の研究に呼応する。イタリアの生物学者シモーナ・カファッツォが率いるチームは、ローマの野犬の群れを追う実地調査を行なった。その結果、発情期のメスは群れのなかで地位の高いオスを見つけ出して、それらのオスと交尾する回数が多く、それら高位のオスを父親にもつ子どもの数が増えていることがわかっている。[27]

つまり、ネズミやイヌの仲間などの発情期の哺乳類は、かつて考えられていたより目が肥えている。だが、私たちの最も近い親戚にあたる霊長類のチンパンジーやオランウータンの場合はどうだろう？　これまでに明らかになった証拠はいささか雑多だが、これらの動物は発情期に地位の高いオスを好むと思われ、ここでもメスが誰を自分の子どもの父親として選ぶかについて、何らかのコントロールを試みていることがわかる。最も明らかな性的腫脹（排卵が近いことがはっきりとわかる身体的な兆候）を示す野生のチンパンジーのメスは、地位の高いオスとの交尾を繰り返す回数が、周期のほかの時期よりも増える。[28]　これらのオスが単に競争相手を追い払って、メスが最も妊娠しやすい時期に自らの力を行使している可能性は排除できないが、私はメスのチンパンジーも積極的に選んでいると判断したい。[29]

発情期のメスのオランウータンも戦略的な性行動をとり、やはり勢力のあるオスを好む。勢力のあるオスのオランウータンは、勢力のないオスより体が大きいだけでなく、勢力をもっていることがはっきりわかる特徴も備えている――大きくて肉づきのよいフランジと呼ばれる頬のひだをもっている点で、それはテストステロンのレベルの高さと関連していることがある。[30]メスは勢力のない（頬のひだが小さくて、厚かましくない！）オスとも交尾するが、発情期の交尾の相手はほとんどが勢力をもった、フランジの大きいオスだ。[31]ここでも私は、メスのオランウータンが自分の子どもの父親を選び、大きくて頬の垂れた顔を好んでいると判断したい。

チャクマヒヒの場合、発情期のメスはオスとペアを作る様子が見られ、この行動は「コンソートシップ」と呼ばれている。コンソートシップという語は古風なしきたり（ビクトリア女王の最愛の夫であるアルバート公はプリンス・コンソートと呼ばれる）や法的用語のように聞こえるかもしれないが、メスによる戦略的な性行動のもうひとつの形式でもある。チャクマヒヒのコンソートシップは、発情期のメスがほとんど地位の高いオスだけのそばに座り、毛づくろいをし、交尾することをあらわしている。[32]

遠く一九二〇年代に飽くことなく運動用の回し車で走っていた、発情期の研究用ラット（第1章）を思い出してほしい。彼女がなぜ無駄な走りを続けていたのか、考えてみることにしよう。

やがて研究によってわかるように、あのメスは霊長類を含むほかの哺乳類と同様、発情期によって熱狂的なパニックに陥ったために性的エネルギーでじっとしていられなかったわけではない。性的に注目を集めて近づいてくるオスを待つ、壁の花でもなかった。もしも自然環境にいたならば、あたりを自由に動きまわり、自分の子どもにふさわしい元気な父親を見つけて近づいて行ったことだろう。それは求愛のダンスだが、ほとんどいつもセイディ・ホーキンス・デイ〔女の子が好きな男の子を誘って同伴するパーティー〕のダンスになる。

発情期のあいだ、メスは自分が選んだオスを積極的に交尾に誘うことは明らかだ。メスはオスが自分を追いかけられるくらい元気かどうかを確かめる。特定のタイプのオスに対する好みを示す。

メスがオスを選ぶ。

それが現実の世界で起きていることになる。

一方、研究室では、そうではなかった（今もそうではない）。少なくともあの彼女には回し車があったから、ずっと忙しくしていられた——別のケージの無作為に割り当てられたオスなど、ただ退屈でしかなかった。

自分の願望を果たす戦略的なメスを探究する物語には、興味深い歴史的奇縁がある。チャールズ・ダーウィンははるか昔に——一八七一年に出版した『人間の由来』[33]（講談社）で——このことを提示していたのだ。ダーウィンにとって、クジャクの尾羽のような派手なオスのディスプレーを説明するためには、メスによる選択が必要だった。ダーウィンは、メスがなぜオスの美しさによって説き伏せられるかを疑問に思ったが、オスが単にカラフルなことだけが理由ではないと考えた。オスの美しい姿は何か別のもの、おそらくメスが自分の子どもに伝える意味のある何かを伴っていた。そしておそらく人間の女性にも同じことが言えるだろう。

人間の発情期

二〇世紀の初頭、生理学者たちは人間にも発情期があると仮定していた。何といっても「発情期」については、研究室の内外を含めて動物を対象にした豊富な研究結果があった。だがそのころまでに、交尾のパターンに関する予想はあまりにも単純すぎて、ほとんど役立たないことがわかっていた。

それでも二〇世紀半ばの科学者には、発情期に似た状態が人間にもあることは理にかなっているように思えた。科学者たちはすでに、ほかの動物の月経周期を観察すれば人間の月経周期の生理学に対して洞察力を得られることを理解していた。[34] ラットのホルモンパターンは、結局のところ、人間のものと驚くほど似ている。[35] ただし人間とは異なり、ラットでなら実験の機会を得られる。

科学者はホルモンを取り除いたり、別のもので置き換えたりして、その効果を観察することができた。たとえば、エストロゲンの仲間にあたるホルモンのひとつ、エストラジオールの量は、排卵の直前にピークに達する。ラットを用いた実験では、エストラジオールはメスの性的反応で中心的な役割を果たすことがわかった――エストラジオールをなくすと、交尾と繁殖に必要な、非常に重要なロードシス反射が消えてしまい、元に戻すと反射も戻り、その後の性行動も戻る。人間とラットの生理的な類似性を考えれば、行動パターンも類似していると考えるのが理にかなっていた。

その論理に基づくと、素直に考えて次のように予想できる——女性は、エストラジオールのレベルが高くて妊娠可能性が最も高い時期に、より多く性交渉をもつ。ホルモン周期のうちの妊娠可能な時期には、排卵日とその前の数日が含まれ、その数日とは精子が生殖器官のなかで生きたまま排卵を待っていられる期間になる。[36] 約二八日という標準的な周期をもつ女性では、この妊娠可能期間は月経の開始日からおよそ八日後にはじまる（おおまかに言うと、この期間は女性のホルモン周期のだいたい真ん中にあたる。ホルモン周期の詳細については、第3章「二八日間、月を一周」を参照）。

一九六〇年代の後半になると研究者たちはこの予想をテストしはじめ、最初の系統立った研究調査では、周期全体にわたる女性の性交渉とオーガズムのタイミングが対象になった。[37] 女性たちは九〇日間にわたって毎日、決められた質問用紙に答えを書き込んでは、ノースカロライナ大学の研究室に設置された回収箱にそれを届けた。質問用紙で確認したのは、女性が性交渉をもったかどうか、オーガズムを感じたかどうかの二点だ。その結果としていくつかの成果が得られた。第一に——ほぼ当然ながら——女性の性交渉の回数はオーガズムの回数より多かった。第二に、それよりは注目すべき点として、性交渉とオーガズムの両方の頻度に平均して二回のピークがあり、一回は周期の真ん中あたりで発情期とほぼ一致していたが、もう一回は不思議なことに月経の直前だった。

第三に、周期全体を通して性交渉とオーガズムのパターンには人によって大きな差があり、それまでに類のなかったこの研究から、はっきりした結論を導くのは難しかった。一部の女性では周期の中旬にピークが来ていたし（これは古典的な意味での発情期で、性交渉が妊娠可能な期間に確保されたのだろうか？）、一部の女性の場合は周期全体を通して一定した――平らな、または低い――割合を示していた（これはパートナーとの関係の特質、あるいはパートナーの特質について、何かを示唆していたのだろうか？）。およそ十年後に実施された二回目の研究では、周期全体にわたって性交渉とオーガズムの回数がもっとランダムに変化し、答えより生じた疑問のほうが多くなった。

この研究は一九六〇年代と七〇年代の後半に実施されており、科学という名目であっても、一般の女性たちに性交渉とオーガズムの頻度を率直に尋ねたのはまだ新しい考え方だったことを忘れてはならない。ウィリアム・マスターズとバージニア・ジョンソン〔「性科学」の先駆者であり、二人はパートナーでもあった〕の発見は日の目を見たばかりだったし、ヘレン・ガーリー・ブラウンが率いた『コスモポリタン』誌のクイズによる性調査は、まだ必読になっていなかった〔ブラウンが『コスモポリタン』誌を引き継いだのは一九六五年で、その年の一〇月号の表紙には「あなたの赤ちゃんの完璧な父親と性別を選ぶ」という特集が掲げられている。後に『セックスと独身女性〔*Sex and the Single Girl*〕』〔映画『求婚専科』の原作〕を書いたブラウンは、研究者たちがまだ知らなかった女性の戦略的な選択について、何か知っていたのだろうか？〕

その後の研究も、女性が妊娠可能な期間には性交渉の頻度が増えることを示し、[38]場合によっては、女性が主導した性交渉の回数だけが増えていた。[39]一方ある研究の結果では、妊娠可能な期間に女性が主導する性的活動の回数は減ったが、女性の「自己性愛行動」（つまり自慰行為）は増えた。[40]研究の協力者はその結果と同じくらい変化に富み、少数の女性が参加した多くの研究（一三人というものまである)[41]から、既婚と未婚の大学生が参加して広く女性全般を代表しているとは言えないものまで、さまざまだった。そのため、ホルモン周期の全体を通した女性の性的活動の変化について、何らかの共通のパターンを見出すことは難しかった。

それでも、その大規模な範囲を考えると信頼がおけるように思える、ひとつの目覚ましい研究がある。その研究には一三の国から二万人以上の女性が参加した。研究結果――ホルモン周期の妊娠可能な期間に、女性の性交の回数が増えているという兆候さえない。[42]結論――女性の性的活動は、どのような種類のホルモンによっても厳格にコントロールされていないことは確かだ。ここで動物と人間の類似点が分岐する。女性の性的活動は、ほかの種のメスとは異なり、自分のホルモンのコントロールから完全に解放されていた。

それでも、科学がひとつの結論を長続きさせることはめったにない。この研究からはその後、さらなる疑問が生まれている――女性の性的活動がホルモンによって直接規制されていないなら、性に対する欲求はどうなのか?

ホルモン周期と性行動のパターン

性行動は、意欲的なパートナーや十分な時間の有無など、多くの要素によって制約を受ける。代表例をあげよう。性行動の最も強固なパターンのひとつに「週末効果」がある――カップルによる性行為の約四〇パーセントは週末に行なわれている。[43] 研究室のケージでだらだら過ごしているラットとは違い、人間は忙しい――学校や仕事に出かけ、健康に気を配り、子どもたちの世話をし、日常生活の雑事で絶えず動きまわっているからだ。

ホルモンの後押しを感じ、カレンダーに「デート」の予定を書き込んでいるとしても、いつも都合よく性行為が可能だとは限らない。だからおそらく、発情期に似た変化を探すのに最適な場所は人間の性的活動ではなく性に対する考えや感情で、そこではほぼ間違いなく、日常生活の必要性による制約がはるかに少ないだろう。だがその場合も、研究結果はさまざまに異なっている。女性の性行為に対する欲求はホルモン周期の妊娠可能な期間に高まるという結果もあれば、そのピークは月経開始の直前だというものや、明確なパターンが見つからなかったものもある。[44]

カリフォルニア大学ロサンゼルス校（ＵＣＬＡ）の私の研究室で実施した調査では、ホルモンテストを用いて時間の経過とともに女性を追跡し、ホルモン周期の各段階を確認するという詳細な手法を用いたにも関わらず、周期のうちの妊娠可能な日に女性の全般的な性欲が高まるという証拠は見つからなかった。[45] それでも、私のキャンパスから海岸線を一六〇キロほど北上した場所にある姉妹校のカリフォルニア大学サンタバーバラ校（ＵＣＳＢ）では、私の同僚の心理学者ジム・ローニーが、やはり厳密な手法を用いて異なる結果を見つけ出している――ホルモン周期の妊娠可能な期間には、女性の性欲が全般的に増加するというものだ（女性が自分の欲求について報告するとき、思い浮かべる二種類の――ＵＣＬＡとＵＣＳＢの――男子学生が何か影響するのではないかと考える人がいるかもしれない。……ボタンダウンのシャツを着た勉強好きな男の子たちは、発情期の女性にとっては、サーフボードをもった男の子よりも魅力に欠けるのでは？)[46]

女性がホルモン周期の妊娠可能な期間に思考でも行為でも性的意欲を高めるだろうという単純な予想は、動物の行動を観察してきた結果とは異なり、研究によって明確に裏づけられていない。でも、これは人間に発情期のような状態が存在しないという意味なのだろうか？ 私は、別の質問をするべきことを意味していると思う——女性がホルモン周期の異なる時期に、そうしたさまざまな行動パターンを示す理由があるのだろうか？

その答えは、私の考えではイエスだ。女性がホルモンの言いなりになる行動には、男性の比ではなく、根本的な戦略があるはずだからだ。

なぜ行動は変化したのか

表面的には、これらの研究すべての結果が、人間には間違いなく発情期がないという結論に導くことになる。ただしそれは、ホルモンに影響される人間と動物の行動にそっくりな点を見つけることだけを目的とした場合だ。私たちが誤ったパターンを探しているとしたらどうだろう？ もしそうなら、あきらめた研究者は早計だ。

一九七〇年代のはじめ、研究者たちは女性が妊娠可能な期間に運動用の回し車で走るラットに相当する行動をしていることを明らかにした[47]（第1章で説明した通り、科学者たちは五〇年前に、メスのラットが発情期に最も多く回し車を使うことを証明している）。この研究に協力した女性たちは、三回か四回の排卵周期のあいだ、毎日歩数計をつけて日常生活を送った。すると実際に、女性たちの「自発運動」活動には三回のピークがあった。平均すると、女性たちの歩数はラットの研究結果と同様に周期の真ん中で増えたが、周期の最初と最後にも増えて、人間のパターンはラットとまったく同じではないことを示した。

それでも、これは実際の行動がホルモン周期に沿って変化することの意味のある証拠だった。そして、ここで注目する価値もある。大切なのは必ずしも、どのように行動が変化したか、それがラットの行動に対応したかどうかではない。変化したという事実が大切なのだ。変化するには理由があるからだ。それなら、なぜ変化したのだろうか？

やはり一九七〇年代に実施された、もうひとつの草分け的研究では、女性たちが標準的なコットンのタンポンを夜間に挿入し、一五回の排卵周期にわたってそれぞれの膣臭を採取した。[48]それらの試料は「匂いを嗅ぐ期間」が来るまで冷凍保存された。

その期間が来ると、男性と女性の両方が研究室に協力し、ガラス瓶の中の試料の匂いを嗅いだ。すると排卵期の近くに収集された匂いは、ホルモン周期の異なる時点で収集された資料よりも魅力的だと評価された。[49]多くの動物は交尾の相手を引きつける匂いを出す。妊娠可能な期間を示すこれらの匂いによる合図は、動物界で最も普遍的なものに含まれる（そしてもちろん、匂うTシャツの研究の説得力を忘れてはいけないが、詳細はもう少しあとで説明する）。

これらの研究はともに、人間の発情期を探し続けたい科学者たちにとって十分に期待できる情報をもたらすことになった。それでも人間の発情期の最も説得力のある証拠が得られたのは一九九〇年代後半のことで、それまでのあいだは、新たな進化心理学の分野での研究がその基礎を築く役に立っていた。

好みのうるさい女性、違いのわからない男性

人間の社会的行動の研究――私たちはなぜ他者とともに何かをするのかという研究――は長いあいだ、指針となる一連の仮定に支配されてきた。それは、人間はほかの動物とは大きく異なっていること、人間は動物のような本能をまったく（またはほとんど）持ち合わせていないこと、そして人間の行動はすべて学習されたものだから、文化に固有のものだということだった。[50] 一九八〇年代になると、進化心理学がこうした考えの正当性を疑いはじめる。進化心理学者は、ダーウィンの進化論が人間の生理だけでなく心理にも当てはまるはずだと確信している――たしかに私たちの体は適応してきたが、脳も同じことで、それとともに私たちの考え方と行動も適応してきたはずだ。
人間の脳は問題解決用の機械になるよう進化し、栄養のある食料を見つけること、住処《すみか》を見つけること、もちろん交尾の相手を見つけて赤ん坊を産むことなど、祖先が直面したさまざまな課題に対処

してきた。進化心理学の発達に拍車をかけたすばらしい観察結果のひとつは、私たちの脳が必ずしも現代ではなく、石器時代だった過去に合わせて調整されているように見えるという点だ。人間が不安と恐怖を駆り立てられる対象は、ヘビ、クモ、その他の這いまわる生きもので、現代の世界に存在する実際の危険の元凶というわけではない。故障したコンセント、上昇した血糖値、あるいは制限時速を何十キロも超えて走る自動車を繰り返し悪夢に見る人はいないが、現実にはこれらのほうがはるかに私たちを傷つける可能性が高い。このように、祖先の生きた過去の遺産が私たち現代人の心に閉じ込められているらしく、人間の心と行動を完全に理解するためには、私たちの進化の遺産を理解する必要があると議論は続く。

進化心理学の初期の研究の一部は進化生物学者ロバート・トリヴァースによる理論に触発されたものので、トリヴァースは天才とみなされ、社会進化に関する現代的理解の父として広く知られている。「親の投資理論」と呼ばれるトリヴァースの理論は、生殖に関しては、性別によって生物学的な相違があると考える。[51]

この考えは単純な経済生物学的原則に基づくものだ。子孫を産むためにより多くの時間と労力を投資する必要があり、産み出せる子の数に生理学的制約が大きいほうの性は、交尾の相手を最も厳しく選択する。投資がより少なくて、はるかに多くの子孫を産み出せる性は、「生物経済学的」価値の点で投資効果の高い性的行為を手に入れるために競う。

哺乳類の場合、投資が大きいのは主としてメスであることは簡単にわかる――（微細な精子より大きい）卵子を産み出し、妊娠を維持し、乳を出すには、多くのエネルギーが必要だ。それに対してオスは、配偶子である精子で貢献するにすぎない。実際に哺乳類の種を見回すと、好みがうるさいのはメスのほうになっている。[52] それに対してオスは、メスを手に入れるために激しく競う傾向があり、パートナーの好みに関してはあまりこだわらない。[53]

この理論を人間に当てはめること[54]――好みのうるさい女性と、違いのわからない男性――については激しい議論があり、その理由のひとつには、人間行動の研究の指針となる標準的な仮定に反している点があげられる（私たちはほかの動物たちとは違うという考え方を覚えているだろうか？）。だが実際には、この考え方を裏づける大量のデータが存在する。たとえば、少々評判の悪い研究が、数十年前にフロリダ州立大学で実施された。その研究では、男性と女性の「共謀者」（実験者に加担する参加者）が自分とは異なる性別の同じ大学の学部生に近づき、「キャンパスであなたのことをずっと気にかけていました。あなたはとても魅力的です」と言ってから、次の三つの要求のうちのひとつ（ランダムに割り当てられたもの）を伝えた――①「今夜、いっしょに出かけませんか？」、②「今夜、学校の帰りに私のアパートに来ませんか？」、③「今夜、私と寝てくれませんか？」。

結果は驚くべきものだ。男性の四分の三が寝ることに同意したのに対し、女性で同意した学生はひとりもいなかった。女性では共謀者のアパートに行くことに同意した者がそれより少し多く（ある研究では六パーセント、別の研究では〇パーセント）、男性はほとんどがその要求に応じた。デートの誘いに応じた割合は、男女で差が見られなかった。このように、女性は共謀者に無関心ではなかったが、初対面の男性との性行為に引きつけられることはまったくなかった。だが男性の場合は違った。[55] この研究はその後何度も同様の結果を出しており、最近では性的に解放されているとみなされている点で世界でも指折りの国、デンマークとフランスでも実施されている。

男女の差に関する最大の研究のひとつには世界中から一六〇〇人以上が参加し、ほかの研究と同様、男性は「性的多様性」により大きい関心を示した。この研究で尋ねた、その後三〇年間に何人のパートナーをもちたいかとの問いに対し、すべての文化で男性が求めたパートナーの数のほうが女性の場合より多く、おおまかに二倍の差があった。[56] さらに同様の研究は山ほど続いている。女性は男性に比べ、性行為に同意する前に候補者に関する情報をより多く必要とするようだ。[57] 男性は女性に比べ、短期間の性的機会を求めている。[58] 男性は女性より、パートナーを得る機会を競い合う。[59]

これらの行動パターンが、人間の発情期の存在とどのように一致するかを見てみよう。「親の投資理論」では、(投資の多い)女性が性的パートナーを選ぶ際には、非常に好みが激しいということになる。すると、発情期の女性はその時期ゆえに全般的に性行為に対する興味を強めるという考えには、問題が生じる。女性が妊娠可能性のピーク時に男性を追いかける、またはどんな男性でも受け入れるというのは、ほとんど筋が通らない。実際には、女性はこの時期に多くの労力を投入しようとしており、パートナーを注意深く選ぶ必要がある。そのため、女性は骨を折って手に入れる子どもの成功に貢献できるような男性を探し求めると、予想することができる。

女性が探して手に入れるという使命を帯びているあいだ、いったい何を探すのだろうか？ ひとつの可能性として（これについては第4章で詳しく探っていくが）、女性は良質な遺伝子をもつことを示す特徴を備えた男性を探すよう、進化してきた点をあげられる——たとえば、生まれてくる子どもに健康や魅力を与える可能性のある遺伝子で、そうすれば子どももまた、質の高いパートナーを競って手に入れることができるだろう。[60]

そうした質のひとつに左右対称がある——体の左右がどれだけ同じかという点だ。これは体を発達させる際の遺伝子の青写真にほとんど欠点がなかったことを意味し、その事実は遺伝子の変異がないこと、そして正常な発達を妨げて体をあれこれ弱らせるかもしれない自然の乱雑な力（伝染病、疾患、けがなど）に耐える力があることを表している。ここで、匂うTシャツの論理的根拠にたどり着いた。

左右対称で、よい匂いがして、セクシー

ニューメキシコ大学の心理学者スティーヴ・ガンゲスタッドと生物学者ランディ・ソーンヒルは、男性の左右対称性とその性行動の関連性を十年近く研究していた。たとえばすでに、より左右対称に近い男性はより魅力的な顔をもつと評価され（この点は、結果はいつも同じとは限らないが）、より多くの性的パートナーをもち、興味深いことに、女性の浮気相手になったことがある（たとえば、女性のほうから浮気の相手として選ばれた）と打ち明ける場合が多いことを突き止めていた。[61]

たしかに、女性は男性にさっと目をやっただけで、外見の左右対称性を見分けられる可能性はあっ

た。だが完全な左右対称からの逸脱はほとんどの場合、あまりにも些細なもので、ひと目で見分けるのは難しいだろう。ガンゲスタッドとソーンヒルは男性の匂いも、それを生じさせている左右対称性とその基本にある性質（よい健康状態、よい遺伝子）の目安になる可能性があると考えた。[62] なぜ匂いなのだろう？　研究によると、女性にとって男性の匂いは見込みのあるパートナーを評価するとても重要な要素になっていて、よい匂いがすれば性的魅力があり、よい匂いがしなければ合意は難しくなる（莫大な規模の男性用フレグランス産業が成り立っている理由はここにある）。

さらにふたりは、女性の妊娠可能性が高い時期——左右対称という特徴の基礎にある遺伝子を女性が子どもに伝えられる時期——には、左右対称な男性の匂いが特に好まれるかもしれないと推論した。[63] そうして見つけ出した結果は次のようなものだ。

ふたりの研究では、四二人の男性の左右の耳たぶの長さ、手の指の長さなどを計測し、体の左右対称性を計算した。次にその男性たちは家に戻り、研究室から配布された無香料の洗剤で寝具を洗濯した。その後は、人工香料（体臭防止剤を含む）をつけず、ニンニクやラムのような匂いや味の強い食品を食べずに過ごした。そして研究者から渡された白い清潔なTシャツを二晩にわたって着て寝た。Tシャツを着ているあいだはタバコの煙とアルコールを避け、性行為も、別の人物といっしょに寝ることも控えた。二晩が過ぎると、特別なビニール袋にTシャツを入れて、研究室に戻した。

男性たちがTシャツを戻した一時間後、五二人の女性が研究室に顔を出し、袋に入ったTシャツが置かれたブースを順番にまわった。女性はそれぞれのTシャツの匂いをよく嗅いで、その匂いがどれだけセクシーかを評価した。そして研究室の出口で各自の月経周期に関する情報を伝えたので、ガンゲスタッドとソーンヒルは女性たちのホルモン周期の位置を計算することができた。

結果――ホルモン周期の妊娠可能性が高い時期にあたる女性たちは、左右対称な男性の匂いを、対称性が劣る男性たちの匂いよりセクシーで魅力的だと評価した。[64]

これは衝撃的な発見だった。ガンゲスタッドとソーンヒルの予測はとても微妙なもので、ふたりが立証した現象に、もし事実だったとしても、意識の上で気づいている者は誰もいなかった。もしこの発見を信頼できるならば、女性はほかの哺乳類のメスと同じように、良質な遺伝子を子どもに伝えるのに役立つと思われるパートナーの外観を――妊娠可能性が高い時点で――好んでいることになった。ネズミの仲間、イヌの仲間、サルの仲間で実証されていたメスによる戦略的選択が、人間の行動にもあるという証拠だった。また、女性の性衝動における生理機能――なかでもホルモン――の役割を理解する必要があることも意味していた。

匂うTシャツの研究の翌年には、同様の驚くべき発見が続いた。その研究では、ホルモン周期で妊娠可能性が高い時期にあたる女性は、女性的な顔立ちより男らしい――顎の幅が広く、顎先が大きく、全般的に輪郭のくっきりした――顔立ちをもつ男性の写真を好むように見え、特に長いつき合いのパートナーとしてよりも性的パートナーとして男性を評価した場合に、その傾向が強かった。[65] メスのオランウータンが頬の垂れたオスを好むことを覚えているだろうか？　メスのオランウータンが妊娠可能性が高い時期にフランジ（頬のひだ）の大きいオスを好んだのと同じように、おそらく人間の女性も妊娠可能性が高い時期に顎の幅が広い男性を好んだのだろう（女性が男らしい顔に関心を寄せる経緯は、左右対称性を暗示する匂いを好む経緯より複雑なことがわかってきており、最近では再現しようという試みがなされているが、全般的なテーマ――女性が男らしい行動とより男らしい体というかたちで男らしさを好むこと――はたしかなようだ[66]）。

これらふたつの画期的研究が生んだ成果は次々に追跡研究を導き、科学界に非常に大きな関心を呼び起こした[67]。女性はホルモン周期の妊娠可能性が高い時期に、特定の男性の特徴を好むらしかった。今では何百という研究によって、ホルモン周期が女性の体、脳、感情、好み、人間関係に影響を及ぼすことが示されている。そうした研究成果は同時に、すべての哺乳類のメスでホルモンが非常に類似していること、また女性には特有の性的心理状態があることを裏づける。

人間の発情期――何千年も前から動物で観察されてきたような発情期――は、現実のものだ。

第3章　二八日間、月を一周

発情周期は、人間でも動物でも、入念に順序づけられた秩序を保ちながら増減を繰り返す主要ホルモンによって生まれる。

人間の女性の場合は大半の哺乳類とは異なり、その周期の一部として月経がある――月経があるのは霊長類、コウモリ、ハネジネズミだけだ。だが、思春期にはじまって閉経で終わる平均二八日の受精周期により、現代の女性の排卵（および月経）回数はほかのどの種よりはるかに多くなっている――平均的な寿命では約四〇〇回の周期を経験する。遠い祖先の女性たちの場合は、子どもを産める期間の多くを妊娠と授乳で過ごしていただろうから、もっと少なかったかもしれない。それでもなお、驚くほどの量のホルモンの変動が、何度も何度も繰り返される。

こうしたホルモン変動のパターンが女性の体と脳に影響を与えることがわかっており、たとえば月経前症候群（ＰＭＳ）の症状や生理痛、月経出血などは周知の事実だ。だがほかの種とは違い、人間の女性は外見からはわからないように排卵する。多くの種にとって排卵の正確な時期を秘密にすることには利点があるはずだが、人間の女性はこの点を特に慎重に進めるよう進化してきた。その理由は第6章で詳しく考えることにして、ここでは予告しておくことにしよう。人間の歴史がまだ浅いころの暮らしで直面したと思われる容赦なく厳しい現実を考えれば、妊娠可能期間に望ましくない男性およびライバルの女性を寄せつけなければリスクが減り、女性が自分の子の父親を自分自身で選ぶチャンスが増えるから、祖先の女性たちにとって安全を意味しただろう。したがって、外見からわからない排卵はホルモンの知性のあらわれだと言える。

周期をめぐるあいだ、日によって女性の外見が大きく変わることはないが、体内では驚くべき生理的変化が起きている。こうした劇的なホルモンの増減が心理的影響も及ぼして、行動に一定の変化を生じさせることがある――そしてそこには女性の戦略的行動も含まれることが、人間の発情期の研究によって明らかになってきた。だがそうした行動と、その背景にある理由を列挙していく前に、体の内部で何が起きているかを十分に理解しておくことが大切だ。発情期の行動を理解するには、発情周期全体の十分な理解が役に立つ。では、生物学の基礎を学んでから大分時間がたっているだろうから、少しのあいだ勉強に励むことにしよう。

周期をよく知る

「最後の生理はいつでしたか？」

これは医療機関であまりにも頻繁に出される質問なので、ＬＭＰ（最終月経開始日）という簡単な表記まで用意されている。多くの少女や成人女性は、カレンダーを見るか指折り数えてみなければ、この質問に答えることはできない。でも今ではスマートフォンで生理周期管理アプリを開き、画面にタッチするだけでオーケーだ——はい、五月三日でした！

月経周期？　受精周期？　発情周期？

二八日間の受精周期をあらわす用語は多い。ホルモン、卵子の成熟と排卵、そして最終的な月経血のはじまりという人間の周期を、たとえば医師や科学者の大半は「月経周期」と呼ぶ。この用語は各周期の開始にあたる月経に焦点を当て、人間を人間以外の親戚のほとんどと区別している。一部の生物学者は「発情周期」という用語を、鳥（または少なくとも人間以外の哺乳類）——および生殖周期がホルモンによって影響を受ける人間以外のその他のすべての種——について使う。[1] このように二種類の用語が使われていると、動物と人間の行動を結ぶ共通した要素が見えなくなるという問題が生じる。人間には実際に発情期があること、また発情期は人間自身および人間の性衝動について理解するカギを握っていることがわかるまでに、これほど長い時間がかかってしまった理由のひとつは、ここにあるのかもしれない。この章では中立の立場をとり、「排卵周期」と呼ぶことにする。

ひと足先に新たな発育段階に達した姉や友達から何と言われたかはさておき、お月さまと各自の周期とのあいだには、その長さ以外にほとんど関連性はない。月の満ち欠けの周期は二九・五日、排卵周期は平均でそれより少しだけ短い。月は潮の満ち干を司っているかもしれないが、月経血を出したり止めたりすることはないし、必ずしも満月の夜に――満月はたしかにロマンスを思わせる光景であるとはいえ――いつもよりソワソワするとは限らない。もしも大声で吠えてオオカミ人間に変身したい気分になったなら、それはお月さまがホルモンを操作しているせいにちがいない――またたく間に生えてくるあの常軌を逸した顔の毛は、テストステロンの急増を示すものだろう。でもそれを除き、支配しているのは月ではない。支配しているのは自分のホルモンと脳だ。

周期に影響を与えるホルモンは数多くあるが、ここではホルモンのビッグファイブに焦点を当てていく。これらのホルモンは、それぞれが具体的な命令を携えた分子のメッセンジャーだと思えばいい。それらのメッセンジャーは血流のハイウェイに乗って体内を駆け巡り、命令の届け先となる受容体の細胞を見つけ出す。

・エストロゲン――最も重要な「ビッグワン」。エストロゲンは周期全体を通して主な事象のいくつかを始動させ、ほかのホルモンの調整も行なう。エストロゲンは主として、女性を女性らしくする役割を果たしている——胸および体全体の脂肪を発育させる（いわゆる女性らしいふくよかな体形を生み出す）一方で、膣と子宮内の細胞を変化させる。「エストロゲン」は実際には上位カテゴリーで、三つの異なる「発情を促す要素（"estro" "gen"）」を含んでいる。そのひとつのエストラジオールが、発情を生み出す主要なホルモンだ。残りのエストロゲンは妊娠と閉経を理解するために大切な役割を果たすから、全体としてのストーリーのもっとあとで重要になってくる。エストロゲンと言えば、エストラジオールのことを指すのがふつうだ。

・プロゲステロン——裏表のある「ダブルディーラー」。プロゲステロンはエストロゲンと密接な関係を保ちながら働くが、独自の山と谷を描いて変動する。妊娠に向けて子宮の準備を整える一方で、別の顔もあり、妊娠可能期間以外には精子が頸部を通過しにくくしている。そうやって、精子が害を及ぼす（たとえば病気を運び込む）以外には何の役にも立たない時期に、女性の体の奥まった場所には立ち入らせない役割を果たしている。

・卵胞刺激ホルモン（ＦＳＨ）——得意分野は「刺激」。ＦＳＨの主な働きは、卵子を含んだ卵胞を成熟させることにある。

・黄体形成ホルモン（ＬＨ）——「バンジージャンパー」。ＬＨは排卵に必要なホルモンで、周期の半ばに急激に増加して排卵を進行させる。妊娠を目指していて、薬局で排卵検査薬（おそらく、よく知られた棒に尿をかける必要があるもの）を購入した場合、ＬＨの急増を調べることになる。それを確認できたら、平均して一日か二日後に排卵がある。

・ゴナドトロピン放出ホルモン（GnRH）——「ステージマネージャー」。GnRHは脳と卵巣のあいだで命令を出し、おせっかいをやいていると思えばいい（本番まであと五分！　みなさん、これはリハーサルじゃありませんよ——二八日間の成果です。終わったら、またやり直し！）。

排卵周期は一般的に、卵胞期と黄体期というふたつの異なる期間に分けて説明される。卵胞期は一日目（月経の第一日）からはじまる期間、黄体期は排卵（周期が二八日として、だいたい一四日目か一五日目）から二八日目までの期間だ。エストロゲンとプロゲステロンは前の周期の終わり（月経前）から横ばいの状態を保っているので、卵胞刺激ホルモンが参入してホルモンのパーティーを再開させ、その後、黄体形成ホルモンが一瞬だけ加わる。分泌腺に合図を送ると——いよいよダンスのはじまりだ（次ページの図を参照）。

卵胞期——一日目から一四日目まで

脳内では、視床下部が近くの脳下垂体（下垂体前葉と下垂体後葉から成る）をコントロールしている。これらふたつの器官が力を合わせて、ホルモンの仕組みを動かす役割を果たすことになる。

アーモンド大の視床下部からゴナドトロピン放出ホルモン（GnRH）が分泌される。するとGnRHが働いて、脳下垂体前葉に卵胞刺激ホルモン（FSH）（および少量の黄体形成ホルモン［LH］——あとで増加する）を分泌するよう指示する。驚くことに、GnRHは完璧な時間間隔で定期的に分泌

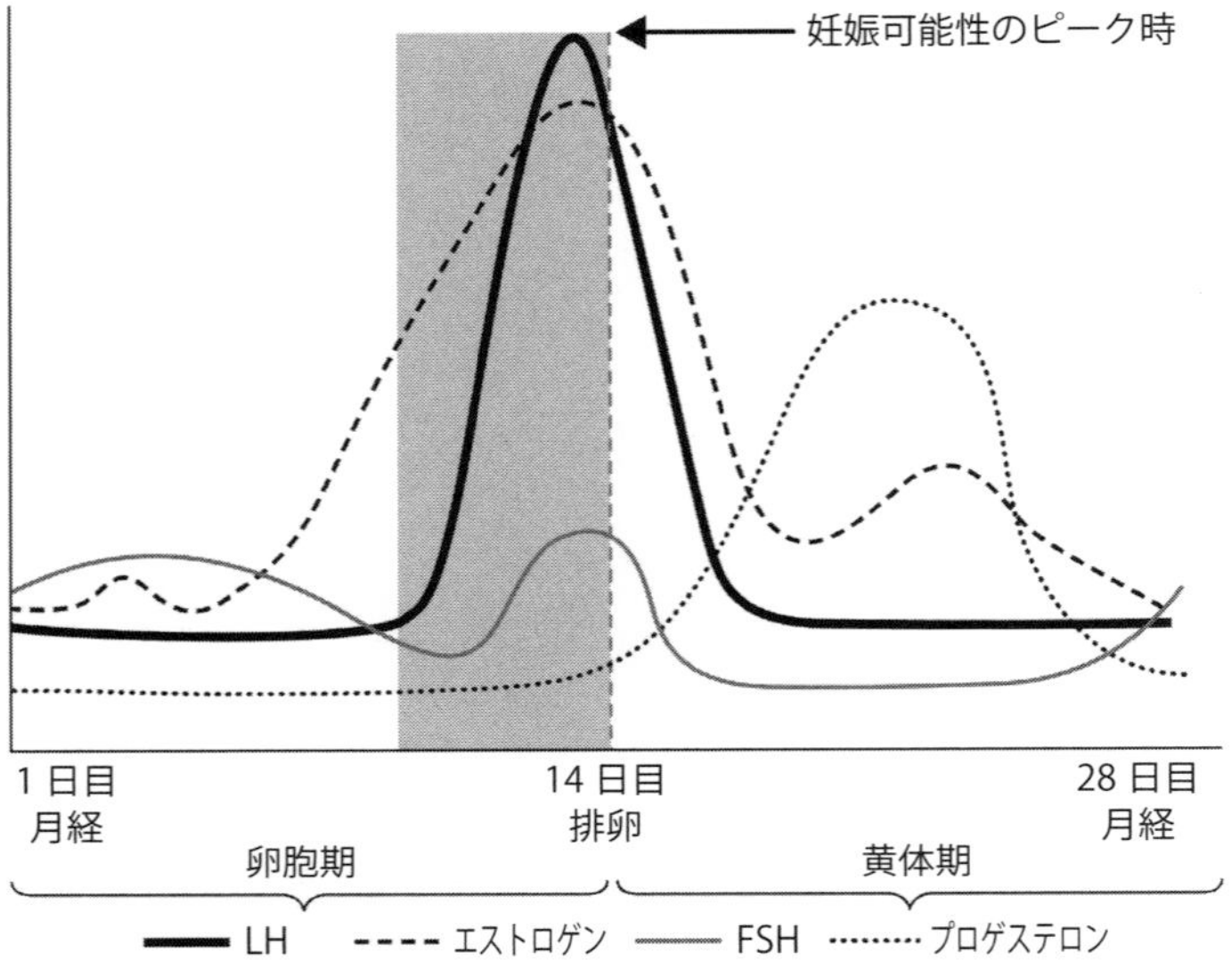

この図はふたつの期間と日数を、各ホルモンの増減とともにおおまかに示している（注：周期がこれよりかなり短い、または長い女性もいるが、周期の長さは平均で28日、月経期間の長さは平均で5～7日となっている。ほとんどの女性が28日の範囲に入るため、周期は通常、平均を念頭に置いて説明される）。

されている。卵胞期の初期には九〇分に一回ずつ、周期が進むともう少し頻度が高くなるが、定期的である点が重要だ。妊娠が目標の場合、この完璧なタイミングが保たれているからこそＦＳＨとＬＨは適切な機能を果たすことができる。栄養不良、病気、人工ホルモン、過大なストレスなど、何かがこの正確さを狂わせれば、[2] システムはうまく機能しない可能性がある。

ＦＳＨは血流に入って下方に向かい、卵巣に到達すると、卵巣内で卵子を含んだ個々の卵胞を刺激して成長を促す（左の卵巣の場合も、右の卵巣の場合もあり、どうやら体には体内の仕事量を調整する独自のやり方があるようだ。どちらが選ばれるかは母なる自然のみが知っている）。既存のたくさんの卵子がＦＳＨの影響を受けて発達をはじめるものの、完全に成熟して次の段階に進めるのは幸運な一個の卵子のみだ。残りは萎縮して死ぬ運命にある。ただし、その説明はあとにしよう。

卵巣内で成熟した卵胞が発達するにつれて、エストロゲンの分泌がはじまる。エネルギーいっぱいのエストロゲンはさっそく仕事にとりかかり、子宮内膜の細胞の層を厚くしていって、成熟して受精した卵子を受け入れる準備を整える。ただしエストロゲンは脳にも連絡を入れて応援を頼んでおり、排卵が近づくと視床下部に信号を送ってＧｎＲＨの分泌を増やしてもらう。

ＧｎＲＨは脳下垂体前葉にＬＨの量産を指示する――ＬＨの分泌量は、ＦＳＨが卵胞の世話に忙しいこれまでのあいだしっかり制御されていたが、ここから主役の座に躍り出る。このホルモンはおもに次の段階である排卵に関与するからで、排卵は周期の半ば、だいたい一四日目に起きる。

この卵胞期末期――排卵の直前――に、周期のあいだで最も妊娠可能性の高い期間がはじまり、その期間はわずか数日しか続かない。

黄体期——一五日目（ごろ）から二八日目まで

排卵が近づくと短期間にＬＨのレベルが急上昇してエストロゲンの生産を増やし、エストロゲンはさらにＬＨの分泌を増やす。これらのホルモンは一定量のＦＳＨとともに、次の大きな変化——卵胞の破裂と成熟した卵子の排出——を引き起こす（二卵性双生児が生まれるごく稀な例外を除いて、卵巣から飛び出す卵子は一個だけであることを思い出してほしい。残りは萎縮して死んでしまう）。卵子は運命の出会いを目指し（出会えないこともあるが、少しのあいだはそれを目指し）、空っぽになった卵胞は黄体に変化する（黄体は、実際に黄色い[3]）。

黄体はプロゲステロンを分泌させ、またエストロゲンの量を少しだけ増やしはじめる。なぜ？　これらのホルモンは、子宮内膜細胞を刺激して栄養豊富な血液で膨らませ、子宮内膜をフカフカの状態にして、受精した卵子のために準備を整えるからだ。

一個だけの幸運な卵子に話を戻そう。この卵子は卵巣から出ると、卵管を通って子宮に向かって進む。そして受精への道の分岐点にさしかかると、ふたつの行き先のどちらかに進むことになる。

幸運な卵子が「選ばれし者」——生命力のある精子——に出会えば、めでたく受精の運びとなり、それは卵管の最も太い部分で起きる。精子は体内で最大五日間まで生存できるから、排卵の直前の性交渉は妊娠に至る可能性がある。ただし卵子は二四時間以内しか受精することはできない。受精した卵子は、卵管を子宮へと移動していき、やがて子宮壁に潜り込む（着床）と、胎児の発達がはじまる。そして九か月後（実際には一〇か月に少し近い――医師はほんとうのことをすっかり話してくれていない！）、最高のご褒美が届けられる。妊娠中もエストロゲンとプロゲステロンの分泌は続くが、FSHとLHの分泌は止まって、妊娠中の排卵を防ぐことになる（妊娠については第7章でさらに詳しく話す）。

卵子が劇的な出会いを果たさなければ、そのまま子宮にたどり着いたときが終了の合図で、お開きの時間。ホルモンのダンスパーティーは終わりを迎える。厚くなった子宮内膜は使い道がないから、月経によって剥がれ落ちて捨てられる運命だ。月経の一日目が新しいホルモン周期の一日目とみなされる。ホルモンはこれで重労働を終え、エストロゲン、プロゲステロン、FSH、LHの力は弱まって、分泌量は横ばいになる――そしてまた周期がはじめからやり直される。

月経周期が同調するという神話

「月経同調」は、同じ寮で生活している学生グループを対象とした周期のタイミングの調査が広く伝わり、よく知られるようになったものだ。[4] その説はほとんどすべての女性向け雑誌、寄宿舎、若い女性のパジャマパーティーで人気をさらった。〈えーっ、ホントだ、私も生理になったよ！〉。男性たちは十代の娘と妻の周期が重なっていると確信し、これを長期の釣り旅行に出かける言い訳に使った。女性たちは手持ちの生理用品がないときに生理がきても、きっとルームメイトが余分にもっているに違いないと考えて慰めを見出した。

こうした完全なホルモンの調和は、実際には起きない。その後のもっと緻密な調査では、いっしょに暮らしている女性たちの周期が同調するという結果は見つかっておらず、[5]誤解が生まれた要因としては周期の長さがさまざまに異なる点をあげることができるだろう。だがまず、そもそもこのような現象がもっともらしく思える理由を見てみることにしよう。第一に、それは単に女性たちが同時に月経になるだけではない。月経同調とは、女性の周期のすべての段階が一致するという意味で、性行動や配偶行動（出会いから性交渉に至る繁殖に関わる行動）への影響も含まれる。

いっしょに暮らしている女性たちの周期が同調するなら、妊娠可能性のピーク時も同時になる。遠い祖先の女性の場合を考えてみてほしい。決まったパートナーまたは満足のいくパートナーをもたない女性たちは、まったく同じときに、同じ男性たちを巡って、競い合わなければならなくなる。さらに重要な点として、そもそも同調の利点は何だろうか？　それを実現するための生理機能は複雑で、代謝の（そして生殖の）犠牲も大きいだろう。女性はまず身近な友人と家族の周期を見極め、自分自身のホルモン周期を調整しなければならない。おそらく卵胞期を縮めるか（その場合は卵子の成熟に十分な時間を与えられない）、黄体期を早める（その場合は子宮が受精卵を受け取る時間を短くするか、子宮に到達して着床していた卵子を拒絶する）ことになる。もしすべての女性の周期が同じなら、第三者は妊娠可能であることを見抜きやすくなる――それに対して、女性が妊娠可能性を見えにくくすることは道理にかなっている。簡単に言うなら、人間の女性が大きな犠牲を伴う生理機能を費やして複雑な同調戦略を進めるという、進化の上での合理的根拠がない（排卵が周囲から見てもっとはっきりしている別の種では、合理的根拠があるかもしれない。同調していれば、最も押しの強いオスが妊娠可能なメスのすべてを一度に独占できず、メスにとっては子の父親の選択肢が広がる）[6]。

人間では月経同調があると簡単に思い込んでしまう理由は、女性の集団のなかで「通常の」周期が重なりやすいからだ——まるで収束しているように見える。たとえば、四人の女性が共同生活をしているとしよう。ルームメイトAの周期は二八日、ルームメイトBの周期は三二日、ルームメイトCの周期は二五日、そしてルームメイトDは周期を気にしていず、家賃の支払い日も毎月同じ日なのに覚えていない。Aはだいたい一四日目に排卵し、Bはだいたい一六日目、Cは一二日目か一三日目、そしてDはわからない。全員の周期は一定しているが、月経の長さは二、三日から一週間程度とばらつきがある。Aの月経の三日目と最終日はたまたまBの一日目にあたり、それはCが月経になる一日前だ。一方のDは、いつ月経になってもおかしくないと思っている。

どうなるかおわかりだろうか？　ある時点では必ず、周期のなかで月経の時期が重なりあうのだ。さらに、はじめに互いの周期が大きくずれていればいるほど、より同調するように見えやすい。ただ偶然だけで、進む先は一方向しか、つまり近づく方向しかないからだ（この現象は平均値への回帰と呼ばれ、統計を専門とする人々にはよく知られているもので、たとえば経済が底を打つと何らかの新しい政策やリーダーの力で回復するように見えるなど、さまざまな錯覚を起こさせる現象を説明できる)。

女性が互いに身近で暮らしているとホルモン活動が何らかの形で同調するという見方には、単純に確かな証拠がないし、そうなるよう進化することに相応の理由もない。夫、父親、男兄弟が、家の女性全員が同時に「ホルモンのいいなり」になる(そしてトイレを占領する)とこぼしたら、女性がほんとうにみんなで周期《サイクル》を揃えるのは、グループでサイクリングするときぐらい(またはまったくの偶然)だと、安心して言い返すことができる。

二八日間に繰り広げられる女性の戦略的行動

健康な大半の女性にとって、平均的な周期のあいだのホルモン活動の変動は、毎月とてもはっきり予想がつく。ただしもちろん、妊娠した場合には事情が大きく異なる。やがて閉経期と閉経が近づくにつれて周期は変化し、いつも分泌されるホルモンの種類と量に影響を及ぼす。

こうした内面的変化に加え、女性の外面的な行動も周期とともに変化することがわかっており、十分な裏づけもある。人間の場合、排卵は――ほぼ――隠されているが(第6章を参照)、排卵の前、最中、後に、特定の行動が見られることがある。ホルモンに影響された行動の兆候として最もよく知られているのは、おそらく月経前症候群（ＰＭＳ）だろうが、ＰＭＳは一九八〇年代になるまでは広く「事実」として検討されていなかった。そのころになって少しずつ、効果的な治療法の選択肢を検討するにふさわしいほんとうの病気として、医療界（および多くの女性誌）によって認識されるようになった。〈女性のみなさん、私たちはまちがっていました――それは頭のなかだけの問題じゃなくて、卵巣の問題でもあるんですね〉（実際には研究者たちはＰＭＳの症状をそれまで数十年にわたって研究し、はじめて「症候群」と名づけたのは、一九五〇年代だった）[7]。

周期には多くのホルモンが関わっているが、外面的な行動により強い影響を及ぼす、ふたつのホルモンに焦点を絞ることにしよう。エストロゲンとプロゲステロンだ。これら二種類のホルモンは周期の大半をコントロールしているが、月経に近づくにつれてその活動は徐々に静まっていく。ここではエストロゲンとプロゲステロンの影響を探ったあと、月経前および月経の期間に分泌量が減りはじめるとき、何が起きているかを見ていく。

エストロゲン――魅力も競争心も高まる

エストロゲンはホルモンのなかでも確固たる意志をもった「鉄の女」と言え、女性らしさのエンジンの燃料になる。分泌量のピークは、周期の前半である卵胞期の排卵の直前だ。だがどのようなレベルであろうとただ存在するだけで、身体的な魅力、性的意欲、競争心と結びついているという証拠がある。

エストロゲンのレベルが高い女性、なかでもエストロゲンのピーク時にふつうより高い場合は、ほ

(a)　(b)

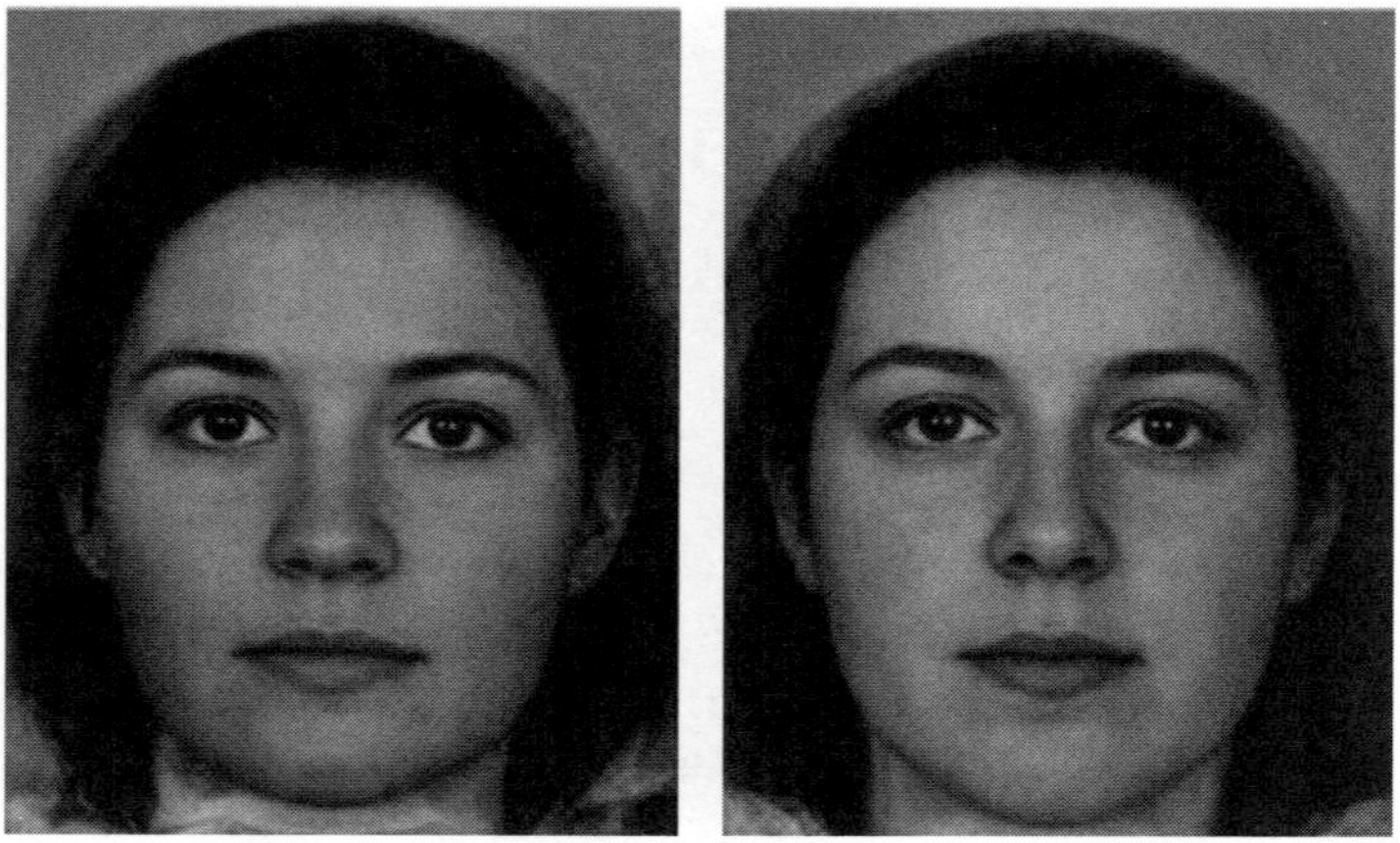

エストロゲンのレベルが高いとき（a）と低いとき（b）。（ともに合成写真）

かの人たちから日常的に魅力的な顔立ちだと評価される。[8] ある研究では、五九人の女性の顔を四週間から六週間にわたって毎週撮影すると同時に、それぞれのホルモンのレベルを測定し、撮った写真から二枚の合成写真を作成した。デジタルの重ね合わせ合成技術と数式を用いた、エストロゲンのレベルが高い写真と、エストロゲンのレベルが低い写真だ。異なる（男性と女性の両方で構成された）グループに、最も——特に「女性らしさ、魅力、健康」の点で——引きつけられる顔を選んでもらうと、いずれもエストロゲンのレベルが高い写真を選んだ。

　エストロゲンのレベルが高い時点の女性も、レベルが低いときの自分自身の写真より高いときの自分の写真のほうが魅力的だと感じる[9]（映画『ミーン・ガールズ』を見たことがあるなら、その映画では鏡が実質的な助演女優賞の役割を果たしており、ティーンエイジャーのエストロゲンが熱狂する様子を目撃したはずだ)。エストロゲンは女性の胸を大きくし、腰と臀部に男性より多くの体脂肪を蓄積させる働きをもつ。胸が豊かで胴がくびれた古典的な砂時計のような体形はエストロゲンのレベルが高いことによって生まれ、科学者たちはそうした独特の体形をもつ女性は「生殖能が高い」ことを示してきた。[10] 男性が砂時計型の姿に引きつけられると仮定し、そのような女性のエストロゲンのレベルが高いことを考慮に入れ、妊娠の確率が高まるだろうと考えたわけだ(もちろん、多くの男性はさまざまに異なる体形に魅力を感じるし、胸が豊かで胴がくびれた女性のすべてが妊娠を望むとは限らず、さらに妊娠に成功するとも限らない。だが、体の曲線は女性の実際の生殖能力を示すには不完全であるとしても、その曲線を作り出しているのがエストロゲンであることは事実だ)。

エストロゲンを魅力と関連づけるこれらの研究結果は筋が通っている。思春期の少女に見られる変化の多くはエストロゲンの急増によって起きることがわかっており、体形と同様、顔も成熟して大人の女性らしくなる。このようなエストロゲンが生み出す変化が傍から見たら魅力的に映るのは、おそらくそれが性的成熟と妊娠可能性を示しているからだろう。だから遠い祖先の男性の場合、これらの特徴に無関心だった者は注意を向けた者よりも残す子孫の数が少なかったと思われる。同様に遠い祖先の女性にとっても、全身が映る鏡はまだなかったが、競争の状況をきちんと把握することは重要だった。

エストロゲンの全体的なレベルは、パートナー探しの意欲、また誰とパートナーになるかにも関連している。ある研究によれば、エストロゲンのレベルが高い女性はテストステロンのレベルが高い男性の顔を好んだ。[11] これは、妊娠可能な女性は潜在的にすぐれた遺伝子素材（あるいは少なくとも親譲りのすぐれた遺伝子と思われるもの）を備えた男性を探す傾向があるということだから、重要な意味をもつ（第2章で取り上げた匂うTシャツの研究は、これらの研究成果と同類だ）。また、エストロゲンのレベルが高い女性は浮気を受け入れやすく、パートナーに熱中する度合いがいくぶん小さいという報告もある。[12] これは、自分に与えられたパートナーの選択肢がほかの女性のものよりすぐれていること、そのために自分の選択肢をあれこれ検討する力が大きいことに、おそらく正しく、気づいているからだろう。

エストロゲンのレベルが高いと競争心も旺盛になり、[13] 恐怖心が減るのかもしれない。[14] これらの研究結果は、女性が最高のパートナーの選択肢を自分のものにしようとして競争心を高めるという、周期に伴う変化のあらわれかもしれない――そうした変化は、全般的にほかの人よりエストロゲンのレベルが高い女性は、はからずも競争心が強くなることも意味する。

周期のうちでエストロゲンのレベルが最高潮に達するとき、そして妊娠可能性が最も高いとき、女性はより行動的になる――第2章の歩数計を用いた研究を思い出してほしい。女性は周期の中間点で、いつもより歩数が増えていた。[15] まるで閉所恐怖症にでもなったかのように、エストロゲンが急増した時期の女性は家の外に出て周辺を歩きまわらずにいられない。おもしろいことに、この肉体的運動の増加はもうひとつの行動の変化と平行しており、妊娠可能性がピークに達した女性では性欲が高まるが、カロリー摂取は減る。[16] 妊娠可能な女性はランチに出かける代わりに遠くまでウォーキングに行き、パートナー探しのテリトリーを念入りに調べているのかもしれない（これについては第5章で詳しく検討する）。

私たちはなぜ、ある行動（食べる）をやめ、代わりに別の行動（歩きまわる）をするのだろう？　ついに自然のままで体重を減らす楽な方法が手に入ったのだろうか？〈五日間のエストロゲン・プラン！排卵のあいだに減量！〉。ここには戦略的行動が顔を出しているのだろうか？

女性が一日に使える時間には限りがある。妊娠可能な期間には積極的に動くことを選び、パートナーを迎える準備ができていることを実感するが、それ以外の期間にはどっかり腰をおろし、映画チャンネルをまとめて見ながらおやつを食べる。妊娠可能期間になるとパートナーを見つけようとする意欲が、食べものを口に入れたいという意欲にまさるように見える――エストロゲンの量の多さに、おそらくプロゲステロンの量の少なさが組み合わさるせいだろう。そのように私たちが努力の配分を変えるのは、後続の章で示していく通り戦略的なものだ。

このようにエストロゲンのレベルが高い女性は、より魅力的で、パートナー選びの選択肢についてよく考え、競争意識が高まって恐怖心が減り、いくつもの必要な事項のなかで一部を優先させる。

エストロゲンの変動が何をするのか、想像してみてほしい。

プロゲステロン――免疫を抑え、病気を防ぐ

プロゲステロンはエストロゲンの忠実な友で、周期の後半である黄体期に上昇をはじめて、最高の値に達する。詳細はまだ明らかになりつつある段階だが、ひとつの有名な理論は次のようなもの

だ――プロゲステロンは一定のレベルになると女性の免疫を抑制するが、逆説的に、女性が病気になるリスクを減らすこともできる。プロゲステロンによって動かされるこの一連の変化は体内で起きるが、これから見ていくように、女性の外面的な行動にも影響を与える。

私たちの体が外部からの侵入者を撃退するように作られていることは周知の事実だ――風邪のウイルスでも錆びた釘についている不快な細菌でも、まずは追い払おうとする。健康な体であれば免疫系が戦いを挑むようプログラムされており、抗体の軍隊を招集して感染の元を攻撃し、やっつける。そのために子宮壁に潜り込もうとする異物も、本来であれば免疫系によって敵とみなされ、無力化の対象となる（臓器移植に対する体の拒否反応を考えてほしい）。

でも黄体期には、プロゲステロンがその反応を逆転させることができる。子宮への侵入者が胚盤胞（すでに細胞分裂を開始した受精卵）で、やがて胎児へと発達することがわかれば、プロゲステロンが免疫系による攻撃を妨げて、胚盤胞が無事に着床して子宮に落ち着けるよう手助けする。[17] プロゲステロンが軍隊に休戦を命令するから、人間の繁殖が可能になっている。

将来の赤ちゃんへの寛大さが増す一方で、感染と慢性感染症悪化のリスクが高まることになる。[18] だがここで、プロゲステロンのもつ二面性のもうひとつの利点が顔を出し、炎症反応が強すぎるなどの免疫異常を特徴とする疾患を偶発的に減らすことができる[19]（通常の炎症は、切り傷が赤く盛り上がったり捻挫した足首が腫れたりする重要な免疫反応だ）。

そのような疾患の一例はリウマチ性関節炎で、過剰な免疫反応が起きて関節が腫れて痛み、やがて骨と軟骨が損傷を受ける。こうしたリウマチ性関節炎の女性の場合、妊娠によって痛みと症状が大幅に軽くなることが報告されている。妊娠中はプロゲステロンが高いレベルを維持するので、それによって過大な炎症反応が抑えられると考えられており、この場合は妊娠の拒絶反応を防ぐために母親の免疫系の働きが低下したことで、母親を保護して健康に保つ効果が生まれている。免疫抑制には疾患リスクという代償があることから、UCLAの私の同僚である人類学者のダニエル・フェスラーは「代償行為による予防」仮説を提唱した。[20]

この仮説は、プロゲステロンの分泌の増加によって女性は（妊娠していてもしていなくても）病原——細菌だらけの人など——をとりわけ警戒するようになるというものだ。妊娠を成功させるために必要なプロゲステロンの免疫抑制効果がその背景になる。ある研究では、周期のうちでプロゲステロンのレベルが高い期間の女性は、プロゲステロンのレベルが低い期間の女性に比べて、不健康な人の顔より健康な人の顔（いずれも合成写真）を好む度合いが高かった[21]（もちろん、絶頂期のオリンピック選手の写真と酒浸りの無気力な人の写真のどちらが好きかを選ばせたわけではない）。次ページに示すように、すべての組の左側にある写真が健康な人の顔で、右側の写真よりわずかに不機嫌そうな表情がなく、また肌の色が少しだけ明るいだけだ。

フェスラーの研究[22]によれば、唾液中のプロゲステロンのレベルが高い女性は、病気の感染を連想させる不快な画像（皮膚の病変、汚れたタオル、寄生虫、混雑した地下鉄の車両に乗っている人まで）に対して、より強い嫌悪を示した。さらにそれらの女性は自分が細菌に触れたと感じた場合に、手洗いな

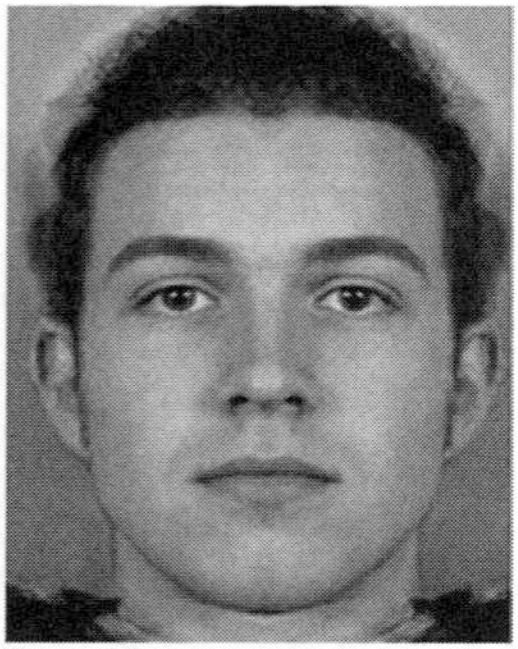
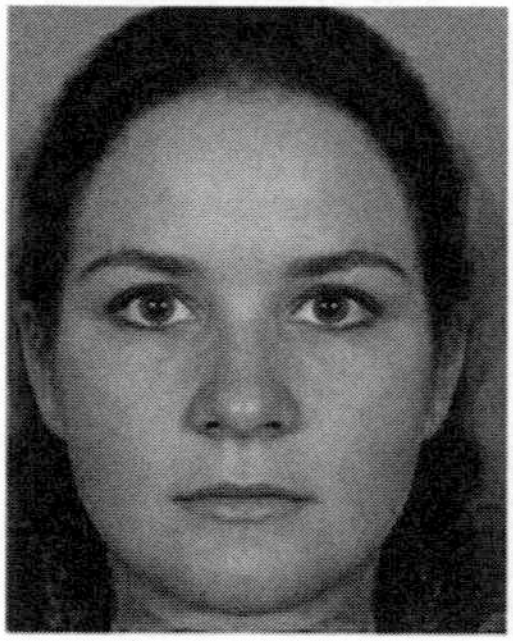
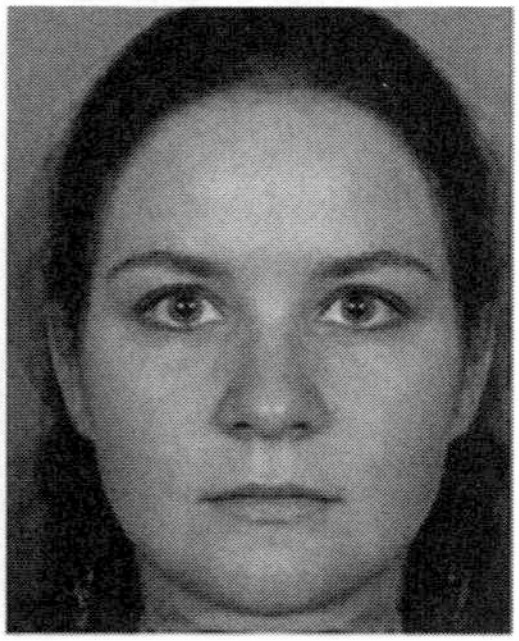

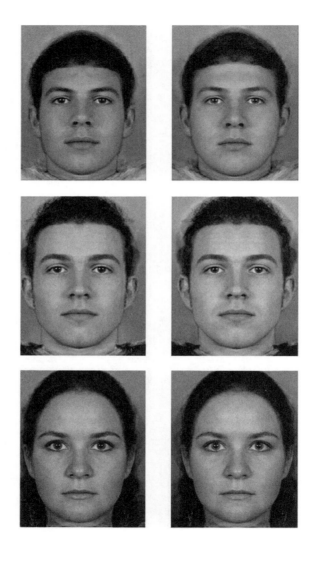

ど、汚染に対する過度な強迫行動を示しやすかった。同様に、肌（かさぶた）や目をいじる回数が多かった。これは病気を感染させやすい行動のように思えるが、実際には外部寄生虫除去行動と呼ばれ、体表の寄生虫を体内に入る前に取り除くための一種のグルーミングだ――ヒヒが何時間も続けて互いに毛づくろいをするのと変わりない。

証拠は明らかになりはじめたばかりで、異論もあるが、プロゲステロンは人間関係にも影響を及ぼすように見える。とりわけ妊娠中には、プロゲステロンのレベルが（妊娠していない場合の周期では急激に下がるのに対して）ずっと高いままだから、進化の過去には（現在も）この時期にとくに手助けを必要としたことを考えると、女性は社会的関係の質にひときわ敏感になると予想できるだろう。コンピューターを用いた感情認識の課題では、プロゲステロンは顔にあらわれた感情の素早いカテゴリー化に関連するらしく、顔の表情への注目度を高める。[23]プロゲステロンのレベルが高い女性は、周囲の空気を読み、友人のふりをした敵を見抜き、誰に頼って誰を避けるべきかを正しく選択できる。

関連した記録では、女性が（研究室の設定で）社会的疎外を経験すると、それに反応してプロゲステロンのレベルが上昇した。[24]社会的つながりを取り戻すために上昇したと考えられる。プロゲステロンは女性では「親和動機」に関連する[25]――もっと簡単に言うなら、ほかの人たちと集まって、仲良くしたいという欲求と関係する。

プロゲステロンは気分を和らげる働きもする。マウスも人間も、アロプレグナノロン（プロゲステロンの代謝でできる脳内分子）を投与されると落ち着く。[26]プロゲステロンは、自殺念慮（死にたい気持ち）

などの一部の深刻な精神疾患を鎮め[27]、深刻なPMSに苦しむ人の気分と症状を改善する[28]という予備的証拠もある。

プロゲステロンのレベルが高いときには、一部の人に対してはむかつく（また汚れた公衆トイレなどの細菌だらけの状況に我慢できなくなる）が、ほかの人たちとはつながりを求める。免疫系は抑えられるが、病気のリスクを避ける対策を講じる。また、落ち着きも多少増すという（汚れたトイレを使うしかない場合には助かる）。これらすべてをほんとうにプロゲステロンがもたらしたのだろうか？　確信を得るにはさらに多くの研究を待ちたいが、こうした考えには興味をそそられる。

月経前の戦略としてのPMS

エストロゲンのレベルは卵胞期の終わりにあたる排卵直前に下がりはじめ、エストロゲンの降下と同時にプロゲステロンの上昇がはじまる。プロゲステロンのピークは黄体期の半ばで、その後は月経の開始時まで下降を続ける。

PMSがはじまるのは、この最後の段階、つまり周期の最終日にあたる月経の直前だ。プロゲステロンが落ち着きと社交的な気分に関連するならば、PMSの症状は実際にはこのホルモンのレベルが下がって「撤退」してしまう結果として起きるのかもしれない。

一九五〇年代半ばに、英国の医師で研究者だったカタリナ・ドルトンが（同僚のレイモンド・グリーンとともに）「月経前症候群（ＰＭＳ）」という名前をつけて、プロゲステロンのレベル低下とＰＭＳの開始を関連づけた。[29] ホルモンと行動に関するドルトンの考えは、やがて女性の健康管理に影響を与えるようになっていくが、最初は自分自身の周期を個人的に観察した結果として生まれたものだ。ドルトンは月経の直前になると決まって悩まされていた片頭痛が、妊娠中はすっかり消えていることに気づいた。妊娠中にはプロゲステロンが豊富に供給されて、胎児の発達と母親の健康のさまざまな側面を支援する。だが平均的な周期の終わりに向けてプロゲステロンが底を打つとき、お馴染みのＰＭＳの症状で女性の行動に影響を与える場合がある。ドルトンは、ＰＭＳを心理的なだけでなく身体的症状を伴う本物の疾患に格上げしたことで広く評価を得ている。一部にはその理論に同意していない人もいるが、彼女は自ら開いた世界初のＰＭＳクリニックでプロゲステロンを用いて数多くの患者を治療し、成功を収めた。また、産後うつとプロゲステロンのレベルとのつながりにも強い関心を寄せていた。

だが、ＰＭＳに話を戻すと、そもそもＰＭＳが存在する理由を知れば驚くだろう。

思春期に達した少女は（少年も）、はじめてサーフィンをするかのように、それまでよく経験したことのないホルモンの波に乗り、何度もひっくり返る。そしてその「正常な」気分変動に加えて、ＰＭＳがある。私の場合、ＰＭＳになるとかわいい妹と派手に喧嘩をし、世の中の意地悪な女の子を全員やっつけてやりたいと思い、忍耐強い母親を悩ませた（私が母親にホルモンを研究していると話すと、母はにっこり笑い、お見通しというような表情をして「驚かないわ」と言った。母は、研究とは多くの場合「ミーサーチ」であることを知っていた）。私は落ち着きに欠けていたし、まったく社交的でもなかった。でも、女性へと育った多くの少女と同じように、毎回の周期で何があるのかがわかってくると状況は好転し、ただ年を経るだけで自己認識も高まっていった。

かつて、漠然とした「女性のトラブル」を引き起こす（「ヒステリー」と同じ種類の）病気と片づけられていたPMSは、とても現実的なものだ。そうした症状が「ホルモンの言いなり」の例にすぎないとみなされていた時代から、ずいぶん前進してきた。婦人科医をはじめとした女性の健康の専門家は、治療、支援、資源《リソース》によって手助けすることができる。

一部の予想によれば、女性の約八五パーセントは何らかの形でPMSを経験する。わずかひとつかふたつの症状でさえ憂鬱な日々を生み出し、不機嫌、時折湧き上がる怒り、肌の問題、頭痛、骨盤と胸の痛み、鼓腸、吐き気、異常な喉の渇き……これまでにわかっているだけでも、PMSに関連する精神的および生理的症状は山ほどあり、それに伴う行動もある。その多くは非社交的と呼べるものだ。

周期のうちで最も妊娠可能性の高い、エストロゲンのレベルの高い時期の女性の行動は、進化の観点からは納得がいく――私たちはそれがパートナー探しの行動であることを知っている。ところがPMSの行動はそれとは正反対のように思える。その症状はエストロゲンの減少と関連し、身体的な不快感、非社交的な感情、興奮、そして性的衝動の欠乏まである――まるで何かが失敗に終わったかと言わんばかりに、女性を孤立させるように思える。だがおそらく、そうした行動は実際には戦略的なものだ。PMSは、特に再び月経がはじまろうとして、体の生殖の予定が妨げられるように思えるとき、女性同士、または一部の男性との仲を悪くさせる自然のやり方なのかもしれない。

ＰＭＳを伴う女性は、月経の直前に夫や恋人にイラつくことが多い。〈私をひとりにして〉。それ以外の場合には素敵で忠実なボーイフレンドや夫が、突如として気に障る存在になる。〈口笛なんか吹かないでよ〉。家事や子育てを半分引き受けてくれても、まだ気にいらない。〈食洗器の食器の入れ場所を間違えないで〉。遠い祖先の女性たちは、便座を下ろさなかったとパートナーをとがめることはなかったが、相手の男性が生殖の点で価値がないと思う実際的な理由はあったことだろう。

進化から見た論理はこうなる――遠い祖先の女性が、何回かの周期にわたって同じ男性と定期的に性交渉をもっても妊娠しなかった場合、もしかしたらその男性に生殖能力がなかったか、ふたりの遺伝的な相性が悪かった可能性がある（不妊の原因は女性または男性のパートナーにあるか、理由がわからないこともあり、その場合はカップルの相性が悪いだけだろう）。この状態が数か月続いたあと、女性の月経が近づき、実際にやって来れば、女性はその男性を拒絶して別の選択肢を求めたとしても筋が通る。現代では、女性はパートナーとの性交渉のたびに（幸い）妊娠することはないから、月経が近づくにつれて、そのほかの点では問題ない相手でもまったく受け入れがたく思えるのかもしれない。ＰＭＳの非社交的な行動は、生殖の手助けをできない――子または配偶子をもたらさない――男性を避けるために進化してきた可能性がある[30]（ＰＭＳはなぜ女性同士の関係にも影響を与えるのだろうか？　単なる余波かもしれない。すっかり納得できるわけではないが、今のところ私に思いつくのはそれくらいだ。これからの研究の種になる）。

ＰＭＳは、いつも絶好のタイミングで役立つとは限らないが、実際に目的をもっている可能性がある。そして毎月悩まされている女性にとっては、長くても数日しか続かないことがわかっているのがせめてもの救いで、最悪の症状は一般的に月経とともに消えてしまう。もちろん生理痛と月経血がすべての女性にとって「救い」なわけではないが、その期間にも目的がある。

月経の重要な役割

月経は実際には周期の開始にあたり、ホルモンのレベルがふたたび少しずつ上がりはじめるのだが、私たちは周期の終わりと考えがちだ。おそらく、妊娠が目標かどうかに関わらず、妊娠可能性についてのとらえ方によるものだろう。

性交渉をもって妊娠を目指している場合、月経の予定日に月経があるかないかが気がかりだ。月経があればがっかりし、またすぐに試みることができるにしても、失敗に終わったように感じる。一方、妊娠を避けたいと思っていたのに避妊がうまくいかなかった場合には、月経があるとホッとして、それもある種の解決のように感じられるだろう――〈フーッ……心配が終わってよかった〉。だから、医学では月経周期の一日目で、新しい周期の開始日とみなされていても、実際には周期の終わりのように思えるのだ（それに、新たな門出を祝う品に洒落た新しい……タンポンの箱を選びたい人はいないだろう）。

主要なホルモンが急増したり急減したりするほかの期間とは異なり、月経期間中、それらのホルモンは低いレベルでとても安定している。月経は三日間から五日間続き、最短では二日、最長では七日という場合もある——すべての人の周期が「平均」の二八日ではないことを覚えておいてほしい。月経の長さは、年齢も含めたさまざまな要因によって変化する。一四歳の少女の場合、周期は二十代や三十代の女性よりもかなり長く、不規則なことが多い。女性が成熟するにつれて周期はより短く、より規則正しくなっていくからだ（そして閉経が近づくにつれて再び不規則になる）。

このような月経周期の長さの変わりやすさは、重要性のわりに注目されていないように思う。一部の女性が妊娠可能性の問題に直面する理由も、これで説明できる場合がある。二一日または三五日、あるいはもっと長い、健康的な周期をもつ女性の場合、広く流布されている妊娠可能性のアドバイスが基準としている二八日の定型にあてはまらない。妊娠可能な女性は一四日目に排卵するとは限らず、一〇日目や一八日目に排卵することもある。排卵日が基準の周期ではない場合に基準の周期に沿ったやり方をしていては、（リズム法のような「自然な」受胎調節と同様）子作りの努力はすべて無駄になる。だから各自の周期の長さを知り、ある程度の変化を予想することが、とても大切なのだ。妊娠可能性と受胎調節——またどちらも狂わせる可能性があるホルモンに関する誤解——については第7章、特に「必死に努力せずに赤ちゃんを作る」で、詳しく説明する。

タンポンを無料に！

発情期には費用《コスト》と受益《ベネフィット》がある。それは人間に関する等式で、進化の大部分の場合と同じく通常は均衡がとれている。ところが女性にまつわるひとつの事実に関しては、費用の欄が明らかに重い――月経にかかる費用だ。現代人の女性が平均して四〇〇回の月経を経験するとして、ナプキンとタンポンだけで何十万円という費用がかかる。一部の家庭にとっては経済的負担がとても重く、ニューヨークのような大都市の学校の場合、中学校および公立学校の女子トイレで無料の品を提供しはじめている。「フリー・ザ・タンポン財団」(freethetampons.org)が推進している運動で、この財団は石鹸やトイレットペーパーと同様、タンポンとナプキンもあらゆる公共トイレで無料にすべきだと考えている。

また、女性だけが負担する費用であることを理解して、一部の州では「タンポン税」を引き下げる動きも進んでいる。だが、私が怒りを感じる領域は「女性用生理用品」だけではない。いわゆる「ピンク税」に立ち向かおうと考える女性の数は――男性も――増える一方だ。ピンク税とは、数多くの消費者製品――玩具、衣服、石鹸、シャンプーなどなど――で、少女や女性向けのものは少年や男性向けの同じ製品よりも価格が高く設定されていることを指す(ある消費者グループの指摘によれば、有名な大規模チェーン店の女の子用キックボードは、男の子用キックボードより値段が高い。両者の違いは、女の子用がピンクに塗ってあるだけ![31])。米国の医療に関する議会討論では、ある(男性)議員が、妊婦健診がなぜ法定医療保険に含まれているのか――なぜ男性がその費用を払わなければいけないのか――と質問をしていた(男性は自分の妻と子に健康でいてほしいし、進化の行き止まりになりたくないからではないだろうか?)

女性はもう何十万年にもわたって月経を経験してきて、ぼろ切れを使っていた日々は遠い昔の話だ。二〇世紀の初頭まではそんな時代で、タンポンとナプキンはそれよりはるかに便利だが、女性たちは——その八六パーセントは外出先で生理用品の手持ちがないまま月経を経験したことがあり[32]——それらに割高な費用を支払うべきではない。より経済的な再利用できる月経カップが、少しずつ人気を得るようになってきた（すべての人に適しているわけでないことは承知しているが、再利用可能なカップは、プラスチックのアプリケーターがついているタンポンよりも環境にやさしい。アプリケーターは世界中の海岸に打ち上げられている）。だが、月経になり、七五セントのタンポン自動販売機が故障しているのに気づいてドンドン叩いているとき、月経という一仕事がいつになればもっと楽になるのかと思わずにはいられない。

　すべての女性用公共トイレに無料タンポンが用意されるまでには、まだしばらく時間がかかるかもしれないが、女性用生理用品の消費税免税は広がりはじめている。自分の居住している州でまだ免税になっていないなら、投書するか、各自の月経パワー行動主義に従う気になるだろう——その一方で、ピンクのプラスチックが青いプラスチックより高い理由を玩具メーカーに尋ねてみよう。

青白い顔（出血しているせいで）をした女性が、温熱パッドをかかえてベッドに引きこもっていたり、ジムのクラスを休んでいたり、不当な扱いをしたパートナーを「非難」していたり、血に飢えたサメを海岸に引き寄せたりしている風刺画はよく見かけるが、月経中にはホルモンに関連づけられる外面的行動はあまりない。いわゆる荒れ狂うホルモンは月経中にはなりを潜め、感情の花火があるにしてもＰＭＳで火がついて打ち上げられてしまうことを覚えておこう。たしかに、生理痛、頭痛、その他の症状は不快なことがある（激しい生理痛と大量の出血は正常ではなく、子宮筋腫や子宮内膜症などの兆候の可能性がある）。けれども、トイレ休憩が少し増えることを除いては、通常の月経期間はほとんどの女性にとっていつものこと。これも人生だ。

それなら、この期間の重要な点は？　子宮壁に沿って厚くなっていた子宮内膜組織が、胚盤胞を支える必要がなくなったために剥がれ落ちて出血することは、すでに説明した。人間、ほかの霊長類、ハネジネズミ、コウモリの一部の種は、月経期間をもつ哺乳類の仲間だ。だが、そのほかの哺乳類の場合は厚くなった子宮内膜が月経で排出されることはなく、受精した場合にのみ、子宮の内壁と組織が血液その他の栄養素によって厚くなる。

子宮をめぐるひとつの説として――この説はほとんど退けられているのだが、まだ議論の対象にはなっている――女性の出血は細菌、ウイルス、その他の病原体を運ぶかもしれない「悪い」精子を排出するのに役立つというものがある。この説は賛否両論を呼んだ進化生物学者マージー・プロフェットによって提唱されたことで知られ、月経は血液と組織を定期的に失う生物学的に効率の悪い作業だが、病気を引き起こす原因物質を女性の生殖器官から排除する自然のやり方だとした（プロフェットはのちに、つわりも妊娠中の女性にとって有害な食べものに対する進化的反応で、吐いたり、特定の食べものの匂いに嫌悪を感じたりするのは、危険なアレルゲン、リスクを伴う細菌、さらに母子に害を与える可能性のある発がん性物質までを遠ざけようとする、自然の方法だと主張した)[33]

だが、クラジミア症のような性感染症（ＳＴＤ）はまだ蔓延しており、もしも現代女性が一生で経験する平均四〇〇回の月経で軽減されているのなら、ＳＴＤはもっと感染しにくいはずだと考えられるだろう（プロフェットはこの事実について、月経を減らしたり抑えたりする経口避妊薬を利用するせいだとした）。最後に、もし病気をもたらす微生物を体外に排除するのが月経の理由なら、なぜ一握りの種しか病原体を排除するよう進化しなかったのだろうか？　残る種はすべて絶望的なのだろうか？（そして『猿の惑星』は、いつの日か『ハネジネズミの惑星』にとって代わられる運命なのだろうか？）

月経に関してはもうひとつの説もあるが、こちらは出血そのものとはあまり関係なく、子宮内膜が厚くなる理由に関するものだ。女性が妊娠していないあいだも——女性が妊娠可能性のピーク時に性交渉をもたなくても——子宮内膜は受精卵の着床のために準備を続けている。だがすでに述べた通り、霊長類と一部の哺乳類以外の動物では、妊娠しなければ組織は厚くならない。私たちはほかの動物とは異なり、やって来ないかもしれない客のためにとても困難な作業を延々と続けているわけだ。

研究者たちの推測によれば、子宮内膜を厚くする作業は、人間の胎芽（妊娠八週目未満の胎児以前の状態）の特別に侵略的な性質と関係している。人間の胎芽は、生命の維持に必要な母親の（血管を含む）資源を完全に利用するために、子宮壁の奥深くに着床する[34]（それに対してほかの種はあまり深くまで「侵入」せず、表面近くに胎盤を発達させる）。ここで「母児間の衝突」という概念が生まれる。このシナリオでは、人間の胎芽は生きるために文字通り穴を掘ってしがみつく一方、母親は自分自身の命を（自分自身のためにも、将来のわが子のためにも）守る必要がある。そこで、この潜り込んでくる客を迎える準備として、母親の体はホルモンの働きで自己防衛と客の歓迎を両立させることによって対応する。侵入者が到着した場合に備え、プロゲステロンのレベルを上げて子宮内膜を厚くするというわけだ。もし客が姿を見せなかったなら、プロゲステロンのレベルを下げて、子宮の内張りを捨ててしまう。

これに関連して、特別に大きい人間の子宮内膜の内張りをつねに維持しておくのは代謝にとって負担が大きすぎるから、赤ちゃんを迎える準備をつねに整えておかずに、毎月捨て去るとする考えもある。事実、ミシガン大学の人類学者ビヴァリー・ストラスマンの概算によれば、排卵前の時期の代謝率は、体が着床の可能性に対して準備を整えている排卵後より七パーセント低い。ストラスマンの推定では、女性は四回の周期にわたって月経で子宮内膜を捨て去ることにより、六日分に相当するカロリー消費を節約することができる。[35] 手に入る食べものが生死の境目に近い暮らしをしていた遠い祖先の女性にとっては、これは非常に大きい違いをもたらしたはずだ。

結局のところ、子宮内膜が厚くなり、その後それが剥がれ落ちて出血するのは、人間（およびほかの一部の哺乳類の）胎芽の侵略的な性質に対する適応反応だという証拠があるようだ。生物学的に見れば、定期的にすべてを失うことがわかっていて血液と組織を集結させるのは、非常に効率が悪いように思える。それでも私たちのホルモンは――血液、汗、涙を周期的に流しつつ――とても効率のよいことをしている。ホルモンは私たち自身の生き残りと未来の子どもの生き残りを、どちらも守っているのだ。

第4章

進化した欲求──セクシー、安定性、どちらを選ぶ？

動物たちの発情期がどんなふうに見えるかは、研究室にいる動物（四足のメスが回し車で走り続ける）や野生動物（ケージで暮らしていないその親戚が、耳を小刻みに動かしながらピョンピョン飛びまわって注意を引く）でわかっている。また、人間の発情行動についても研究が進み、今では（いい意味で）匂うTシャツより、はるか多くの状況があることが明らかになってきた。ただし、周期のうちで最も重要な妊娠可能性のピーク時になると、女性が急に性交渉の回数を増やすことに関心を抱くというほど単純な話ではない。妊娠可能性が高い時期の頻繁な性行為に対する女性の欲求については、せいぜい、まちまちな証拠しか得られていないことを思い出してほしい。

匂うTシャツの研究が示唆している通り、そして発情期のマウスやイヌが戦略的に特定の交尾相手を選ぶのと同じように、女性にとっては「どんな男性でもいいわけではない」のかもしれない。もしそうならば、女性は特定のタイプの男性を選ぶだろう。将来性のあるパートナーに惹かれ、同時にそれ以外の男性には嫌悪感を抱くはずだ。また、周期のうちで最も妊娠可能性が高い時期にはある明白な特徴を探し求めるし、おそらくその時期以外には異なる好みになるだろう。これからこの章で説明していく研究の成果は、そんな予想をはっきり裏づけている。

ホルモンの働きによって引き起こされる周期に沿った性行動の変化は、とても興味深く、複雑で、私の研究の大半がこれを巡るものだ。女性の性行動――欲求と振る舞いの両方――は、自らの運命だけでなく将来の子孫の運命を決めるという明確な意味をもつ。

だがそもそも、私たちはなぜ発情行動をとるよう進化してきたのだろうか？　すでに述べた通り、一部の（男性も女性も含めた）人たちは人間と動物に共通点が多いことを認めたがらず、特に性と配偶行動の共通点には目を背ける。しかも、女性には人間固有の行動もあり、とりわけ妊娠可能な期間以外に、繁殖ではない理由で性交渉を行なえる欲求と能力をもっている（もちろん、男性もこの欲求と能力を共有している）。こうして、制約が非常に少ない性衝動により、人間は動物界の多くから大きく距離を置くようになった。

これはホルモンに導かれた性行動であり、脳がだんだん大きくなるとともに、人間の子どもには手助けが必要になった結果として進化した可能性が最も高い。人間の子どもは母親と父親の両方から世話をしてもらったとき、最もうまくやっていけるようになった。これについて、この章で考えていく。

発情期のトカゲ

「違いに万歳！」とは言え、進化の結果でわかるように、いつもそうとは限らない。

およそ五億年前、脊椎動物の生殖器官で雌雄が分化しはじめ、それぞれが独自のエストロゲンや対応するホルモン受容体を発達させた（中学生時代の生物の時間以来、「ホルモン受容体」について考えたことがないのなら、生物の教師が何世代にもわたって説明している方法で考えてみるといい。ホルモンは、体内の特定の細胞に向かって旅をする小さな電報配達人のようなものだ。ホルモン受容体は、電報の届け先になる受取人だ。電報が受取人に届くと、細胞はその内容に従って反応する。性ホルモンの場合は、体と脳を変化させられる細胞内の遺伝子スイッチを入れる――たとえば、生殖組織を成長させ、欲求を感じさせるなどだ）。

ホルモンと受容体とはやがて、オスとメスの脳および体で異なる機能を果たすように進化した。メスではエストロゲンが卵子の成熟を引き起こし――繁殖を促すために性的欲求を変化させたようだ。同様にオスは、メスの匂いの変化のようなエストロゲンの外的な兆候に気づき、それがとりわけ性的魅力に富んでいるとみなすように進化した（これについては第6章で触れる）。

アメリカドクトカゲからマウス、チンパンジー、そして人間に至るすべての脊椎動物で、エストロゲンの増減に伴って発情行動および性衝動の変化が起きることが共通している。枝分かれした系統樹は、種のあいだの遺伝的関係だけでなく、太古の昔にどうやって新しい種が分岐したのかも示していて、発情をはじめ、複数の種が共有している特徴の原点に関する大きなヒントを与えてくれる（次ページの系統樹を参照）。この樹から、大昔のホルモンのダンスはトカゲと哺乳類が分岐する前に存在

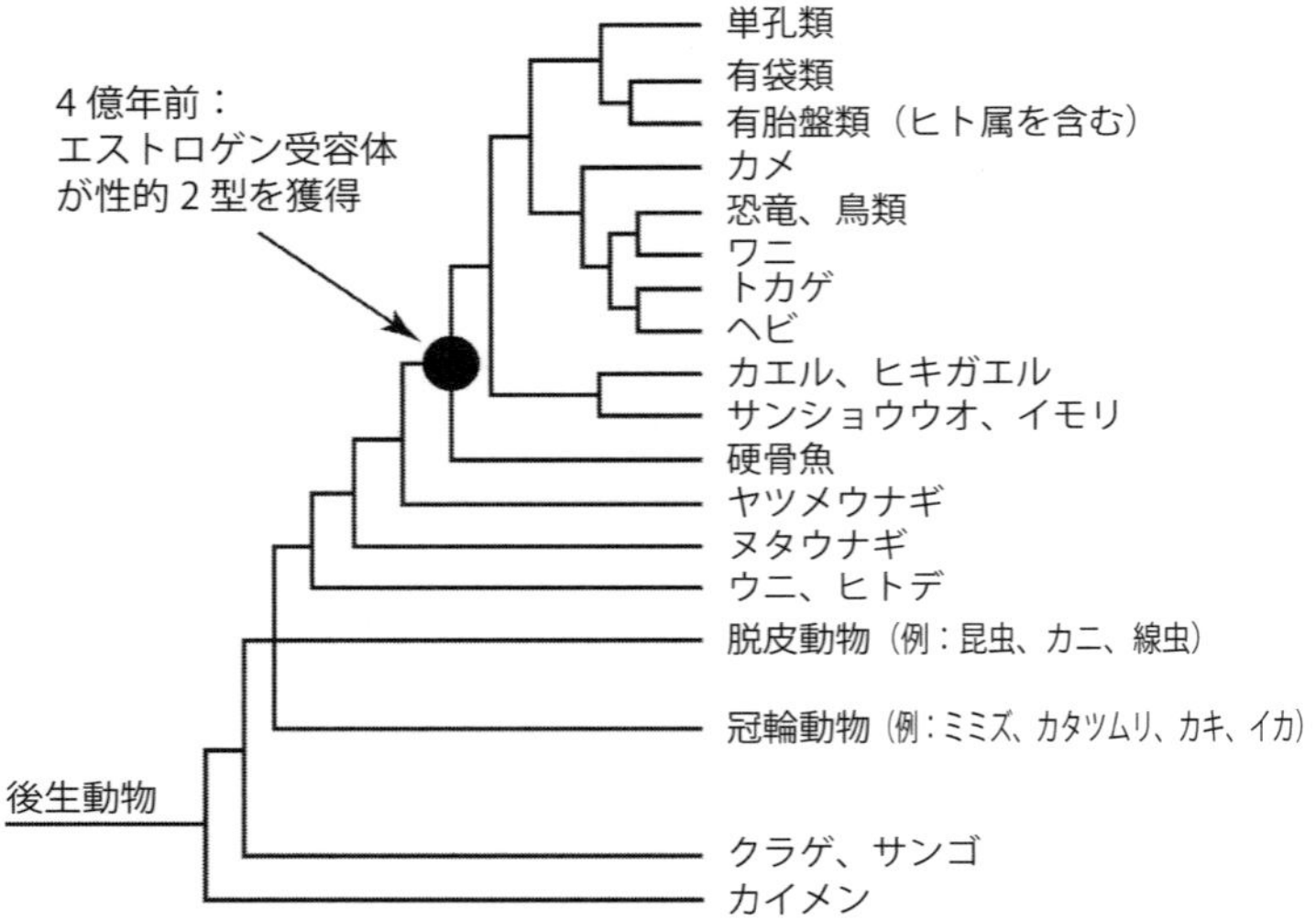

種のあいだの遺伝的関係を示す進化の系統樹

していたことがわかる。

約四億年前に、エストロゲン受容体が性的二型（性別によって形質が異なる現象）をもつようになり、これが発情期の起源らしい。図の上側にある種（単孔類から硬骨魚まで）には発情期があると推定される。そのなかには恐竜も！　もちろん、それぞれの枝の先はさらに多くの種に分岐している。ヒト属（人類）は、おおざっぱに見れば、胎盤をもつすべての動物とひとくくりだ。ただし人間に見られる発情期は、系統樹の同じ枝に属する動物たちの発情期と似てはいるものの、独自の特徴ももっている。

私たちの進化の起源は、困惑するほど異なった生物形態のように見える。驚くことに、人間は魚の仲間の祖先から大きな恩恵を受けており、その祖先がはじめて「女らしい」特徴を手にした――ただしそれは、メスのエストロゲン受容体がオスのものと異なる働きをするようになり、エストロゲンによって制御されたメス独自の繁殖様式を生み出したという意味だ。それから数億年もの年月を要したが、やがて同じ発情周期が人類最初の祖先にも根づいて、それらの祖先が女性の戦略的性行動の基礎を築くことになる。

では、進化心理学者の（私の博士号指導者でもあった）デヴィッド・バスが名著『女と男のだましあい――ヒトの性行動の進化』（草思社）で実に的確に表現した「欲求の進化」について、もっと詳しく見てみることにしよう。[1] 人間の周期で次々に起きる転換点を、またそれらが女性に対して具体的に何をしているのかを詳しく理解し説明できれば、人間の性行動に関する多くの疑問に答えられるようになるだろう。発情期の起源の探求は、一生続く関係もあれば週末限りで消滅してしまう関係もある理由を理解するのにも役立つかもしれない。[2]

人間に発情期がある最も明白な説明は、すでに取り上げた通り、未来に子孫を残すか跡形もなく地球から姿を消すかの違いを意味する「何か」を追い求める道筋を、遠い祖先の女性たちに与えたというものだろう。その何かとは、精子だ。

だが発情期の唯一の推進力が、どんな男性のものでもいいからとにかく卵子を受精させられる生殖能力のある精子を探すことで、女性が繁殖のための配偶行動に何の配慮もしなかったなら、遺伝子その他の点でどんな成り行きになるのか想像してみてほしい。とりわけ、進化生物学者ロバート・トリヴァースが提唱した親の投資理論（第2章を参照）を考えれば、ただ熱狂するだけの女性というシナリオではあまり筋が通らない。その理論では、両性のうちで繁殖に際して最も多くを投資しなければならない性は、パートナーの選り好みがより激しくなるはずだ。女性は産める子の数に限りがあり、子が生まれれば母親としてその世話に多くを投資する。だから、ただ精子を手に入れるためだけに、大急ぎでパートナーを選ぶとは考えにくい（現代の「赤ちゃん願望」は、おそらく遠い祖先の女性に起源をもつものではないだろう）。

さらに、パートナー選びに関して、女性がなんでも請け負うという進化上の理由がない（女性は妊娠・出産すれば、多大なエネルギーを使うことになる）。野生動物、そして多くの種を見まわすと、オスは妊娠可能なメスを探して見つけるのがとても得意だ。その理由の一部として、発情期のメスが自らの状態を隠し立てしない点をあげることができ、メスのヒヒの赤く膨張した尻を思い出してみればわかる。魚でさえ、メスは交尾が可能である信号としてフェロモンを出す。

精子さえ手に入ればいいとする説明が不十分な理由は、ほかにもある。科学者たちが人間に発情期がある証拠を探してもしばらく見つからなかったのは、まったく誤った場所で愛を探していたからだ。初期に研究にあたった人たちは動物で観察した結果に基づいて、妊娠可能性の高い女性の性的活動が全般的に増えると予想していたのだ。「熱狂的な女性」を覚えているだろうか？　だがこれらの科学者たちは「発情期」について時代遅れの考えに基づいていたために、そしてそれが間違いであることを示す研究もなかったから、のちに明らかになるように、妊娠可能な女性たちはパートナー選びに際してとても選り好みが激しいという事実を考慮に入れることができなかった。

匂うTシャツをはじめとした初期の研究が行なわれたあとの数十年間には、妊娠可能性のピーク時に最も魅力的だと感じる男性のタイプをはじめ、周期のうちの時期によって女性の性的欲求が変化することを実証する研究が増えた。さらに、女性の好みは一定の身体的特徴（たとえば第2章で説明したような、遺伝子にほとんど欠点がないことを示す左右対称性など）だけでなく、具体的な行動の質にも及んでいる。妊娠可能な期間の女性は、より自信に満ちて支配的な（傲慢でさえある）男性を好み、その行動的特徴はより「男らしい」男という見方の延長線上にある。[3] これと同様の好みは別の種のメスにも見られ、たとえば霊長類の場合、交尾の相手には同じようにランクの高いオスを選ぶ。アメリカドクトカゲでさえ筋書き通りの支配の儀式を行なって、優勢なオスが繁殖の権利を得て発情期のメスを勝ち取る。

もしも男らしい男だけが選ばれてきたのなら、ほかのたくさんのオスが置き去りにされてしまったはずだ。そのなかにはこれから見ていくように、上腕二頭筋がモリモリでなくても、その不足分を別の分野で埋め合わせられる候補者もいただろう。ワルっぽい「イケメン・プレイボーイ」は、少なくとも（発情期の）一定期間は女性の求める何かを提供してくれたが、「よきパパ候補」は女性――およびその子ども――がつねに必要としている別の性質を提供できたはずだ。だが、「いい人」が最下位に終わりそうなのか、もしそうならその理由は何かを見つけ出す前に、そもそもなぜ妊娠可能な女性はミスター・セクシーに狙いをつけるのかを考えてみよう。

悪いヤツ（支配的なオス）とよい遺伝子

自分の子の父親となるパートナーを探している排卵期のメスを想像してほしい。父親になりたいオス、父親になれるオスは近くにたくさんいるが、そのうちの一頭だけ——支配的なオス——が目的を果たすことになる。そのオスは積極的で自信に満ち、騒々しく、ちょっとうぬぼれが強く、体も周囲のオスに比べて大きい。このオスこそが「求める相手」だ。オオカミ、鳥類、人間以外の霊長類、そして人間のいずれをとっても、すべての種で繰り返し浮上してくる配偶者選択行動は次のようなものになる——妊娠可能性が高い時期のメスは、支配的なオスを好む。でも、それは表面上のことにすぎない——そこには、クジャクの尾羽の美しさ、鳴き声や遠吠えの大きさ、石のような腹筋よりも、はるかに多くのものがある。そしてもちろん、一頭のオスだけが——頬のヒダがどんなに立派であろうと——必ずしもすべての子の父親になれるとは限らない。

心理学者スティーヴ・ガンゲスタッドと生物学者ランディ・ソーンヒルによる画期的な匂うTシャツの研究では、妊娠可能性が高い時期の女性は、配偶者の候補に左右対称な特徴を備えた男性を好んだ。このような最上のサンプルを選ぶことによって、女性は自分の子に伝えられる有益な遺伝子をもった候補者をも選んでいた。遠い祖先の女性たちにとっては、子どもの生存能力と生き残りをはじめとした多くのことが、配偶者選択にかかっていた。簡単に言うなら、それは配偶者選択の優良遺伝子説だ。女性は妊娠可能になると、自分の子に伝えられる優良な遺伝子を連想させる特徴をもった男性を好む。女性自身にもその子にも最終的に利益をもたらすからで、そのような特徴は支配行動や特定の身体的特性によって明らかになる。

優良遺伝子説は、女性の性衝動が戦略的なものだという考えを支持し、女性がなぜ相手を選り好みするよう進化したかについての証拠を提供する。ところが、人間の発情期はホルモン周期のうちのわずかな期間で、排卵日も含めておよそ五日間しかない。さらに、妊娠可能性がピーク時の女性は優良な遺伝子をもつ男性を好むかもしれないが、必ずしも自分の願望に従って行動するとは限らない。短い期間で行動に移すチャンスがないかもしれないし、魅力を感じた相手に対して行動を起こさない道を選ぶかもしれない——とりわけ、長い目で見れば別の誰かといっしょにいるほうが幸せかもしれないと気づいた場合はそうだ。

子の繁殖に貢献できる（すなわち、精子を提供できる）すべての男性のうち、理想的なよい遺伝子をもつとみなせるのはほんのひと握りだ——論理的に見ても、グループの男性全員が支配者にはなれない。ほかにもいい人（支配者以外の男性）はいっぱいいるわけだし、そのうえ発情期以外の期間も長くあるわけで、発情期以外に最も好ましく感じる男性は遺伝子以外の利点を提供することができた。

優良な遺伝子の手がかりは先祖代々にわたって大きな結果を残してきた可能性があり、人間以外の霊長類を含む多くの動物はまだ、妊娠可能性のピーク時に最大と最良を基準にした配偶者選択を行なっている。けれども人間の女性はホルモン周期に沿った欲求の変化に応じて、動物の祖先の長い系譜から受け継いだ発情行動に加えて新しい性戦略も取り入れるようになった。それは、長く続く関係だ。つがい関係《ペア・ボンディング》（単一パートナーの選択）と延長された性衝動（人間では広く行きわたっている、妊娠可能期間以外の性交渉）の進化を通して、私たちは人間らしさへの方向転換を果たした。

つがい関係になる

妊娠中と妊娠後の大昔の女性には、とても多くのものが求められた――妊娠、出産、授乳、育児の負担に加えて、まだ親に頼っている別の子どもたちがいる可能性が高い。そのうえ人間以外の霊長類に比べると、脳の大きい人間の子どもは歩いたり食べものを見つけたりといったひとり立ちして生きられる発達段階に達するまでに、長い時間がかかる。チンパンジーは四歳までには、すっかりひとりで生きられるようになる。それに対して人間の子は何年も両親に頼り、ほとんどの伝統的社会では一二歳になってようやく、生き延びるのに十分な食べものをひとりで集められるようになる――もちろんポテトチップスとハロウィーンのキャンディは除外し、おやつではなく、生存に必要な食べものの話だ（授業に出席した学生たちに、人間の子はどれだけ長く両親に依存していると思うかを尋ねると、みんな目をキョロキョロさせて落ち着かない様子になる。たぶん自分の学資ローンや卒業後の健康保険と寝る場所のことが頭にチラつくのだろう。たいていは、少なくとも三〇歳までということで意見がまとまる）。[4]

人間は「高くつく脳」をもつように進化した――私たちの複雑で大きくてゆっくり成長する脳には、ほかの哺乳類に比べて質のよいカロリーと栄養素が必要だ。[5] 別の言い方をすれば、私たちはほかの動物たちより賢いが、相応の代償を払っており、認知の発達にはたくさんの高級燃料が欠かせない。大昔の祖先にとって——十分なカロリーを摂取して吸収するか、カロリー消費を埋め合わせるように身体エネルギーを節約することによって——その代償を払うのは、まさに生死に関わる問題だった。

人間以外の霊長類は「灰色の天井」に突き当たった——灰白質の大きさを限界として、脳の発達がある時点で止まった——が、私たち人間の場合はさらに発達を続けた。その理由のひとつは、栄養豊富なカロリーを摂取する方法を得たことがある。私たちは手に入れた食糧からより多くのカロリーと栄養素を取り出す方法を見つけたとき、ひとつの大きな優位性を手にし、その「頭脳食」が「灰色の天井」を突き破るのに役立ったのだ。そうした食糧は、採集した植物と狩猟で得た大型の動物だった。肉などの食べものをはじめて道具を使って切り、火を使って調理する方法を身につけたのが、男か女かは知る由もないが、おそらく調理によって栄養の密度が高まったのだろう。私たちは硬い動物の肉を噛み切るのではなく、叩いたり調理したりして柔らかくする方法を学んだ。硬い殻や噛み切れない皮のある野菜や果物を除外せず、切り開くことができた。こうしてより多くの動物性たんぱく質を噛んで消化でき、その他の主要栄養素も取り入れられるようになり、それらが脳の成長と認知の発達に役立った。[6]

だが世界初の家庭料理は、より多くの（より上質な）カロリー摂取に役立っただけではなかった。エネルギー消費の方法が変わることで、消費するカロリーも減ったのだ。たとえば、ほかの霊長類は食べものとねぐらを手に入れるために木を上り下りし、遠い距離を移動することで、大量のエネルギーを使った。それに対して人間は二本足で上手に移動し、体力の消耗が少なくてすむ習慣を発達させた——それでもなお暮らしは厳しく、とりわけ出産年齢の女性には困難が多かった。

脳の大きな子を産んで育てるために大量の資源——身体的エネルギー、栄養素、何年にも及ぶ時間——を投資しなければならなかった大昔の女性にとって、特にひとりで親の役目を果たすのは難しかったにちがいない。チンパンジーと違って人間の子どもは、母親の手助けをまったく当てにせずに生き残れるようになるまで、三、四年どころではない年数にわたってそばを離れなかっただろう。現在では多くの子どもが一二歳ではじめてスマートフォンを買ってもらって「独立」を果たしているが、当時はもちろん狩猟採集や道具の使い方を教えてくれるアプリもない。

誰かが近くにいて、子どもを守り、食べものを与える手助けをしなければならなかった。母親の拡大家族が、依存している子どもたちを育てる手伝いをした可能性もあるが、父親が最も近い関係にある手伝い候補になる。父親は子どもたちにとって最も近い血縁者だから、母親の家族の一団に属しているほかの誰よりも子どもの支援に投資するという、遺伝子の運命を共有しているがゆえの進化的圧力に直面した。そのようにして、男性は自分の子に投資する強い気持ちを進化させた（ただし一部の父親は、その代わりに次々と相手を変えていく戦略を採用したが）。「離婚後も子どもの養育を分担する親」は現代の状況のように聞こえるが、人類の歴史の初期にそのルーツはある。

そしてここから、人間はより「人間らしく」なりはじめる。祖先の女性たちは発情期のあいだ、優れた遺伝子を提供する可能性のある支配的なボスを惹きつけ、また惹かれた。だが妊娠可能なその短いあいだを除く期間には、女性たちは自分とその子どもに長期にわたって価値のある資源を投資してくれそうな男性を魅了し、絆を結ぶ戦略を立てた。つまり、女性のために時間を使い、保護、安全な食べものと住処、そのほかさまざまなものを提供してくれる男性だ。科学者はこの安定した関係性の合意を、「つがい形成」と呼ぶ。

あるいは次のように考えられる――「イケメン・プレイボーイ」は、「よきパパ候補」との深刻な競争に直面しはじめた。

筋肉派から頭脳派へ

私たち人間の脳は、人間以外の霊長類の脳に比べて大きい。たとえば十分に成長したチンパンジーの脳は約四〇〇グラムだが、人間の成人の脳はその三倍以上ある。だが出生の時点では逆だ。

霊長類の親類たちは比較的大きい脳をもって生まれ、その脳は妊娠期間中に急速に成長する。それに対して人間の脳は、子宮を出てから大きく成長する。人間の産道は出産時に大きく広がるとはいえ、頭蓋骨があまりにも大きければ、安全に通るには狭すぎるからだ（人間の産道が狭くなった理由として、四本の足で這うのをやめて二足歩行するよう進化したために、骨盤が狭くなったからという説がある）。そのために人間の赤ちゃんの脳は臨月になっても基本的に未熟で、その後二、三年のあいだに急速に大きくなる。

人間の脳は二歳までに、身体的に見れば成人の脳の大きさのおよそ八〇パーセントになるが、認知の変化と発達という面で十分に成熟するのは二十代半ばになってからだ。[7] 最終的に完成するのは複雑な大型の脳で、平均して体重の二パーセントしかないのに酸素および血液供給量の二〇パーセントを必要とするだけでなく、正しく機能するにはエネルギー（食べものから得られるカロリー）も大量に必要とする。[8]

祖先の女性たちはおそらく元祖スーパーママだっただろうが、拡大家族からの、最終的には父親からの支援がなければ、何世代にもわたって繁殖を成功させ続けることは不可能だったと思われる。人間の脳の複雑で繊細な働きが生まれたのは、少なからずつがい関係が増加したおかげだ。父親――住処で助けてくれる人――の投資がなければ、祖先の女性たちが子どもの成長に必要なだけの十分なカロリーやその他の資源を用意するのはとても難しかっただろうし、脳の働きを高めるだけの十分な栄養がなかったなら、人間は人間以外の霊長類のように「灰色の天井」に突き当たったことだろう。

延長された性衝動

つがい関係が増加したからといって、祖先の女性たちが「セクシーだけれど、いつも頼りになるとは限らない」ボスの男性をすっかりあきらめ、支配力の低い（だが、より頼りになる）脇役に乗り換えてしまったというわけではない。女性たちは発情行動以外の戦略を発達させて、子どもに投資してくれそうな男性を惹きつける戦略を立てたことを示している。実際問題として、単に子育てを手伝ってもらうにはボスの男性の数は少なすぎた――需要が供給を越えていた。さらに、ボスの男性には手伝う必要がなかった。彼らは「優良な遺伝子」を理由にパートナーとして選ばれたのであり、いつも近くにいて共同で世話をすることを期待されたわけではない。ただ、左右対称性にこそ恵まれないが、時間、保護、食べもの、その他の資源なら多くを提供できる男性は、ほかにたくさんいた。

このような、セクシーさの点では劣っても安定性のある男性をずっとそばに置いて、長期にわたる苦労を共有するよう引き留める方法のひとつは、求愛を受け入れ、妊娠可能な短い期間に限らず周期のいつでも性行為に応じること――そしてただ受け入れるだけでなく、自ら行動を起こすことだった。繁殖の目的以外で性交渉をもつこと――延長された性衝動――は、住処での手助けを必要とすることに起源をもつ現生人類の行動だ。

たとえばネコやイヌなどの哺乳類は、発情期以外には交尾しない（そしてほとんどの場合、ディズニー映画の『おしゃれキャット』や『わんわん物語』を除いて、オスのネコやイヌは子どもの母親に永遠の忠誠を誓うことも、父親らしい手助けをすることも知られていない）。ただしオランウータンやチンパンジーなどの一部の霊長類は、妊娠可能期間以外にも交尾することがあり、ボノボは子作りのためだけでなく平和作りのために頻繁に交尾を利用することで知られている。

これらの霊長類が繁殖以外の目的で交尾をする理由については、「父系の混乱」を生じさせて、オスが子を攻撃する機会を減らすという説がある。メスが妊娠可能期間以外でも複数のオスとの交尾を許せば、それぞれのオスは自分が父親だと思って、そのメスの子を傷つけたり殺したりしないだろう。

だが人間の場合の延長された性衝動は、つがい関係の形成に関わっていると思われる。パートナーを探す女性は、次のふたつの優先項目をもっていることがわかる。

①ミスター・セクシー（つまり、イケメン・プレイボーイ）——性的な魅力があるとみなせる男性で、短期間の好みを満足させてくれる。周期のうちで数えるほどしかない妊娠可能性が最も高い日——優良な遺伝子を探すレーダーが敏感な時期——に、このような男性に最も惹かれる。

②ミスター安定性（つまり、よきパパ候補）——妊娠可能期間のピーク時にはそれほど性的魅力を感じないが、それ以外にはやさしくて思いやりのあるパートナーとしての魅力がある男性で、長期間にわたっていっしょにいたいと感じる。ひとつには、いつも近くにいて子育てを手伝ってくれそうだという理由がある。

一部の女性は、これらの両方の長所を兼ね備えた稀有な男性を惹きつけることができるだろう（恐ろしいほどハンサムでありながら保護と資源提供の力も飛びぬけているこの枠が、多くの恋愛物語の中心人物だ。『高慢と偏見』に登場するエリザベス・ベネットのダーシー氏から『セックス・アンド・ザ・シティー』に登場するキャリー・ブラッドショーのミスター・ビッグ、『トワイライト』ではヴァンパイアのエドワード、そして『フィフティ・シェイズ・オブ・グレイ』のクリスチャン・グレイと枚挙にいとまがないが、これらの男性がおとなしく真のよきパパに落ち着いたと想定するのは、考えすぎのように思える）。ひとりでふたり分の長所をもったパートナーに満足しているこれらの女性たちは、発情期にも、おそらく周期のいつであっても、別の選択肢を探すことはなさそうだ。[9]

だがこの理想的な組み合わせに巡り合えない大半の女性（現実の世界の需要と供給の問題で、ほとんどの女性）には、ボス以外の男性のほうがどんどん魅力的に見えはじめるだろう。このように、周期の時期による好みの変化を実証している研究については、あとで取り上げる。

人間は延長された性衝動をもつという説では、女性が周期のうちの時期を問わず――妊娠可能ではない日、週、年を含めて青年時代から老年期までのすべての段階で――性交渉をする意志があるとしているため、一部の科学者はこれを人間には発情期が、厳密に言うなら「典型的な」（妊娠可能な日のみに限られた繁殖のための性行動を伴う）発情期が、ないという意味に解釈している。言い換えるなら、私たちが妊娠可能ではないときに性交渉をしたいと思うなら、発情期を経験することはできないということになる。そうだろうか？

すでにおわかりの通り、私はそうは思わない。私はニック・グリーブらが論じているように、[10]延長された性衝動は発情期を排除するものではなく、発情期を補うものだと考えている。この戦略によって女性は、つがいを形成した男性によるパートナー関係と子どもへの投資を、別の方法によって支えることができるわけだ。女性が性交渉に対して受容的であることは、男性の視点からも意味がある。排卵が隠されているのなら、大切な繁殖の機会を逃すより、繁殖の「成功」はなくても試してみるほうが得策だからだ（進化の視点で見ると、後悔より安心がまさる）[11]。

つがい関係を形成したパートナーとの延長された性衝動は、女性にとって別の効用もある。相手を優良な遺伝子だけで選ぶのではなく、優良な行動も考慮して選び、男性との関係を少しずつ、より注意深く築くことができる。これから見ていくように、女性の好みは周期のそれぞれの時期で、長期間にわたるパートナーと短期間だけのパートナーのどちらを探しているかによって変化していく。このような周期を通した変化によって、女性はミスター・セクシーとミスター安定性の最もよい点を組み合わせた好みに近づけるようになる。

だいぶ長い年月（五億年）を要したが、ついに「求める相手」の姿が見えてきた。

シデムシの戦略

延長された性衝動は哺乳類だけのものではない。昆虫にもシデムシのように延長された性衝動をもつ種があり、発情期以外に、つがい関係を形成したパートナーと（別のオスとも）交尾する[12]。

研究者たちの観察によって、メスのシデムシはオスが近くにいると、さらに進んだ行動をとることがわかった。自分の子がまだ傷つきやすい幼虫のあいだ、メスはホルモンを出すのだが、そのホルモンは自分自身の産卵を妨げるだけでなく、パートナーにとって「反・催淫薬」の役割も果たし、パートナーは交尾を控えるだけでなく子の世話もするようになるようだ。そうしなければ、オスはきちんと交尾の相手を得ることはできない――あるいは、オスは自分が父親であるという確信をもちたいのかもしれない。メスが産卵しているあいだに、オスがメスの上に乗る様子さえ観察されている。ただ自分勝手に興奮しているわけではなく、自分たちが住処にしている死骸の匂いと繁殖力のあるメスの存在に惹かれて、別のオスがパートナーに狙いを定めるのを心配している可能性が高い。だから自分の義務をきちんと果たし、別のオスが、生まれてくる子どもたちの父親にならないようにしているというわけだ。ご存知の通り、オスにはオスの戦略的行動がある。

シデムシの交尾が止まると子育てがはじまり、両親が協力して幼虫に餌をやる。優先事項が子育てへと変化したのだ！　赤ちゃんシデムシが自分の六本足で歩けるようになって住処（この場合は腐った死骸）から我先に出ていくと、両親は自由の身になり、子育てによって妨げられることなく関係を再開する。この点で、甲虫を研究している生物学者サンドラ・スタイガーが言うように、「彼らはとても現代的な家族だ」。

発情期の欲求が進化したわけ

どのようにしてパートナーを選ぶかの核心は、「何を求める？」という、答えられないように思える疑問だ。複雑な答えもあるだろうし、要領を得た答えもあるかもしれない。誰に、いつ尋ねているかによっても答えは違う。けれどもそれらの答えは信じられないほど意味深く、女性が周期内の時期に応じて経験する行動の変化の理解に役立つだろう。

言い換えるなら、女性はホルモンの言いなりではない。きちんと大切な判断をしている。

一夜限りの関係（ミスター・セクシー）か、金婚式（ミスター安定性）か

長期にわたるパートナーに最も強く求める性質は何かと男性と女性に尋ねれば、どちらも同じ特徴を優先させるだろう。やさしさ、知性、人柄のよさだ。このことは、デヴィッド・バスが世界の六大陸と五つの島で三七の異なる文化を対象に調査した、一九八九年の画期的研究で明らかになった[13]。男女どちらの――一万人以上の回答者からの――答えもとてもよく似ていて、今でも友人との他愛もないおしゃべりで返ってきそうな内容だ。すてきで、頭がよくて、いっしょにいてうれしくなる人――文句のつけようがない。花嫁か花婿にキスしよう！

だが、ハッピーエンドはここで終わりになるか、あるいは少なくとももっと複雑になる。男女が結婚相手（長期にわたるパートナー）で重視する性質の上位八つを、バスによる調査から示してみよう。

男性

①やさしさと思いやり

②知性
③肉体的魅力
④ワクワクするような個性
⑤健康
⑥順応性
⑦創造性
⑧子どもをもつ願望

女性
①やさしさと思いやり
②知性
③健康
④ワクワクするような個性
⑤順応性
⑥肉体的魅力
⑦創造性
⑧財力

目を見張るほど似てはいるが、違いもまた際立っている。男性は長期にわたるパートナーについて、女性の場合より肉体的魅力を重視している。一方の女性は、生活を支えられる健康な男性を求めている。女性も肉体的魅力を重視してはいるものの、六位だ。女性はどうやら、すぐれた保護者で、かつ資源提供者としても役立つ、ミスター・セクシーとミスター安定性の組み合わせを探しているらしい。もちろん、このリストは夫婦関係の全容を物語っているわけではない。だが、「女性が何を求めているか」だけでなく「男性が何を求めているか」も見ることで、興味深い見識を得ることができる。

　この質問の枠組みを動かして、短期間のパートナーに何を求めるかを男性と女性に尋ねると、図式は変わってくる。それがダグ・ケンリックと同僚たちによる研究の内容だった。[14] 彼らは男性と女性に、デートの相手、一回だけ性的関係をもつ相手、結婚する相手、などについて、最低限受け入れられるレベルを尋ねた。男性の場合、一回だけ性的関係をもつ相手の肉体的魅力は、デートの相手や結婚相手の場合ほど重要ではなかった。だが女性の場合は違う——デートの相手や結婚相手の肉体的魅力は、一回だけ性的関係をもつ相手ほど重要ではなかったのだ。実際、女性が性的出会いの相手に求める最低レベルの魅力は、男性が性的出会いの相手に求めるレベルよりも高いものだった。

　つまり女性にとって、肉体的魅力は一夜限りの関係で非常に重要なものなのだ。こうした好みは優良遺伝子説に一致しているように思える。簡単に言うなら、夕食や映画に同行する男性は、それほど見かけがよい必要はない。でも一回だけの関係に性交渉が関わってくるなら、その相手はとんでもなくハンサムな（そしてしっかり左右対称な）ほうがいい。その相手は遺伝物質を提供するだけだからだ

（もちろん、金曜日の夜に世界中の男女がこんなふうに考えて行動しているわけではない。この研究は、私たちが好きなものを好きな理由を理解しようという試みだ）。

短期間の好みはさておき、もし男性が自分の子どもを産むであろう肉体的魅力にあふれた女性と結婚したいと考え、もし女性がしっかり仕事のできる健康な男性と結婚したいと考えているのなら、私たち人類はいったいどうやって地球上でこれほど長く繁栄し続けてこられたのかと不思議に思うかもしれない。私たちはどのようにして結びつき、互いの好みの相違を克服してきたのだろう。なかでも、どうやって肉体的魅力に対する対照的な優先順位に折り合いをつけてきたのだろうか？　男性と女性が最終的に共通している点に答えがあると考える人もいるだろう――長期的なパートナーには男女とも何よりもまず、やさしさと思いやり、知性、ワクワクするような個性を求め、重視しているのだ。たしかに、感動的な話ではある……が、「手をたずさえて夜明けを迎え、ビーチをゆっくり散歩する」前に、私たちは泥沼から抜け出し、女性は発情期の欲求を、需要と供給の現実によってなだめなければならなかった。

生き残るための交換条件

「背が高く《トール》、黒髪《ダーク》で、ハンサム」の三語を誰が最初に並べたのかはわからないが、女性は男性に求めるものを尋ねられると、この性質のリストにもっともっと別のものもつけ加えてきた。頭がいい、おもしろい、好奇心が旺盛、料理と掃除ができる、情が深い、器用、バードウォッチング好き、クロスワードパズル好き、強い、映画ファン、読書好き、スポーツが得意、そのうえ腹筋が割れている（ただし筋肉隆々すぎてはだめ）、自分の母親に電話をかける……。すでにおわかりの通り、希望のリストは人によって異なり、長くなりがちだ。

理想的な世界では、私たちは理想的なパートナーを見つけるだろう。だが私たちは現実の世界で暮らしているから、自分にとって現実的な選択肢に目を向ける。そこで女性は長期にわたるパートナーを見つけるにあたって交換条件《トレードオフ》を手に入れることを学び、時がたつにつれて最も仲良くやっていけそうな男性を探す。

もちろん、すべての女性がミスター・セクシーとミスター安定性の完璧な組み合わせをうまく見つけられるわけではない（これまでも、これからも、行儀のよい左右対称の男性はそうそういるものではない）。だが、これらの力学を詳しく調べてきた私の研究室をはじめとしたさまざまな研究室の理論づけによれば、大昔の祖先の女性が「この人だ」と思う男性を射止めたときには、次のようなことが起きていたのではないかと考えられる。

女性は、良質な遺伝子を求める発情期の欲求と、よきパートナーとしての特徴に対して抱く発情期以外の愛着というふたつの性的戦略をうまく組み合わせて、その貴重な関係を維持していたのだろう。排卵期になると、男性のミスター・セクシーの側面から自分の子に求める遺伝物質を手に入れ、妊娠可能期間以外にはつがい関係と延長された性衝動を通して、男性のミスター安定性の側面との発情期に頼らない愛情の絆を築いた。そして周期の大半は発情期ではないから、後者の愛情は実に戦略的なものだった。

ある女性にとってはこれでうまくいくが、残りの多くの女性たちについてはどうだろう？　長期にわたる男性パートナーを探すなかで、やさしくて思いやりもあるボスの男性は圧倒的に供給が少なく需要が大きいから、女性の側は交換条件で妥協することを学んだように見える。セクシーを安定性に置き換えて、住処で助けてくれる信頼性の高い男性を選び（つがい関係）、いつでも性交渉に応じてその大切な絆を維持した（延長された性衝動）。

それでもまだ、そうした関係には波乱があった。祖先の女性が、子育ての手伝いと物的資源を提供できる点を認めてよきパパ候補をパートナーとしても、妊娠可能性のピーク時には発情期の好みがまだ浮上して、イケメン・プレイボーイに惹かれてしまう。この時点でふたつの選択肢がある――排卵期に自分の欲求に従ってイケメン・プレイボーイの優良な遺伝子を慎重に確保するか、しないかだ。確保するのは非常にリスクの高い戦略で、とりわけすでに子どもがいるメスにはリスクが大きい（嫉妬した男性はパートナーに対して暴力的になるばかりか、よきパパでさえ、自分の子ではないとわかった子どもを傷つけたり殺したりする力があった[15]）。

そこで女性は自分の子と自分自身の生き残りを確実なものとするために、とても現実的な交換条件を手にした。エストロゲンのレベルが高い時期になるとイケメン・プレイボーイをチェックせずにはいられなかったとしても、ミスター安定性にとどまったのだ。その協調性、信頼性、寛容さ、よきパパの子育てという性質によって、長期にわたる関係を保つことができるように思えただろう。

それから数百万年という年月を経ても、実際に戦略的な女性の行動が残っている。そして現代になってもまだ、私たちは古代の発情期にあった本能的な衝動の波を感じており、妊娠可能性のピーク時にある女性はパートナー以外の、優良遺伝子と一致する特性を示す男性――匂うTシャツの悪いヤツ――に惹かれている。

現代の世界で、こうした欲求から女性が実際に不誠実な行動に移るのかどうかは気になるところだ。西欧社会では、女性が浮気をする率は人口の二〇パーセントから五〇パーセントと見積もられている。[16] また、研究者たちが研究室で男性の左右対称性を測定し、それぞれの性交渉の履歴を質問したとき、測定結果が左右対称に近い男性ほど、過去のパートナーのなかで、関係がはじまった時点ですでに別の男性とつき合っていた女性の割合が高かったことも思い出しておこう。これは、浮気をする女性は優良遺伝子をもつ男性に惹かれる傾向があることを示している（もちろん、女性が浮気をする理由はさまざまで、別の長期にわたるパートナーの選択肢を探している場合もある。[17] だが妊娠可能性のピーク時には、優良遺伝子のシナリオが幅をきかせる）。

不倫から生まれた子どもの事例はどうだろう？ 二〇〇六年に行なわれたある調査は、医学研究の審査や実父確定検査会社から得たデータなどから、父子の遺伝子検査の結果として「実父ではない」と推定された六七件の比率を集めた。[18] 実父ではなかった率は〇・〇四パーセント（ユダヤ人聖職者のグループ）から一一・八パーセント（メキシコのヌエボレオン州）まであったが、これらの率は遺伝子検査への参加者のみを対象としたもので、参加者は「実父である自信」が高かったと考えられる。生体試料を検査のために躊躇なく提供していたからだ。実父である自信が低かったと予想される、実父確定検査を依頼した男性の場合となると、その比率は一四・三パーセント（ロシア）から五五・六パーセント（米国）と跳ね上がる。すべてのデータをまとめた結果では、比率はより安心感のある三・三パーセントだった。ただし、全体としての比率はそれほど高くないかもしれないが、この数値は避妊具が広く使用されている状況下で発生していることを忘れてはならない（データのほとんどすべては、避妊具が簡単に手に入る状況のものだった）。つまり、遠い昔の祖先の男性の場合には、実父ではない確率ははるかに高かった可能性がある。そして、この三〇人にひとり（米国で実父確定検査を依頼した男性ならふたりにひとり）のうちのひとりになってしまった気持ちを考えてみよう。ああ！　こう考えると実に腹立たしい理由は、その代償として、この男性が進化の行き止まりになってしまったかもしれないからだ。それほど頻繁に起きることではないにしても、実に大きな代償だ。

実父ではない父子関係を生じさせる不倫は、世界の遠い場所でも起きている。ＵＣＬＡの私の同僚ブルック・シェルザはアフリカのヒンバ族を調査しており、そこでは社会通念として、婚外関係にとても寛大だ。女性と男性の一五パーセントが、自分の家族として暮らしている子どものひとりが父親の実の子ではないことを知っていると話す。驚くことに、そして意味のあることに、実父ではない関係のすべて（またはほとんどすべて）は見合い結婚の場合に起きている。夫婦が「恋愛結婚」なら、つまりお互いを自由に選んだ場合には、実父ではない比率がゼロになる。[19]つがいで暮らすナキドリのように、一夫一婦制の手本とされているような生きものでさえ、メスは浮気をするらしい。[20]生物学者が巣を調べて遺伝子検査をしてみると、ヒナ鳥のおよそ一一パーセントが、遺伝的な実の父親ではないオスからミミズや虫の餌をもらっている。

子どもを育てるために男性のパートナーと協力するよう進化した遠い祖先の女性たちにとって、裏切りの行動はおそらく究極の交換条件をもたらしただろう。より良質な遺伝子を得られたかもしれないが、投資をしてくれるパートナーとの大切な関係を著しく傷つけたかもしれない。こうした私たちの進化の歴史を振り返るなら、男性が不倫を暗示するものに対して用心深くなるのも当然だろう。[21]

朝食のチョコレートケーキ

もしも発情期が女性にこのような争いをもたらすものなら、特に――ひとつを手にしているのに別のものを望んで――パートナーとの関係に亀裂を生み出すものなら、今では何の役に立っているのだろうか？ これは女性を移り気な存在に見せる、性的な心理状態だ――ホルモン周期に沿って、ある種類の男性から別の種類の男性へと惹かれる相手が変わる。

明らかに、発情期は動物ではきちんと目的を果たしてきたし、多くの種でメスが子どもに良質な遺伝子を確保する方法として今でもまだ成果を上げている。だが人間の場合はどうだろう。特に現代では、信頼できる避妊法と医学によって、私たちの子どもに生命の危険が及ぶ可能性ははるかに小さくなっている。もし長期にわたるパートナーが子のために優良遺伝子をもたらす見込みがないとしても、ほとんどの女性は子どもに伝える遺伝子の見込みだけのために、不倫というリスクを冒して左右対称のボスの男性を探したりはしない（まあ、一部にはそういう女性もいるかもしれないが……）。

周期に沿った女性の欲求の変化は、おそらく単なる痕跡にすぎず、心理学にとっての尾骨のような存在なのだろう。生き残れる子を産むためにはもう必要ではなくなっているが、この古くからの好みをまだ抱え込んでいる。それでもこうした発情期の特性は、人間になる前からの過去の名残であっても、私たちの現代の行動の多くをたしかに駆り立てており、それは性的衝動ばかりではない。これからの章でわかるように、たとえばリスクを冒す行動を鈍らせる（そして私たちの安全を保つ）など、発情期は別の方法で女性に影響を与えることもある。

朝一番にチョコレートケーキを食べるのは、空腹で目を覚ましたときの私には名案のように思えるが、だからといって適切な朝食というわけではない。糖分はあっという間に燃え尽きるのはわかっているし、毎日食べ続けたりすれば、結果はまちがいなくひどいものだ。同様に、私たちは闇雲に発情期の欲求に従おうとは思わない――悪いヤツがいい男に見えることもあるかもしれないが、だからと言ってその人が自分にとっていい人だとは限らない。どちらの場合も、体は「欲しい！」と言っている。でもその欲求がどこから来ているかがわかれば――そして、つかの間の欲求であることがわかれば――思うがままに従うか、無視するのが一番の先祖の遺物として見過ごすか、よりよい選択ができるだろう。

第5章 パートナーを探す——競争とリスク

この世界で確実に生き残りたいと思ったら、家を離れてはいけない。絶対に。快適に過ごすために必要なものと十分な食料、水、Ｗｉ‐Ｆｉを用意して、危険因子と脅威がひそむ外には一歩も出ないようにする。裏庭なら出ても大丈夫かもしれないが、確実に生き残るにはひとりで室内にいるのが一番だ。適度に健康で、本棚が頭の上に倒れてくるようなことがなければ、きっと長く生きられる。自分の命を危険にさらすもの、あるいは終わらせてしまうものに、さよならをしよう——感染症の人、ハイイログマ、ドローンの衝突、銃をもった悪者、セアカゴケグモ〔毒グモの一種〕、自動車——近寄らなければ、殺されずにすむ（まあ、ドローンの場合はわからないけれど）。

そして性交渉だ。性交渉と、それに伴う病気の感染に、きっぱり別れを告げる。動物界では、唯一の安全な性交渉とは、性交渉をしないことを意味する。遊びまわれば確実にツケがまわってくる。遠くスコットランドの島で暮らし、食べるものもほとんどなくなる過酷な冬を過ごすソアイヒツジを考えてみよう。このヒツジはどうやら、ふたつのカテゴリー――性行動が活発でどこか病気がちなグループと、繁殖にはそれほどやる気を見せないが健康なグループ――に分かれているらしい。好色なグループに属するヒツジは、厳しい天気やこの種のヒツジにとってとりわけ致命的な寄生虫の餌食になる前に、たくさんの子を残す。免疫力を犠牲にして数多くの繁殖をとるかたちだ。一方の、もっと遠慮がちではあるが丈夫なヒツジたちは、それより長生きするものの、残す子の数はずっと少ない。[1]

科学者たちの研究によれば、長生きするグループのソアイヒツジでは、近くの丘陵一帯で数多くの仲間を殺してしまった免疫抑制を引き起こす寄生虫から身を守る抗体のレベルが高い。そして健康なヒツジは、この頑強な特質を次の世代に受け渡す。危険な寄生虫や厳しい冬のせいで個体数の半分が定期的に死んでいくなか、健康なメスヒツジと、その元気な遺伝子を受け継いだ子どもは、生き続けることができる――そのおかげで種は存続している。ソアイヒツジとしては、免疫系を高めつつ、注意深く繁殖しながら資源を節約して使うか、岩だらけの島をブラブラ歩きまわり、まるでこの世の終わりが迫っているかのように交尾して子を産むか（そのグループにとっては実際にこの世の終わりになる）、どちらかの道を選ぶ。

生まれてくる子ヒツジの運命は、親のパートナー選択によってある程度は決まってしまう――身を守る抗体を丈夫な親から受け継ぐか、病気にかかるリスクが高いか、どちらかだ。だがソアイヒツジの運命、なかでもメスヒツジの運命は、自分自身がどのように過ごすかによっても決まる。自分自身の資源を繁殖と子育てに注ぎ、それに伴うリスク、つまり自分自身が弱くなって寄生虫の犠牲になるリスクを負うのか？　それとも、若いころには繁殖という負担の重い仕事に費やす時間を短くし、エネルギーの消費を減らすとともに免疫力を養ってより長生きし、成長し、強い体作りに専心して、子どもを産むのはそれからにするのか？

ソアイヒツジと同じように私たちも、太く短く生きることもできれば、土曜の夜の誘いに乗る前に腰を落ち着けてじっくり考えることもできる。外出して社交的な時間を過ごすのか、安全な家にとどまり、ひとりで早寝をするのか。だが健康な若者は男女を問わず、特に子を産める年齢では、世捨て人のように家に閉じこもることはめったにないだろう。もしも人間の祖先がありとあらゆるリスクを避けていたなら、私たちは深刻な進化の行き止まりに迷い込んでいたはずだ。

多くの種をとおし、パートナーを探して子を産むには一定のリスクを負わなければならないのは確かなことで、なかでもメスにとってはそうだ（ただし悪名高きカマキリだけは例外――オスは交尾中にメスによって頭を食いちぎられ、文字通り、我を忘れる）。現代人の場合、パートナー探しはほかの種ほど命がけというわけではないだろうが、「世の中」に出れば家にいるより確実に安全性は損なわれるものだ。それでも、家にとどまって生き残る戦略には明らかに問題があるから（「進化の行き止まり」になるかも）、努力して前に進み、立ち上がって服装を整え、外へ出てパートナーの候補と出会う。そうしながら、ごく初期の人類がしたように、また多くのほかの種が何十億年もしてきたように、生き残りと繁殖とのあいだで交換条件を手にして、進化上の妥協をしている。

発情期の欲求の進化については、このような妥協がテーマとして繰り返し登場する。私たちも、ミスター・セクシーとミスター安定性のどちらを選ぶかで、その格好の例を見たばかりだ。だがそのような妥協は、「どのタイプの男性が自分の子の父親になるのか?」という点で、実際のパートナー選びにも関係している。女性が相手を選べるようになるためには(そうした欲求に従って行動するかしないかは別にして)、候補者を集める活動をしなければならない。そのうえどうやら、パートナー探しにはとても時間がかかり、重要な選択を何度もしなければならないし、(寄生虫や、もっと悪いものも含めた)危険がいっぱいらしい。

幸いホルモンが先に立って、受精周期全体を通して性に関する正しい判断をしながら前に進めるよう道案内してくれる——そして私たちが安全でいられるよう(少なくとも、強要するような好ましくないパートナーを含めて、一定のリスクを回避するよう)手助けしてくれる。

ゴールデンタイムをどう利用する?

数多くの研究によって、排卵期の女性は歩く距離が増え、食べる量が減り、人づきあいで出かけることが多く、より多くの男性に会い、ダンスし、なれなれしく戯れる機会が増えることがわかった——この研究については、あとで詳しく説明する。理論的には、排卵期の女性は元気な遺伝子をもつミスター・セクシーを探している。そうした身体的および社会的行動の増加傾向は、単なる「性的欲求」の増大というわけではない(研究によれば、排卵期の女性では通常、長期にわたって関係を保っているパートナーとの性行為の回数は増えない。ただし、短期のパートナーとの性行為の回数は増えることがある[2]。さらに、「熱狂的な発情期の女性」という見方はなくなった。排卵期の女性は選り好みが激しくなるし、女性はいつも欲求のままに行動するわけではないからだ。

それでも、エストロゲンのレベルが上昇して排卵が近づくにつれて、特定の行動――女性が男性と接触する機会を増やすと思われる行動――は明らかに急増する。生物学者はこれを「配偶者探索行動」と呼ぶ。妊娠可能期間は一か月のうち数日ほどしかないので、生物学的時計のカチカチと響く音は目覚ましが鳴る前触れだ。そして（排卵を知らせる）目覚ましの音が鳴ったとき、次のふたつの選択肢がある。

「起き上がり、発情期の流れに同調する」。すなわち、活動的になって社交性を発揮し、パートナー候補となる人物に会うかもしれない状況に身を置く機会を増やす。ここでホルモンによる後押しがあることは、女性が妊娠可能性のピーク時には住まいの周辺を実際に歩きまわる時間が増えることを示した研究によって実証されている。

または……「スヌーズボタンを押す」。すなわち、動け、動けと迫る発情ホルモンの指示を無視して、貴重な時間をパートナー探し以外のことに使う。パートナー探しの労力は、パートナーを手に入れたくなければまったく不合理なものだろう。ほかに、食べる、眠る、働くなど、生きるために不可欠で時間のかかる（セクシーではない）活動が山ほどある。

どちらにしても、エストロゲンのレベルが上昇をはじめて妊娠可能性のピークに達すると、私たちは自分の時間をどう使うかについて選択をし、パートナー探しを選ばなければ、その交換条件として子どもなしの生活を送る。そして私たちは現代に生きており、多くの人たちは人類の生き残りに貢献する行動を見送ることになる（誰かが、どこかで、人類の生き残りのための行動を受け持っていてくれると安心している）。

それでも、パートナー探しの活動に貢献すると解釈できる身体的活動その他の行動を、ホルモンがどんなふうに後押ししているかを知るのは興味深い。同時にホルモンは、パートナー探しの正反対と考えられるような行動、特に土曜夜九時に仕事のメールをチェックしているような座ったままひとりでいる環境から、私たちを遠ざけているらしい。当然のことながら、発情期の動物と人間の両方の研究で最も頻繁に浮上する二つの対立する行動は、食べる必要性と歩きまわりたい衝動だ。これは、「食べるか、子を産むか」と、あまり美しくない言葉で表現されることがある。

ビスケットか、赤ちゃんか

周期の異なる時期ごとに女性の活動レベルを歩数計で測定した一九七〇年代初頭の研究では、妊娠可能性のピーク時となる中間点で、身体的活動と動きが急増するという結果になった（第2章の「なぜ行動は変化したのか」を参照。月経の直前にも活動が増えているが、こちらは巣作りに関係しているらしい。この点についてはあとで触れる）。研究者らはそれまでに、発情期の実験用ラット、農場の動物、チンパンジー、アカゲザルの活動が増えることを実証しており、歩数計を用いた研究によって、人間の女性も周期に関連した同じような行動パターンを共有していることがわかったのだ。エストロゲンの効力が生じると、女性は一種の「閉所性ストレス」に陥り、家を出てあたりを歩きまわりたい衝動にかられる。犬を連れていつになく遠くまで散歩に行ったりダンスに行ったりできない実験用ラットとはちがい、人間の女性にはエストロゲンによって促された放浪熱を冷ます選択肢がたくさんある。さらに、女性はホルモンによって厳しくコントロールされているわけではないから、自分の放浪熱に打ち勝つこともできる。

UCLAの私の同僚ダン・フェスラーは、「排卵前後の活動」に関する多くの研究を分析し、女性およびほかの哺乳類が発情期になると、動く必要性を急増させると同時に、カロリー摂取が減少するかどうかを調べた。[3] 研究の多くはあまり質が高いとは言えず、ランダムノイズ(不要な情報)——一貫性のない研究手法など——によってパターンを見極めるのが難しく、信頼性が低かった(フェスラーの論文は二〇〇三年に発表されたもので、それまでは研究者の大半がまだ、ホルモン検査を用いて女性の周期を確認することに精通していなかった)。それでもなお、妊娠可能性がピーク時の排卵直前には、女性のカロリー摂取量が低下することがわかっている。その後、姉妹校であるサンタバーバラ校のジム・ローニーが指導学生のザック・シモンズとともにその研究を引き継ぎ、よりすぐれた手法を用いるとともにホルモン検査を繰り返して、アカゲザルでわかっていたものと驚くほどよく似たパターンを見つけた[4](ジムが言う通り、アカゲザルの従属変数——食べたビスケットの枚数——には、行動科学の「ベスト従属変数賞」を授けるべきだ。それはじつに具体的なもので、Y軸に「ビスケット」を用いたがらない科学者はいない）。次ページに示すグラフは、ローニーの研究で排卵期の女性が自己申告した食生活を、発情期のアカゲザルが食べたビスケットの枚数と比較したもので、両者はほとんどそっくりだ。

フェスラーが論文で明らかにした観察結果によると、食物の摂取量には周期的な減少が起きていた。だがなぜそうなるかを考えると、妥当と思われる説明はほとんどなかった。まず、特に妊娠可能な期間にカロリー必要量が減ることに、具体的な生物学的理由は見当たらなかった。排卵のあとには、女性の代謝作用は高くなる。多くのエネルギーを必要とする子宮内膜が、実現するかもしれない胎芽の着床に備えて準備しているからだ。[5] だがこの事実から考えれば、妊娠可能な日だけでなく、月経からはじまる卵胞期全体を通して食物の摂取量が減るという予測のほうが妥当だ。

どちらかと言えば、体が消費するエネルギーが多い時期には、カロリーに対する欲求も必要性も高まると予期できる。身体的活動を一気に高めれば、ふつうは食欲がわく。だが妊娠可能な期間には、どうやらそうではないらしい。

フェスラーは研究成果をうまくまとめて、この論文に「食べる時間がない」という表題をつけた――私も同感だ。そして次のように結論を下している。「妊娠可能な期間になると、女性は食べるよりもほかにしたいことがあるという事実を、自然選択は考慮に入れた」。つまり、パートナー探しの活動に取り組む。

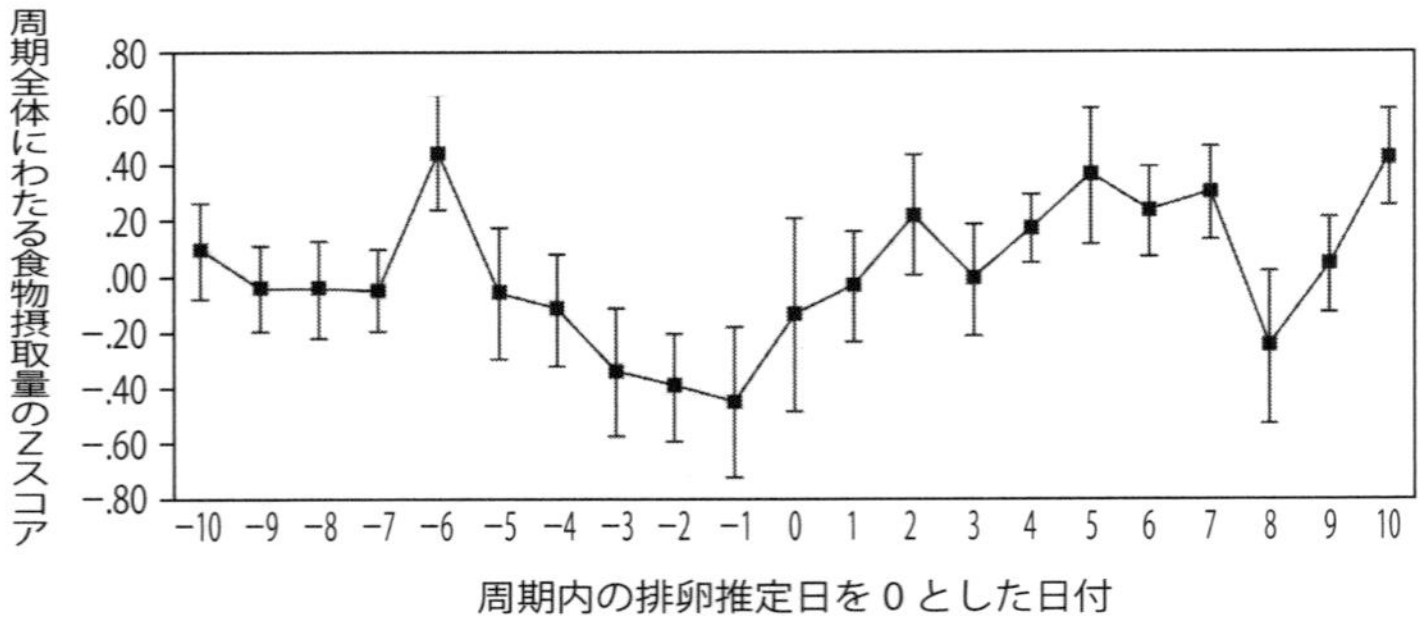

女性の食物摂取量が縦軸に示されている（0より大きいスコアは、食物摂取量が女性の1か月平均を上回ることを意味し、0より小さいスコアは、食物摂取量が女性の1か月平均を下回ることを意味する）。おおよそ−4日から0日までの妊娠可能な時期を見ると、妊娠可能性のピークに女性の食物摂取量が最も減っていることがわかる[6]。

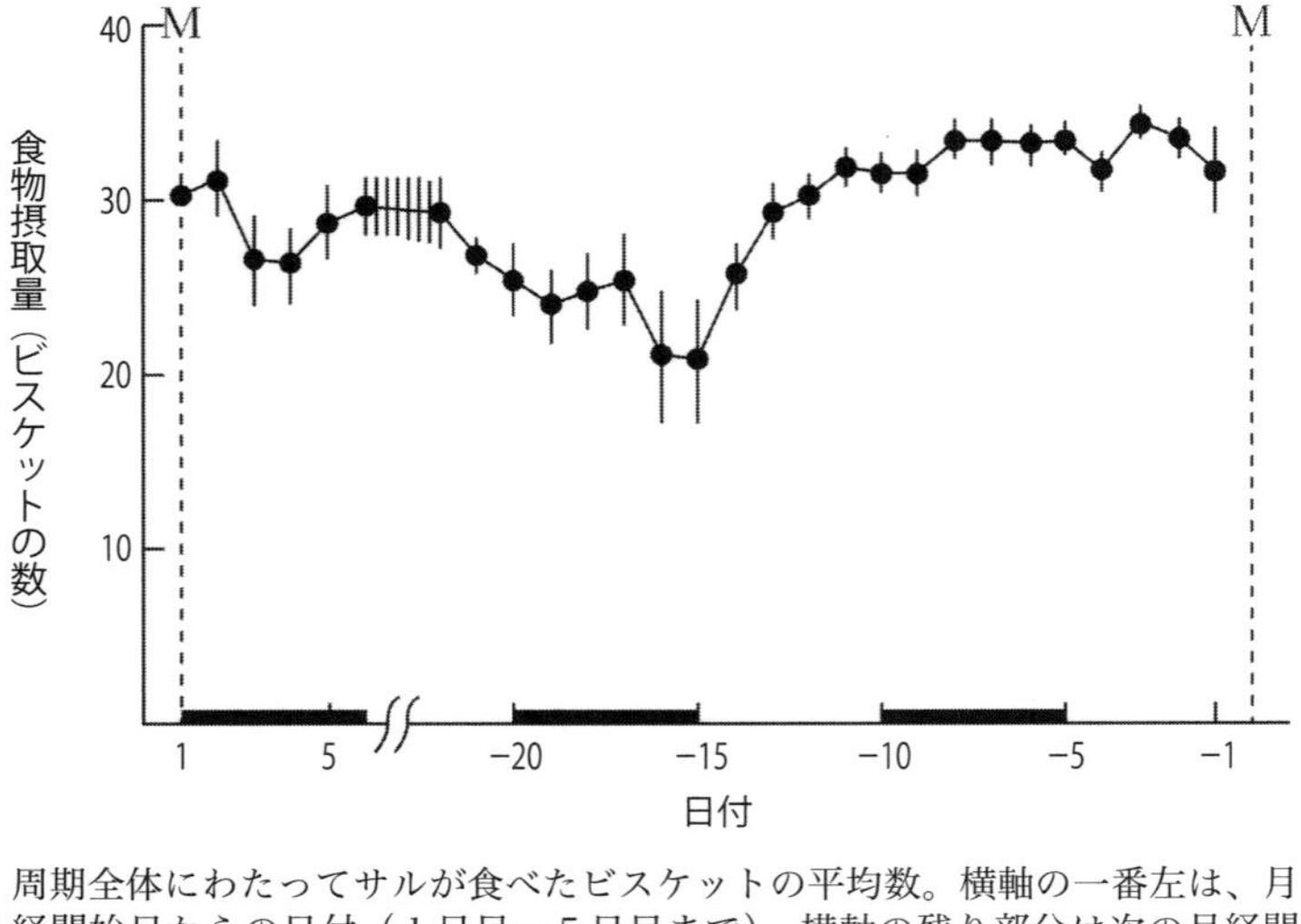

周期全体にわたってサルが食べたビスケットの平均数。横軸の一番左は、月経開始日からの日付（1日目〜5日目まで）。横軸の残り部分は次の月経開始日までの日付を示し、−15日がおおよその排卵日。

さあ踊ろう――パートナー探しの実際

パートナー探しの活動とは、実際にはどんなものだろう？　私は同僚のスティーヴ・ガンゲスタッドと共同でこの疑問に答えるための研究を行ない、二〇〇六年にその成果を発表した。

それは大学院生時代に、指導教官のデヴィッド・バスとのブレインストーミングのあとで着手した研究だった。女性の配偶行動は周期の全体を通して一定である（または社会的状況によってのみ変化する）という当時の一般的見方に説得力はなさそうだという点で、デヴィッドと私の考えは一致した。女性の行動は、妊娠する可能性があるかどうか（わずか数日だけ可能になる貴重な期間かどうか）によって変わるというほうが、ずっともっともらしく思えた。そこで私たちは、人間の女性が周期の時期に応じて活動や関心をどのように変えるのか――そして男性のパートナーはそれに対してどう応じるのか――について、さまざまな考えを出し合った。そしてそれらの考えを確かめる予備テストを開始し、その後二〇年をかけて私が徹底的に追究したのだった。このプロジェクトをはじめた理由のひとつには、それまでやっていた男女の違いに関する研究に、いい加減うんざりしていたこともある。男性と女性の行動の単純な相違については、みんなが意見を言いたがるので、異なる説明が山ほどあったのだ。〈ああ――それはメディアのせいよ！　ああ――それはペニスが体から飛び出していてクリトリスより大きいからだね！〉。一方、人間の性行動に関する理論については、ほとんど前進がないように感じていた。それなら、まだ誰も気づいていないわずかなホルモンの影響を示すことにより、平凡な理由では簡単に反論できない方法で、いくつかの進化的な考えをテストできるかもしれないと思えた。

デヴィッドと私はそれまでに、女性の欲求と男性の配偶戦術に関するもっと大きい疑問にも目を向けていた。たとえば男性による「配偶者防衛」もそのひとつで、人前で女性の肩に腕を回すものから、こっそり愛情を表現するものまで、ほかの男性への嫉妬心や女性パートナーに対する性的所有を暗示するような行動だ。

またこの研究の一部として、女性が妊娠可能性のピーク時にどのような活動をするのか、なかでも元気のよい遺伝子とそれをもっている男性に出会う可能性のある状況を探し求めるのかどうかを、掘り下げて検討した。調査に参加したのは大学生の年齢の異性愛者で、恋人と呼べる信頼しあった関係のパートナーがいる女性も、いない女性も含まれていた。女性が発情期にとる行動についてわかっていたこと——とりわけ、より積極的に、社交的に行動したいという欲求——に基づいて私たちが予想したのは、現在のパートナーとの関係に関わらず、すべての女性が意識的にではないかもしれないが男性と会う可能性のある状況を求めるだろう、というものだった。

この研究のために作成した毎日の質問用紙を用い、少なくとも一回は月経周期全体が含まれる三五日間にわたり、女性たちに毎日の行動を記録してもらった（参加者には、経口剤やホルモン投与など、どんな形でも避妊薬を利用していた女性はひとりもいなかった）。たくさんの質問事項があり、たとえば次のようなものだ。「顔見知りの男性と戯れたり、顔見知りの男性に魅力を感じたりしましたか？ はじめて会った男性と戯れたことはありましたか？ 男性の友人、知人、同僚とはどうでしたか？」。社交的な活動についても質問し、友人といっしょに、男性に会うかもしれないダンスクラブや大規模なパーティーに出かけたかどうかも尋ねた。

それぞれの女性が月経周期のどの時期にあたるかも把握していた――PMSを経験しているか、月経中かどうか、妊娠可能期間かどうかを記録した。参加者からは周期の全体を通して毎日回答が届くので、回答を評価し、ホルモンの移行とさまざまな性的および社交的行動とのあいだのつながりを探ることができた――家にいたかったのか、外出したかったのか、誰と、何をしたいと思ったのか。その結果から、女性たちは妊娠可能性のピーク時になると、その時点でのパートナーとの関係に関わらず、男性と出会うかもしれない場所に出かけることへの関心を高めるのを確認できた（後述する「なぜ、いい子まで悪いヤツの気を引こうとするの？」で紹介する別の研究では、女性たちが研究室で魅力的な男性と対面すると、実際に気を引くようなそぶりが増えている）。また、恋人のいる女性はより魅力的な男性に注目し、（特に、女性自身による評価で、パートナーにあまり性的魅力がない場合には）パートナー以外の男性の気を引く機会が増えることもわかった。

では、PMSや月経とともにホルモンのレベルが揺れて急降下すると、女性はよきパートナーに出会いたくなくなるのだろうか？　もちろん、そんなことはない。だがかつて、妊娠可能性のピーク時に特有の行動が、人間にとって不可欠な目的にかなった時代があったわけで、それは発情期をめぐるパズルのほかのピースにもピタリとはまる。大昔の女性たちには、周期のどの時期かに関わらず、自分自身だけでなく自分の子の生き残りも確実にするための肉体的につらい仕事が山ほどあった――たとえば、食べものと住処を確保し、子どもも育てなければならなかった。それでも、妊娠可能性が最も高くなるとパートナー探しの活動を優先させた。排卵期には、食べものを探す仕事から適応度の高い遺伝子を探す仕事へと重点を移すことには意味がある。

食べている暇などなかった。

鏡よ鏡――女性は自分と競い合う

ここでロバート・トリヴァースの、パートナー選びでは女性は男性より好みが激しくなるという「親の投資理論」を思い出しておこう。パートナーを選ぶ際に、両性のうちで女性のほうがより選り好みするのは、繁殖に関して女性は男性よりはるかに大きい「投資」をしなければならないからだ。つまり男性は「投資の小さい」立場にあるか、少なくとも投資を減らせる選択肢をもっている。さらに、残せる子の数は女性のほうがはるかに少なく、そのせいでパートナー選びは女性にとってなおさら大きな賭けになる。この理論の大切な教えは、「投資が小さいほうの性」は「投資が大きいほうの性」に近づこうとして競い合うというものだ。この競争への意欲によって、多くの種でオスが戦うための武装をしているように見える理由を説明できる。シカのオスには、相手を殺すこともできる大きな角があるが、メスにはない。ゾウアザラシのオスはメスよりはるかに大きく、およそ三倍もある。人間の男性の上半身の力は、女性より約五〇パーセント強い。[7] たぶん家族内のハンターになることが多かったせいもあるが、ほかの男性とパートナー候補を競い合っていたためでもあるだろう。

そして多くの研究が、男性は一般的に女性より競争心が強いことを示している。しかし、女性もさまざまな領域で競争心を見せることはたしかで、それもスポーツや仕事や政治といったわかりやすい分野だけではない。実際、最近のある調査では、自分自身と競い合う場合に女性は男性と同じくらい競争心を見せることがわかっている。ほかの女性と競うのではなく、自分自身の過去の実績と競うのだ。[8] ジムでもオフィスでも、女性はつねに次は前の自分を越えたいと思ってがんばる。

それでも、背の高さや筋肉の量といった男同士の強さの誇示に注目すれば、男性のほうが同性内の競争に闘志を燃やすように見える。では、人間の女性は男性のように、パートナー探しの活動に際して互いに競い合わないということだろうか？　それとも、女性の競争心に火をつけるような重要な状況や時期があるのだろうか？　繁殖が大きな賭けになるときにはどうだろうか——妊娠可能性がピークに達し、「最高の」男性とその元気な遺伝子が不足気味だったら？

勝負がはじまる。

一回戦——着飾って印象づける

もう十年以上前、ちょうど科学者たちが人間の発情期に関する疑問を深く掘り下げはじめたころの研究で、妊娠可能性が高い時期にあたる女性の場合、ほかの女性に対する競争心が実際に激しくなるという結果が発表された。だが、基礎となったサンプル数はわずかだったし、競争心の評価に用いられた方法も、女性にほかの女性の顔をランクづけしてもらうという奇妙なものだった。このテーマに関する最初の研究[9]の場合、妊娠可能性が高い女性は、妊娠可能性が低い女性よりもほかの女性の魅力をより低くランクづけしていた。妊娠可能性が高い女性はほかの女性に対して厳しい判断を下す傾向がある——要するに、ライバルをけなすということだ。

女性の競争心に関するその後の研究はもっと綿密で説得力があり、UCLAの私の研究室が行なって二〇〇七年の論文で発表した研究の成果[10]が、ほかのいくつかの結果の基盤となっている。私たちは第一に、周期の異なる時期での女性の欲求の変化に関心をもった。そこで、研究に参加した女性たちには妊娠可能性が高い時期と低い時期に研究室に来てもらい、ホルモン検査を実施するとともに、恋愛関係（パートナーとの関係や、ほかの男性との関係）の質問に答えてもらった。当時の学部生で研究助手をしていたミナ・モーテザイは、ホルモンの変動と性行動に加え、周期の異なる時期で女性の服装が変化するかどうかにも興味を抱いたので、データを集めるために、研究室にやってきた日に自分で選んで身につけていた服装で女性たちの写真を撮影した。

その後、研究とは関係のない男女（学生）のグループに研究の目的を伏せたまま、参加者の写真（顔を隠したもの）を見せ、女性が最も魅力的な服装をしていると思える写真を（妊娠可能性が高い時期の写真と低い時期の写真のどちらかを選ぶというかたちで）選んでもらった。私は懐疑的な目で見ていた。長いあいだ大学教授をしてきて（以前は自分自身も学生で）、学生たちが選ぶ服装は、試験があるか（楽なスウェット）、徹夜したか（前日と同じ服）、または日中に面接や教授との大事な会合があるか（クリーニングから戻ってきたばかりのきちんとした服）で決まると知っているからだ。妊娠可能性の高さが影響するとしても、これらの別の要因によって帳消しにされるにちがいない。

だが驚いたことに、女性の妊娠可能性について何も知らないほかの学部生のうち、「より魅力的に見せようとしている」写真として、妊娠可能性が高い時期の写真を選んだ割合が六〇パーセント、妊娠可能性が低い時期の写真を選んだ割合が四〇パーセントだった。二〇パーセントの差は桁外れに大きいわけではないが、女性は自分の妊娠可能性を、少なくともこのような控えめな方法で外に見せているという驚くべき実証として、注目に値する。

私たちの研究に参加した女性たちは、生物学者が「装飾」と呼ぶもの——この場合は、より魅力的な服装と念入りな身だしなみ——を通して自分自身の存在を示しているようだった。だが、彼女たちは女性の競争相手にもメッセージを送っていたのだろうか？　野生では、オスの動物の装飾はメスに誇示するだけでなく、ほかのオスに対して支配と優勢を伝えるものでもある。あの巨大で破壊力のあるシカの角は、メスの注目を集めることと戦うことという二重の目的を果たす特徴の一例にすぎない。私たちは、女性も同様のことをしているのだろうという結論に達した——外見を利用して男性を惹きつけるだけでなく、ほかの女性と競い合ってもいる。この考えにはさらに研究が必要とされた。

約一年後、私は同僚のクリスティナ・ドゥランテとノーム・リとともにテキサス大学ではるかに大規模な研究を実施して、もっと多くの証拠を集めることにした。この研究の具体的な目的は、幅広い女性たちを対象に、ホルモン周期全体を通した服装の選択を調べることだった。[11]　彼女たちの服は、ホルモンの状態とパートナーの有無を反映するのだろうか？　そこで一七歳から三〇歳までのテキサス大学の女子学生に、妊娠可能性が低い日と、排卵が近いまたは排卵日にあたる妊娠可能性が高い日の二回、研究室に来てもらうことにした。いつも通り検査によってホルモンのレベルを確認し、経口避妊薬を使用している学生がいないことも確かめた。決まった交際相手がいる学生も、いない学生もいて、一部は性交渉の経験がまったくなかった。

被験者の多様性は重要だ。女性に恋人がいて決まった相手と定期的に性交渉があるなら、意識的か無意識かに関わらず、服装はその事実によって影響を受ける可能性がある。〈彼は泊りがけで出かけたから、髪を洗わなくていいし、彼が大嫌いなこのヨガパンツを二日続けて着ちゃおう！〉。女性にパートナーがいなくて、性経験もないなら、おとなしい感じの服装を選ぶかもしれない。

この研究でも、研究室にやってきた日の服装で女性たちの写真を撮影した。ただし今回は、その日の夜に友人がパーティーを開き、「独身の魅力的な人たち」がたくさん集まる場面を想像してもらうことにした。そして女性の全身の輪郭を描いた紙と色鉛筆を渡し、自分がそのパーティーに着ていくと思う服装を描いてもらった。その際、上半身に着る服の襟ぐりと裾の位置、下半身に着るスカートやパンツの上端（ウェストラインからどれだけ高いか低いか）と裾の位置を、はっきりした線で示すよう指示した。私たちは提出された絵を、露出した肌の面積を平方ミリメートル単位で計算できる特別な用紙に写しとり、腕、首回りと肩、脚の膝から上と下の部分などの面積を合計した。

妊娠可能性の低い日には、女性たちが着ている服も描いた服も肌を覆う面積が広かった。そして妊娠可能性の高い日には、着ている服も夜のために描いた服も目に見えてセクシーで、露出度が高かった（妊娠可能性が高い日の参加者のうち、黄体形成ホルモンのレベルが最高の日、つまり妊娠する可能性が最も高い日の女性では、この「露出」効果がさらに明白だった）。

ある参加者が描いた服装の例を示してみよう。左側が、妊娠可能性の低い日に着て夜の街にでかけたい服装（a）、右側が妊娠可能性の高い日の服装（b）だ。

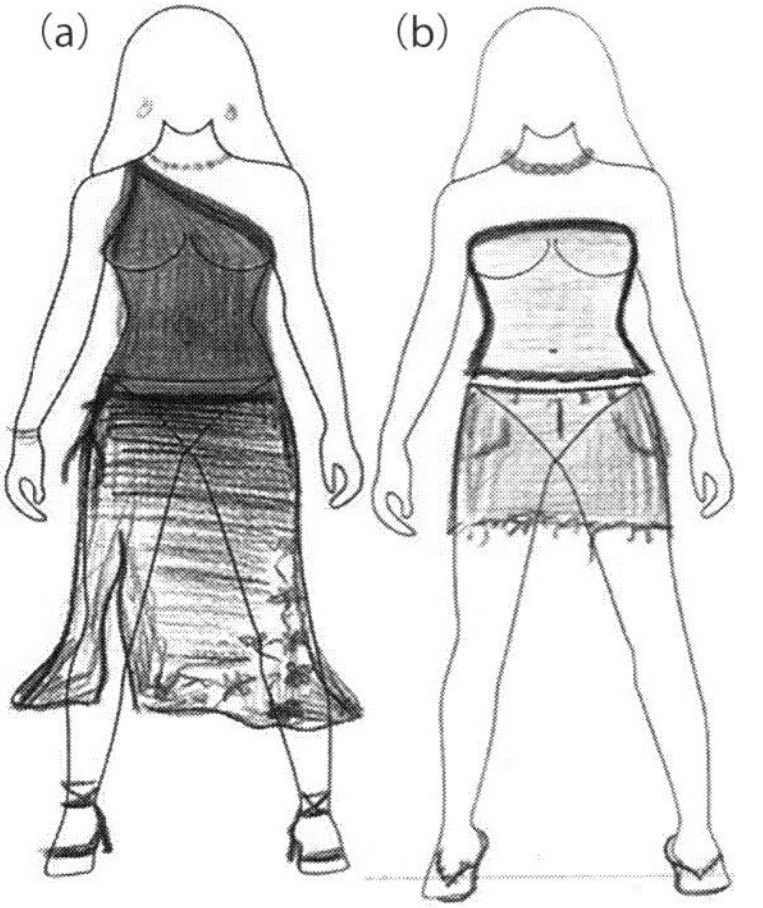

妊娠可能性が低い日の絵ではスカートが長く、肩の露出も両側ではなく片側だけになっている。靴さえ肌を覆う面積が広い。この研究の成果として、服装の選択はパートナーとの関係性や関係への満足度などの要因とも関連することがわかった。たとえば、「性行動に関して制約がない」と分類された女性は、決まったパートナーがいる女性より、着ている服も描いた服も露出度が高かった。

妊娠可能性が高い期間には「装飾」の本能がはっきり見られた。それは女性が「パートナー募集中」であることを知らせようとする合図と考えられ、発情期の戦略的行動にあたる。ほかの女性との競争に関しても興味深い発見がある。妊娠可能性のピーク時には、性行動に関して制約がない場合に——決まったパートナーがいて「募集中」ではないと思われる女性や、性的経験がない女性に比べて――着ている服と描いた服とともに最も露出度が高くてセクシーなものを選んでいた。派手なネックレスとストラップレスの上着の組み合わせは、勇猛なシカの立派な角ほど相手を傷めつける力をもたないにしても、競争相手がスーツとパールのネックレスを身につけていれば、(そして、その場の雰囲気がそれ相応なものであれば) 肌をあらわにした肩のほうに勝ち目がある。

私は女性同士の競争を明らかにしたいと考えたので、同僚とともに行なったいくつかの研究では、ほかの女性と比べて自分がどれくらい魅力的と感じているか (魅力の自己認識) も参加者に尋ねた。質問は次のようなものだ。「大半の女性と比較して、あなたの体は男性にとってどれくらい魅力的ですか？」、「ほかの女性と比較して、男性はあなたがどれくらいセクシーだと言うでしょうか？」。また、一時的な性的パートナーから結婚相手までのさまざまな関係を想定したシナリオで、男性が自分をどれくらい望ましいと評価すると思うかも尋ねた。

すると、妊娠可能性の高い日には、女性は自分自身をほかの女性よりセクシーで望ましいとみなすことがわかった。言い換えれば、妊娠可能性の高い女性は低い女性に比べ、パートナー探しの活動で成功する自信が高かった。

次の章では、妊娠可能性の高い女性は低い女性に比べ、客観的に見ても実際に魅力的に見えることを確かめていく。どうやら女性たちは、活躍の場が変化していることをある程度はわかっているらしい。

なぜ、いい子まで悪いヤツの気を引こうとするの？

女性が妊娠可能性の高い日に肌をより多く露出させる服装を選ぶとしたら、彼女たちは男性相手に、より挑発的なコミュニケーションの方法を選ぶのだろうか（つまり、男性の気を引くようなそぶりを見せるだろうか）？　私の研究室で以前実習生だったステファニー・カントゥは、排卵がそうした行動に影響するかどうかを調べるために、だまし討ちのようではあるが賢い方法を考えだした[12]。

大学の女子学生に、妊娠可能性の高い日と低い日にそれぞれ研究室に来てもらい、それぞれの日に二人の男性と交流してもらった。そして、研究目的は男性の「一卵性双生児のそれぞれが、恋愛パートナーの候補とどんなふうに話をし、交流するのか」を調べることだと告げた。また、知らない者同士が初対面だと緊張するので、直接会うのではなく、ビデオを介したライブチャットの形式だと説明した。スカイプで初対面のデートをすると思えば、イメージがわくだろう。

だが、ここにちょっとした仕掛けがあった。女性たちが会う「双子」は、じつは双子ではなく、ひとりの俳優がふたりの異なる役割を演じていたのだ。一方は社交慣れした自信たっぷりの支配的なイケメン・プレイボーイ、もう一方はもっと思いやりがあって頼りになるよきパパ候補の役だ（また、女子学生との交流もライブではなく、俳優はイケメン・プレイボーイ／よきパパ候補の気さくな会話を台本に従って事前に録画していた。それでもちょっとしたビデオ技術のトリックを用い、参加した女性たちには話し相手の男性が近くの部屋にいて、ビデオ画面を通して女性の反応をこまかく観察していると思い込ませることができた)。

イケメン・プレイボーイもよきパパ候補も、まったく同じ、初対面ならではの会話をはじめた。まずは、「自己紹介をお願いします」や「どんなことが好きですか」といった矢継ぎ早の質問だ。だがふたりの様子は大きく異なっていた。イケメン・プレイボーイは支配的だが楽しく愛情たっぷりで、ちょっと信用できない感じがするものの、カリスマ性がある。一方のよきパパ候補は思いやりのある人柄を漂わせ、家族の暮らしや長続きする関係に関心があることを伝えた。それぞれの女性は、妊娠可能性の高い時期に二回、低い時期に二回で、合計四回の会話を楽しみ、それぞれ順番に双子とビデオチャットをしたと思い込んでいた。その後、パートナーにするならどの男性に関心があるかを各女性に質問する一方、会話をしている四回の様子を撮影したビデオを客観的な評価グループに見せた。評価者には、女性の妊娠可能性が高いか低いかは伝えなかった。

妊娠可能性が低い時期の女性は、短期間の（性的）パートナーとして、どちらの男性にもほとんど同等の関心を示した。つまり、イケメン・プレイボーイとつき合うのと同じくらいよきパパ候補ともつき合う気があった。ところが妊娠可能性が高い時期になるとイケメン・プレイボーイに対する欲求が急激に増し、よきパパ候補への性的興味ははるかに減った。結局、イケメン・プレイボーイは支配的な行動を通して良質な遺伝子を見せつけることで、双子の片方を追い落としたようだ（「双子」はまったく同じ遺伝子をもっていると予想できるのだが、女性たちはそのことにまで思いが及ばなかった――ただ、ひとりのほうがセクシーな魅力を振りまき、もうひとりはそうしなかった）。

さらに客観的な評価グループが何度も指摘したのは、妊娠可能性の高い女性がイケメン・プレイボーイに対して見せた、はるかに気を引くような振る舞いだった（妊娠可能性が低い時期には、女性たちが見せた気を引くような行動は、どちらの男性でも大きな差はなかった）。

すでに何度も見てきた通り、発情期は女性の好みを厳しくするホルモンの戦略を用いているようだ。

二回戦――いい子が意地悪に変身する

女性が自己主張をすると、たいていの場合は自分勝手で気難しい、もっと悪くすれば「意地悪」という昔ながらのレッテルを貼られてしまう。だがその逆だと「お人よし」だと責められ、いざとなれば言葉巧みにあしらわれる。だから女性は男性と競うのを躊躇するかもしれないが、これまで見てきたように、女性同士ではたしかに競い合っている。パートナーの獲得が目的かどうかは別にして、特にパートナー探しの活動ではそれが明らかだ。

ある研究者グループは、女性ホルモンの増減が同性間の競争に果たす役割を探った。競争には、女性が相手を「人間扱いしない」気持ちも含まれる。[13]もし女性が妊娠可能性の高い期間に（自分がより魅力的だと感じるだけでなく）同性間の競争心を燃え立たせるのなら、その期間にはほかの女性を見る目が変わって人間扱いをせず、「敵」に変えているかもしれない。何といっても、自分が好きな誰か、そして自分に似た誰かと張り合うのは難しい。だが競争相手を「ほかのもの」として見ることができれば、その相手を攻撃するのはずっと簡単になる。相手を人間ではないと考えるならもっと簡単だ。

その研究では妊娠可能性の高い女性たちを対象に、説明的な単語を三つのグループの人々（男性、お年寄り、女性）に割り当ててもらった。女性には次のような単語の一覧から、各グループに八個の単語を選ぶよう指示した（リストには意図的に「動物に関連した語」と「人間に関連した語」を集めてあった）。研究に参加した女性たちに見せたのは、次の二〇個の単語だ（次ページの表を参照）。

結果を見ると、参加者はほかの女性をあらわすのに動物に関連した語を使った割合がとても多く、男性とお年寄りには人間に関連した語を選んでいた。このことは、妊娠可能性が高い時期の、つまり最も競争心が高まっている時期の女性は、競争相手を人間扱いせず、人間ではない「生きもの」や「家畜」や「雑種」と思えることを示唆している。なんとも厳しく聞こえるが、それによって女性はさらに競争心を燃やすことができるのだろう。「人間」に勝つのと、「野獣」のようななにかを打ち倒すのと、どっちを選ぶ？

この研究に参加した女性たちが三つのグループについて検討したとき、誰を想定していたのかはわからない。「男性」は夫、恋人、息子、兄弟、父親だったかもしれない。「お年寄り」はひ弱な祖母、

「ほかの女性」は友人、姉妹、娘、母親、恋人のまともじゃない元カノ、あるいは陰口ばかり言っている女性の同僚だったかもしれない。だが女性がほかの女性に対して人間扱いしない語を最も多くあてはめたのには理由があり、単に毎月訪れる「いい子が意地悪な子に変身する」時期のせいではないだろう。妊娠可能性の高まりは、女性がより大きな競争心をもって行動するよう仕向ける。そしてそれは、得られるものも失うものも最も大きい時期におけるパートナー探しの、女同士の戦いと関係している。

wife （妻）	pet （ペット・お気に入り）
maiden （少女・娘・若い未婚女性）	mongrel （雑種犬・動植物の雑種）
woman （女性・成人した女）	pedigree （血統・家系・名門）
person （人・人間・人柄）	breed （品種・血筋・集団）
husband （夫）	wildlife （野生生物・野獣）
humanity （人間・人類・人間愛）	critter （家畜・〔軽蔑や親しみをこめて〕奴）
people （人々・国民・一般人）	cub （野獣の子・〔軽蔑的に〕未熟者）
civilian （一般市民・民間人）	creature （生きもの・創造物・人間）
man （男性・成年男子・人類）	feral （自然のままの・野獣のような）
citizen （市民・国民・居住者）	wild （野生の・荒々しい・乱暴な）

三回戦——女性はケチ？　それとも戦略的？

これまで見てきたように、妊娠可能性の高い女性は発情期の欲求を満足させる男性を得ようと、張り合っているのかもしれない。でも女性たちは、パートナーだけでなく生きるために欠かせない資源も奪い合うように見える。

同性間の資源をめぐる争いは、女性が「最後通牒ゲーム」[14]をするときに観察されている。このゲームは人間同士の競い合いを研究するためによく使われる研究の手法だ。研究者たちがＵＧ(Ultimatum Game)と呼ぶこのゲームでは、ひとりが「提案者」(資源――通常は金銭――を分配する人)、もうひとりが「回答者」(提案者から分配の割合の提案を受けて、「受け取る」か「いらない」かを決める人)になる。回答者が提案を拒否すると、両者ともに「負ける」。つまり、提案者も回答者も、資源をまったく手にすることはできない。たとえば元の金額が一〇ドルだとしよう。提案者が回答者に半分の金額を提案すれば、相手も気持ちよく受け入れ、両者ともに五ドルずつ受け取る(公平に思える)。では、提案者が一ドルだけ分配すると提案したらどうだろう(自分勝手には見えるが、自分の取り分を多くするために、または単に対戦相手の取り分を奪うために、やってみる価値はある)。回答者は、このわざと安くした提案を拒否できるが、そうすれば両者ともに何も受け取れない。提案者としては、自分の取り分を多くするために分配金をできるだけ低くしながら、回答者が拒否しない程度の低さにとどめることがコツになる。拒否されては元も子もない。

では女性はほかの女性に対し、ホルモンの周期に応じて異なった分配の仕方をするだろうか？　カリフォルニア大学サンタバーバラ校の私の同僚ジム・ローニーと、彼の下で学んでいた学生アダー・アイゼンブルックは、その疑問に答えようと試みた。

最後通牒ゲームを用いた初期のある研究[15]では、妊娠可能性の高い女性は低い金額を提案して、相手の女性の利益を奪うことに大きな関心をもっていたと結論づけられている。そして妊娠可能性の高い女性が魅力的な女性を相手にしたとき、特に明白な効果が見られたとする。この研究のひとつの解釈は、提案者が魅力的な回答者を、潜在的パートナーをめぐるライバルとみなしたというものだ。〈あなたは魅力的すぎて今は脅威に映るから、お金は分けないわ――ふたりとも損をして、あなたを怒らせるリスクがあってもね〉

アイゼンブルックとローニーは最後通牒ゲームにいくつかの変化をもたせ、この初期の研究をさらに前進させることにした。まず参加者の女性に相手の写真を見せ、その写真の女性に一〇ドルのうちいくら分配するかを考えてもらった。さらに各参加者には、写真の女性からいくらの分配を――この場合も一〇ドルのうちから――受け取りたいかも答えてもらった（女性がこんなふうに考えると思えばいい――〈あなたは私から見ると三ドルにふさわしいから、それがあなたの取り分よ。私の取り分として、七ドル分配してほしいわ〉）。古典的な最後通牒ゲームの形式で、提案者にはまだ手ぶらで帰らなければならないリスクがあった。

その結果は全体として以前の研究と同じだったが、同性間の競争には別の傾向も見られた。女性は妊娠可能性が高くなると、相手に分配する金額は減り、受け取りたい金額は増えた。さらに、女性は競争相手――魅力的な女性――を標的にしているように見える。以前の研究では、妊娠可能性の低い女性は魅力的な女性に対して（魅力的な男性に対してと同じく）、より協力的になった。だが妊娠可能性が最も高くなると、たとえ自分が何も手にできないとしても、潜在的ライバルに渡す資源を減らしたがった。

妊娠可能性が高くなると女性が金銭的な資源を奪い合うのは発情期の進化の一環だとするのは、言い過ぎのように思う。私の考えでは、女性は単にこの時期になると競争心が強まるだけだ。何しろ、最も望ましい男性は希少資源なのだ。ただこれが経済的な競争の領域にまで波及している。解釈は人それぞれだろう――妊娠可能性の高い女性はいつもより競い合うが、それはこの時期、ほんのちょっとだけ男性に似てくるというだけのことではないだろうか。

リスク管理――女性がよくよく考えるとき

女性より男性のほうが競争好きだと思われているのと同じように、男性は女性にくらべて大きなリスクを冒す――リスクを負う――とみなされており、実際にそうだ。ギャンブルをする率は男性のほうが女性より高く、それは金銭を賭けるギャンブルに限らない。車を運転するときの速度も、飲酒運転の率も（飲んでメールを送る率も）男性のほうが高くて、死亡事故に巻き込まれる率も女性より高い（十代の運転者の自動車保険料は、一般的に女性より男性のほうがずっと高い）[16]。

女性は男性より慎重だと考えられている（統計的に、法を守る意識も高い）。だが冒す価値のあるリスクもある――妊娠可能性の高い時期には、ほかの時期なら冒さないリスクも、あえて選ぶことになる。パートナー探しの活動では、女性は安全な家から出て、思いきってクラブやパーティーのようなる夜の社交場に足を踏み入れてみようという気持ちになり、そこでは肌の露出度の高い服装を選び、相手が初対面の男性でも気を引くような行動をしがちだ。男性側の動機が女性の利益になる場合だけとは限らない。女性は、ほかの女性に対する競争心を高めるとリスクを冒すようになる。すでに見た通り最後通牒ゲームでは、妊娠可能性の高い女性は進んで資源を失うリスクを冒し、おそらく相手を怒らせる。そしてもちろん、パートナー探しの活動の最高点――つまり性行為――には、それ独自のリスクがある。

それでも、妊娠可能性の高い女性はリスクに関してとても戦略的のようにも見える。外出して歩きまわりたい衝動があるにも関わらず、そうした男性の目を引く行動や短いスカートを促すホルモンは、身を守る効果をもつ意識を高めてもいるらしい。

性暴力の恐怖

パートナー探しの活動には性犯罪の被害にあうリスクが伴うが、発情期の女性はそれを避ける用意ができているようだ。英国にあるポーツマス大学のダイアナ・フライシュマンは国際的な研究者のグループを率い、排卵期の女性の矛盾したように見える行動について、またホルモンの変動は女性が性暴力を避ける役割を果たしているかどうかについて、詳しく探った。[17]

以前の研究によれば、排卵期の女性は性暴力の可能性を高めるような行動を減らしていた。たとえば、目立つ場所から出て急に暗い裏通りを歩かない、危険を感じる男性を避ける、などだ。それでも、妊娠可能性の高い女性は目立とうとするリスクも冒す。この二種類の発情期の行動――リスクを避ける行動と、一部のリスクを冒す行動――は、ほんとうに正反対のものだろうか？　あるいは両方とも、女性はパートナー選びに関して選り好みがとても激しくなるという考えに合致しているのだろうか？

フライシュマンとそのチームは、多種多様な「リスクを伴う」行動に関する質問への女性たちの回答を分析した。フライシュマンの指摘によれば、以前の研究で女性にリスクを評価するよう依頼した研究者たちは、広範囲におよぶ典型的な「危険な行動」をひとつの大きなカテゴリーにまとめる傾向があった。たとえば、高速道路で人里離れたパーキングエリアに駐車するのと、近所の怪しげな界隈にある知らないダンスクラブに行くのは、どちらも女性にとって「危険な」行動と考えられるかもしれないが、一方はパートナー探しと関係がなく（運転席で仮眠をとるために道路を離れる必要がある）、もう一方は関係がある（ダンスに出かけ、男性と出会いたい）。フライシュマンの研究では、妊娠可能性の高い女性がリスク全般ではなく、性暴力の可能性に関係する種類のリスクを避けるかどうかを、より詳細に判断しようとした。

研究者たちは大学生の年齢の妊娠可能性の高い女性たちに参加を募り、「危険な行動」に関する質問用紙を渡した。その用紙には、ひとりで、友人といっしょに、または短期間のパートナー（デートの相手）や長期間のパートナー（恋人）として関心のある男性といっしょにできる、さまざまな活動がリストされていた。日常的な活動が多様なシナリオで描かれ、回答者はそれぞれの場合でリスクのレベルを評価する。たとえば、日中にゴミを捨てるために外に出る――①ひとりで、②女性の友人といっしょに、③男性の友人といっしょに、④デートの相手といっしょに、⑤恋人といっしょに、といった具合だ。では、同じことを暗くなってする場合はどうだろう？　感じるリスクのレベルは変化するのか？　当然ながら変化した。その結果、研究者たちは単に何かが危険かどうかに関するひとつの答えだけではなく、もっと総合的な結果を得ることができた。

さらに、研究の目的は月経周期が性暴力のリスクにどう影響するかを調べることだったので、同じ女性たちに、それぞれのシナリオが別のシナリオよりリスクが高い、または怖いと感じる理由も尋ねた。たとえば、暗い駐車場にとめた車まで行くことや、夜にひとりでバスに乗るのは怖いが、それはなぜなのか？　妊娠可能性のピーク時にあたる参加者たちは妊娠可能性の低い女性よりも――強盗や、性的ではない攻撃ではなく――レイプや性暴力の恐怖を訴える割合が高かった。

女性たちが最も高いリスクと評価した状況は、「ひとりでいるとき、または友人や家族といっしょで見知らぬ人と接触するとき」だった。若くて妊娠可能な大昔の女性たちは、レイプの犠牲になって望まない妊娠をすれば、年長の女性より大きな打撃を受けたことだろう。自分が選んだのではない男性によって妊娠させられるようなことがあれば、その相手は自分が探していたはずの元気な遺伝子をもっていない可能性があり、小さい子どもがいれば別の価値あるパートナーを得るチャンスを失うかもしれない。

フライシュマンの研究は、以前の研究と同じく、妊娠可能性の最も高い時期の女性は――暗い裏通りを歩くのをはじめ――パートナー探しとは関係のない行動に警戒心を高めることを示している。

体内警報装置

妊娠可能性の高い女性は男性の注目を集めようとする一方、不適当な種類の注目にさらされる活動を避ける傾向があるようだ。だがもしリスクを避けられず、性犯罪者の実際的な脅威に出会った場合は、どうなるのだろうか。

大きな話題になったある研究では、参加した女性に、ハンドヘルドダイナモメーター（ハンドルを握る強さを計測する機器）を握りながら性暴力の脅威を描いた物語を読むよう指示した。[18] 物語は、女性が夜間にひとりで自分の車に向かって歩いていくと、誰かに見つめられているのを感じたというような筋書きが含まれたものだ。その結果として、妊娠可能性の高い時期の女性では握る力が強くなったので、妊娠可能性の高い女性が脅威を感じると身体的な力が高まり、性行為の強制を撃退できることを意味していると論じている（妊娠可能性の高い時期にはテストステロンのレベルも少しだけ上昇する）。とは言うものの、タイミングのよい股間へのひざ蹴り（周期のいつであっても戦略的にお見舞いできる）のほうが、痛いほど固い握手よりも価値ある自己防衛手段ではないだろうか。

女性が弱い立場にいると感じている場合に威嚇的な男性と向き合うと、一定の男性に対する見た目の感じ方が変化し、その変化は妊娠可能性の高い時期にいっそう明白であることを示す証拠がある。[19]

六〇〇人以上の女性を対象としたある研究では、参加者にふたりの男性犯罪者の顔写真を見せ、ひとりは脱税で、もうひとりは加重暴行で有罪判決を受けた人物だと説明した（実際には、男性たちは犯罪者ではなく、顔写真も本物ではない合成写真だった）。また、背が低くて華奢な人から背が高くて筋肉質の人まで、さまざまな体形の男性の（顔を隠した）シルエットも見せた。そしてそのふたつの尺度から、ふたりの「犯罪者」の体の大きさを推定してもらった。

また、路上強盗、自動車盗、性暴力など、いろいろな犯罪に関する恐怖のレベルを尋ねる質問用紙にも記入してもらった。回答者の女性が月経周期のどの時期にあたるかに関するデータも集めた。

その結果、妊娠可能性が最も高い時期には、性暴力を最も恐れた女性は暴行の犯人の体を脱税の犯人より背が高く、大柄で、筋肉質だと推定した。女性の発情期の好みがイケメン・プレイボーイであることと矛盾するように思えるかもしれないが、それは状況次第ということになる。女性が性暴力の可能性があるという危険を察知したとき（そして自分のパートナーを自由に選べるとき）、体の大きい男性はもはや最も魅力的ではない。この研究結果は、女性は一般的にリスクに対して用心深く、体内警報装置のようなものをもっているという考えに一致する。そして妊娠可能性が高い時期には、その装置が完全武装で体制を整える。

「電話、お母さんに代わって」

発情期は、女性が一定の種類のリスクを遠ざけ、――たとえ子どもが目的ではないとしても――パートナー探しの目標である良質な遺伝子から目を離さないでいられるよう、手助けできる。ところが、妊娠可能性が高い時期に女性が頻繁に出会う、表面上はまったく恐ろしくなどないのだが、とても（とても）悪い遺伝子の源がある。自分の父親だ。人間の近親交配のリスクについて語るのは簡単ではない（まじめな話、私は長年にわたって講義でこの話をしてきたが、いつだって聞いている人はみんなソワソワしはじめるのだから）。それでも発情期の話をするなら、これはとても大切な部分だ。女性は妊娠可能性のピーク時に、この（男性の家族からの）リスクを、暗い裏通りや危険なよそ者を避けるのと同じ方法で避けているのだろうか？

もう何年ものあいだ、私は数多くの研究を行なって論文を書いてきたが、「やだ」の要因はあっても好きなもののひとつに、「携帯電話の研究」と呼んでいるものがある。[20] 友人のデブラ・リーバーマン、私が担当した最初の大学院生エリザベス・G・ピルスワースといっしょに、私は「近親交配の回避」が人間の発情期の特徴なのかどうかを探った。ネコ、ウマ、ハタネズミ、マウスなどを対象にした動物の研究では、近親交配の回避が観察されている。

メスは発情期になると血縁のオスを避けるようになり、これは進化の観点から非常に筋が通っている。血縁関係にある雌雄から生まれた子は健康ではないことが多く、死亡率が高い。有害だがめったにない潜性遺伝子は、ほとんど発現しないためにゲノムに隠れていることがある。通常、両親から変異のある潜性遺伝子がともに受け継がれたときだけ、その影響が外にあらわれる。遺伝子は家族内で共有されているので、有害な潜性遺伝子も共有される。その結果としてあらゆる種で、進化の長い時間を通し、血縁者を検知して交尾を避けるという強力な選択が続けられてきた[21]（考えるだけでもひどく気持ちが悪いのは、そのような理由からだ。〈おえっ！　やだ！　兄貴とフレンチキスですって？　あんたみたいな変な心理学者がそんなことを私に聞くだけだって、信じられない！〉）。血縁関係のない間柄ならば、片方の親から受け継がれた「よい」顕性遺伝子が、もう片方の親から受け継がれた「悪い」潜性遺伝子を無効にし、より健康な子が生まれる。また、免疫に関連した利点もあるだろう。血縁関係のない両親はそれぞれが異なる免疫関連遺伝子をもっているから、より広範囲にわたる免疫を子どもに伝えられる可能性がある。

だが、人間のあいだの近親交配の忌避を調べるには、どうすれば可能だろう？　別の研究の結果から、妊娠可能性のピーク時になると近親相姦や獣姦という考えに対する女性の嫌悪感が増すことはわかっている（この嫌悪感はつねにあるが、妊娠可能性の高い期間には急激に大きくなる）。それでも、その研究では女性が発情期に男性の近親者を避けようとするかどうかは調べていなかった。そこで携帯電話の研究が生まれたのだった。

携帯電話の通話記録は一か月間で、女性の一回の月経周期とだいたい同じだ。なんて都合がいいの！と思った。そこで研究に参加したＵＣＬＡの女子学生に、通話記録を含んだ携帯電話の請求書と月経周期の詳細な情報を提出してもらった。そして通話記録の情報を細かく項目別に分け、参加者が母親と父親に別々に電話をかけているかどうかを確認して結果を集計した。

女性たちは妊娠可能性の高い時期になると、父親に電話をする回数が減り、父親から電話がかかってきた場合はより短時間で電話を切った。母親との電話には反対のパターンがあらわれた――娘の妊

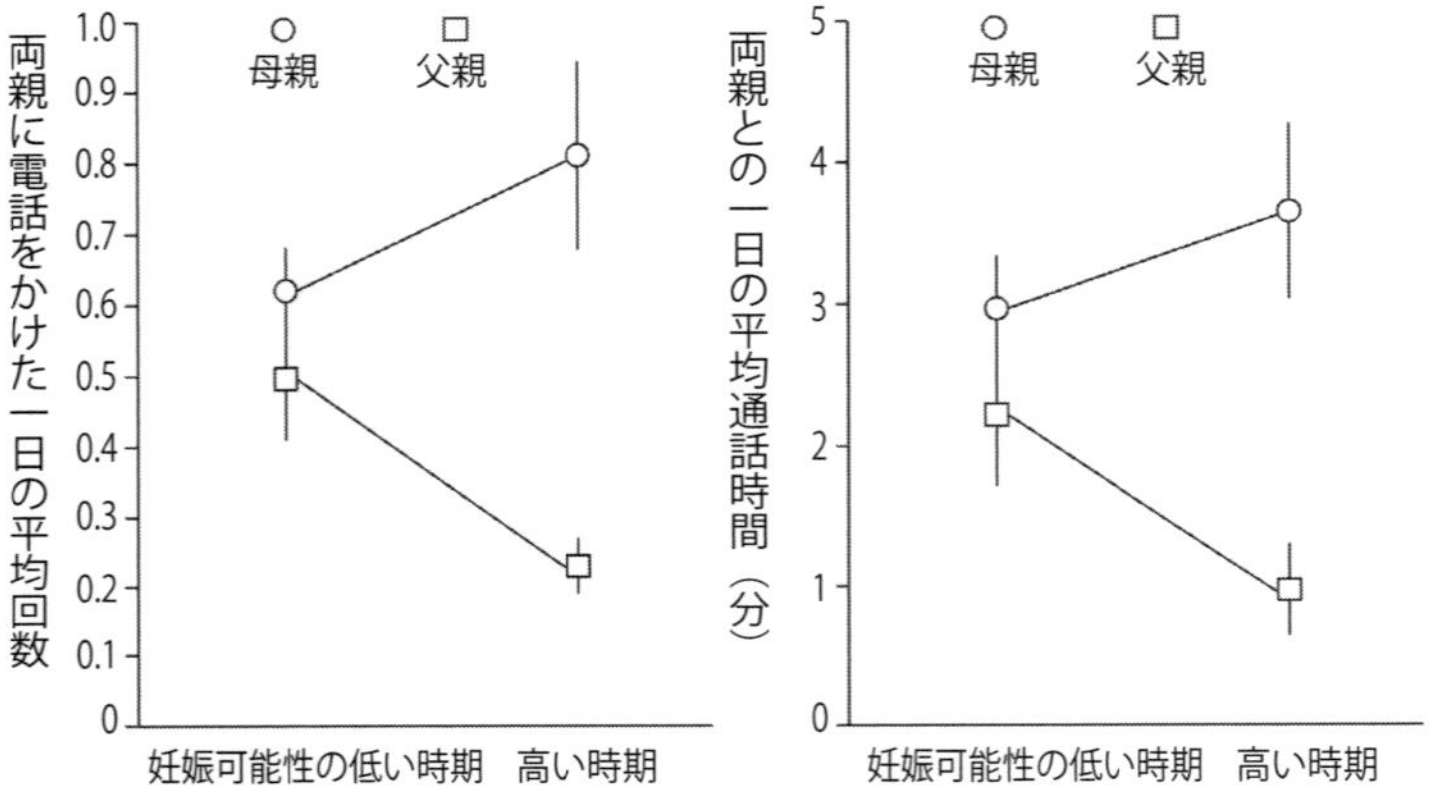

女性から両親に携帯電話をかけた回数（左のグラフ）と、両親からかかってきた電話の通話時間（右のグラフ）。このパターンから、周期のうちの妊娠可能性の高い日には女性から父親に電話をかける回数が減って（母親への電話が増えて）いること、また父親からかかってきた電話を（母親からかかってきた電話より）早く切り上げていることがわかる。

娠可能性の高い時期には、母親との電話の回数も通話時間も増えていた。この研究は、人間以外のメスで観察されてきた事実を裏づけている。つまり発情期の女性は、非常に悪いパートナーの決定となるかもしれない男性を避けている。

　私たちの研究は心理学の分野で最も実証的な学術誌『サイコロジカル・サイエンス』に掲載されたが、ほかの研究ほど頻繁には引用されていない。おそらく、女性が純粋に近親交配を避けているという仮定が、人々を落ち着かない気持ちにさせるのだろう。近い家族との近親交配が起こり得ることなど信じがたく、女性は全般的にそれを避けたい強い気持ちがあるのだが、男性のほうが近親者との性行為には無関心で、場合によってはむしろ探そうとするというデータがある（この研究が発表されたときには驚き、その手法は独創的で、結果も明確に思えた。それでも自分の親戚全員に電話をして、このことを熱く語ろうとは思わなかった。〈落ち着かない！〉。

読者のなかには、女性の行動に関するもっと心地よい説明があることを知ってほっとする人もいるだろう。より伝統的な父親と娘の力関係を指摘し、妊娠可能性の高い日には、女性はパートナー探しの行動を父親に監督されたくないというものだ〈パパ、お説教はやめて——すべて、良質な遺伝子を確保するためなの〉。

女性は一般的に、「恋バナ」などの特定の話題については父親より母親と話しがちで、そうしたパートナー探しに関係する会話は、妊娠可能性の高い時期により多く生まれる可能性がある。母親と仲がよいと報告した女性の場合のみ、妊娠可能性の高い時期に母親への電話の回数と一回の通話時間の両方が増えていた。だが父親と仲がよいと報告した女性の場合は、そうはならなかった。実際には、父親と話す時間は減った。

私たちの携帯電話の研究が集団的な「ヒャーッ」を呼び起こすとしても、これは実際にスマートな女性がスマートフォンを——そして自分のホルモンの知性を——利用するときに起きていることだ。

女性の競争とリスク管理に関する研究はまだ不十分で、調査はあちこちに散らばっているうえ、サンプル数が少なくホルモン検査もしていないノイズたっぷりのデータが使われていると思われることも多い。研究の中心となっている理論が女性の発情期という大きい枠組みにうまくはまっていても、私たちの結論にどれだけの説得力が必要かについて、科学者としてそれなりの疑念を抱いてきた。ただし、フランスから来て私の研究室で勉強した大学院生のジョルデイン・ブーデズールは、未発表のものも含めたリスク負担に関する結果を蓄積してメタ分析を行なった。[22] すると、発表された研究（興味深い内容を示しているように思われるもの）と発表されていない研究（通常は何も示していないと思われるもの）のあいだのバイアスのように、紛らわしい像を描く可能性のある要素を修正するさまざまな手法を用いた場合でも、全体をまとめれば成果に説得力があることがわかった。それを知ってひと安心ではあるが、この分野にはもっと研究が必要だと思う。女性たちは資源を得るためにどう争うのか、性的リスクをどう避けるかなど、女性の暮らしの重要な側面を理解するために意味があるのだから、なおさらだ。

パートナー探しの活動は、生き残りか性行動〔リスクをとる〕かをめぐる決心が、一か月にわずか数日という非常に短い期間に圧縮された旅に、女性を送り出す力をもつ。発情期の女性は、与えられた時間をどう過ごすか、どこへ行くか、そして誰を探すかを選択する。その選択は、一か月の別の時期とは異なっているように見える。また、競争したりリスクを冒したりと、男らしさと結びつけられがちな行動をとることもある。ただしもっと慎重でもあり、特に自分が脆弱だと感じれば、良質な遺伝子への接近を脅かすかもしれないリスクに、より敏感になる。

妊娠可能性が高い時期のこうしたパートナー探しの行動は、相手の気を引くような振る舞いや服装などで実際に目に見え、周囲の人たちにとってはその女性が妊娠可能な時期になっていることを知るヒントになるかもしれない。パートナー探しの意欲に影響を与える女性ホルモンの状態以外にも多くの要因があるので、そうしたヒントは排卵期が迫っていることを完璧に示すものではない。それでも、そこにヒントはある。また女性には、周囲の人が気づくかもしれない別の変化もあるが、それらは女性のパートナー探しの意欲にはっきりと結びついているわけではなく、おそらくほとんど女性の意識外で進んでいるのだろう――女性の匂い、声、顔などの変化だ。これから見ていくように、こうした変化は女性の現在および未来のパートナーとの交流に、おそらく短いスカートをはいてダンスに行くのと同じくらいの役割を果たすことがある。

第6章 隠された排卵（でも、匂いの合図あり）

動物園に行くことがあれば、ぜひ人間を観察してほしい。なかでも私たちにとって最も近い親戚にあたる霊長類のチンパンジーやヒヒなどの前で、ホルモンに影響された状態のメスを目の当たりにした人間の反応を見てみよう。これらの霊長類のメスの生殖器は、妊娠可能性の高い時期とその前後に赤みを帯びて膨れ、オスにとってはたまらなく魅力的なものになる。一部の人間は――なかでも子どもたちは――この特別な「ディスプレー」に予想通りの反応を見せる。

〈おかあさん、メスのお尻についている、あの赤いものはなあに？〉

〈あらー、あのメスは嬉しいだけよ！　こっちにいらっしゃい、キリンの赤ちゃんを見に行きましょ！〉

私が人間の発情期の研究をはじめたとき、人間の女性は妊娠可能性、つまり「排卵の合図」を、外に向けてまったく見せないものだと信じられていた。それに対してほとんどの動物は、交尾と妊娠の準備が整っていることを特に隠そうとはしないようだった。私の授業で学部生を相手に排卵の合図について話す際には、ピンクや赤に腫れた様子などすべてをスライドで見せるのだが、学生たちは動物園にいる一部の観客と同様、早く別のスライドに移ってほしそうなそぶりを見せる。そして、もちろん人間にはこのような性質はないという事実を話し合うと、安心する。だがこうした異質な性的腫脹への反応は、ひとつの重要なことを証明している。美は見る者の目のなかにある（あばたもえくぼ）、あるいは現代屈指の著名な進化思想家である人類学者ドナルド・サイモンズが言ったように、「美は見る者の進化のなかにある」ということだ。だから、ひとつの種で性的魅力にあふれた排卵の合図の役割を果たすことが、必ずしも別の種でそうなるとは限らないし、人間に性的腫脹がないからといって、私たちに排卵の合図がないとは限らない。

　ここ数十年のあいだに、ホルモンの段階と関係があるように見える女性の行動がわかってきた。たとえば、妊娠可能性の高い時期にはセクシーで露出度の高い服装を選んだり、身だしなみにいつもより時間をかけたりする。また、女性は排卵が近づくと赤やピンクの服を着ることも知られている。[1] 同じような色を（もっと華々しいやり方ではあるが）掲げる動物界の親戚と同じだ。

　こうした装飾はこれまで論じてきたパートナー探しの行動の特徴で、第5章で注目したような社交性、男性との戯れ、女性との競争心、選択的なリスク負担を示す行動が増えるのと同時に見られる。だがほかにも、女性自身は意識していない（そしてほとんど女性の思うようにはならないだろう）排卵の合図らしきものがある。それらはごくわずかな変化で、動物の親戚たちの場合より、はるかに微妙なようだ。女性は妊娠可能な状態をほとんど外面に出さないように進化してきたが（その理由はまだ少しずつ明らかになっている最中だ)、注目する場所を知ってさえいれば、排卵の合図はちゃんと見える。それについて、これから探っていくことにしよう。

ホルモンと体臭の変化

「シークレット」というデオドラントの何十年か前のコマーシャルで、「男性に十分な強さ……でも女性のために作られた」という言葉を覚えている人はいるだろうか？　このキャッチフレーズはホルモンの知性をゆがめて暗示しているわけだ。排卵期の合図は女性の体臭を通して伝えられる——それは女性によって微妙に生み出されている匂いだが、男性がそれとわかる十分な強さを備えている。

平均二八日の周期をもつホルモンの変動に応じて、女性の膣臭は変化する。妊娠可能性の高い時期になると、その匂いはどうやら男性にとって魅力を増すらしい。[2] 一九七〇年代の草分けの研究者たち（第2章の「なぜ行動は変化したのか」を参照）、そしてこの点を確認するための初期の研究で匂いを嗅ぐための「サンプル」を提供した女性たちのことを、忘れないでほしい（ただし、「女性らしい」デオドラントスプレーFDS［別名 Fresh Down South——下のほうをフレッシュに］を生み出した人のことは忘れてほしい。このスプレーは一九六〇年代後半に発売されたが、幸いにも『からだ・私たち自身』の第一版がまもなく登場して、こうした「衛生上」の懸念について広まっていた強迫観念を、すっかりなくすとはいかないまでも、少しは相殺するのに役立った）。

オスは妊娠可能期のメスの匂いを好むあまり、一部の動物――たとえば、ネコ、イヌ、ハムスター、サル、ウシ――のオスは、発情期のメスの匂いをこすりつけたダミーと交尾しようとする。一部には、まだ人間と動物界との共通性を認めるのに抵抗している人たちがいるとはいえ、配偶行動に関しては、人間の男性も妊娠可能性が高い時期の女性の匂いを好むという証拠は明白だ。このことを示す研究は七〇年代のタンポンを用いたものだけでなく、ほかにもある。

だがそうした人間の匂いに関する初期の研究の多くは、規模が小さいだけでなく、正確なホルモン検査によって女性の妊娠可能性を追跡していなかった――尿や血液や唾液を正確に検査して、黄体形成ホルモンやエストラジオール（エストロゲン）などの特定のホルモンの存在とレベルを確認する作業を行なっていなかったのだ。現在では薬局に行けば誰でも排卵検査キットを購入できるので、黄体形成ホルモンが急上昇する時期を追跡し、妊娠可能性のピーク時を正確に知ることができる。だが数十年前といえば、検査方法がこれほど便利なものではなく、今のように改善される前の時期だった。

研究者が女性の妊娠可能性を確認するには、ただ最終月経の日付を質問し、周期が二八日と仮定して逆算する方法が一般的だった――場合によっては今でもそうすることがある。だが、女性が自分の月経周期を詳細に記録し、きっかり四週間の周期で一四日目に排卵する場合を除けば、記憶に頼って日数を数える方法ではあいまいなデータになる可能性がある。

正確なデータを集めるには、自己申告の情報と推測に頼るのではなく、特定のホルモンの存在とレベルを検査するほうがいい。私が教えた学生たちも私も、人間の配偶行動における排卵の合図として、匂いがどれだけ重要かを探りたいと考えた。だが、もっと正確な方法を用いたいと思った。そこで、女性の脇の下の匂いを集めて瓶に入れる方法を考えついたのだった。[3]

男性は匂いで排卵に気づく

科学的な研究で明らかになってきたように、女性と長く恋愛関係にあるパートナーは、月経周期の一定の時期になると女性の膣臭がいつもより魅力を増すことに気づくかもしれない――ただし、カレンダーに細かく注意を払っていなければ、魅力の高まりが排卵の接近と同期していることがわかるとは思えない。だがホルモンは全身を駆けめぐる。もしホルモンが膣臭に影響を与えるなら、もっと全般的な体臭にも影響するはずだ。そして毎日の暮らしでは、特に女性と同じベッドで寝る男性パートナーなら、体臭のほうに気づきやすいのではないだろうか。

しかし研究室の状況ではどうだろう。女性は体臭を通してほのかな排卵の合図を発し、他人さえそれに気づくのだろうか？　そこで従来の研究と同じように、私たちも妊娠可能性の高い時期と低い時期に女性たちの匂いのサンプルを集め、それらの女性とは面識のない男性に評価してもらった。だが以前の研究よりもずっと厳密に（ときにはユーモアのセンスをもって）進めることにした。

私たちの「匂い提供者」になったのは大学の女子学生たちで、（ホルモンの通常の増減を妨げる）避妊薬を使用している人および喫煙者は除外した。タバコの煙の臭いは何にでも、誰にでも染みつく性質をもち、喫煙者の場合はサンプルが汚染される可能性があったために除外したわけだ。女性たちについては、月経周期の長さと規則性を聞き取りで調べただけでなく、尿で黄体形成ホルモンのレベルを測定して、妊娠可能性が高い時期か低い時期かを確認した。私が第3章の月経周期の解説で黄体形成ホルモン（LH）をバンジージャンパーと名づけたのは、排卵の二四時間から四八時間前になると急増し、妊娠可能期間が終わるにつれてまた急落するからだ。尿によるLHの検査はおよそ九七パーセントの正確さをもつので、排卵日を知るには日数を数えるよりはるかに信頼性が高い。

妊娠可能性の高い日と低い日の匂いのサンプルを集めるために、女性たちにはそれぞれの日にガーゼのパッドを脇の下に二四時間つけたままにしてから研究室を訪れ、そのサンプルを提出するよう依頼した。私たちはただパッドを手渡して、「はい、これを脇の下につけてくださいね」と言ったわけではない。女性たちには妊娠可能性の高い日と低い日のそれぞれ約三日前に研究室に来てもらい、パッドが肌に密着するよう、テープを使って脇の下に貼る具体的な方法をこまかく指導した。さらに、厳重な「洗浄」の手順にも従ってもらった——身につける衣類と寝るときのシーツは無香料の洗剤で洗うこと、香料入りのシャンプー、化粧水、バスソープを使わないこと、もちろんデオドラント、制汗剤、香水を使わないこと（これは第2章で説明したスティーヴ・ガンゲスタッドとランディ・ソーンヒルによる「匂うTシャツ」の手順と似ている。私はUCLAの学生たちが、フルーツの香りの華やかなバス製品を使って、驚くほど頻繁にシャワーを浴びることを知っている）。

該当する二四時間には、セックス、ドラッグ、ロックンロール禁止のポリシーにも従ってもらった――ほかの人と性的行為をしないこと、サンプルを汚染させる可能性のある匂いのするボーイフレンドやペットをベッドに入れないこと、タバコ製品やレクリエーショナルドラッグを使用しないこと、アルコール飲料を飲まないこと、強い匂いのする空間に入らないこと（香料、タバコ、マリファナの水ギセルなどに火をつける友人のアパートを避け、タバコの煙が充満するバーやパーティーには近づかないこと）。最後に、ガーリックやペパロニなどの香辛料の強い食品を食べないようお願いした。彼女たちからピザを取り上げたかたちだ。

ふつうの大学生ではないような二四時間を過ごしたあと、女性たちはパッドを取り外して密閉できるビニール袋に入れ、研究室に届けた。私たちは受け取ったサンプルをマイナス一七℃で約三週間冷凍保存し、評価までのあいだ匂いを保存する一方、参加者の話を聞いて、指示にきちんと従ったかどうか、匂いに影響を与える可能性のある激しいトレーニングなどの活動をしなかったかを確かめた。そして最終的に冷凍保存したサンプルを取り出して、匂いを嗅ぐ人たちを招集した。

匂いを嗅ぐ男性グループの中心は別の大学の学生たちだった。このグループからも喫煙者は除外した。喫煙者では「嗅覚欠損」がある（嗅覚が鈍い）確率が非喫煙者の二倍に達し、私たちは鼻のいい男性たちを必要としていたからだ。評価の前に、各女性の妊娠可能性が高い時期と低い時期のサンプルを、それぞれ小さいプラスチック容器に入れて室温に戻した（これらふたつの容器に加え、その女性の妊娠可能性が高いまたは低いいずれか一方の時期のサンプルをランダムに選んで、第三の容器として用意した）。

男性にはそれら三つの容器を渡し、同一の女性のサンプルであることを知らせずに、一つひとつの匂いを「たっぷり」嗅いで評価してもらった。評価には「心地よい」、「セクシー」、「強烈」の三つの基準を用意した。またそれぞれの匂いから、持ち主である女性の身体的魅力を一から一〇までの尺度で予想してもらった。一はセクシーさ／心地よさ／強烈さ／身体的魅力の評価が「とても低い」、一〇はセクシーさ／心地よさ／強烈さ／身体的魅力の評価が「とても高い」ということになる。

すると……最高の評価を得たのは妊娠可能性が高い時期のサンプルだった。男性は、妊娠可能性が高い時期の匂いのほうが低い時期の匂いより心地よくセクシーだ（強烈ではない）と感じることが多く、妊娠可能性が高い匂いの持ち主は身体的魅力がとても大きいと想像した。妊娠可能性が低い時期の匂いは、あまり心地よくないと評価した。

これらの結果は、従来の動物の研究や、人間の排卵期の合図に関するわずかな数の研究でわかっていたことを裏づけるものだった——男性は排卵と同時に出される匂いの合図を感知でき、それをより魅力的だと思う。だが私たちは、そのような合図を検知できるのは性的パートナーに限らないという事実も示した。少なくともすぐそばにいて、体臭が別の香料と混じっていなければ、そのほかの男性も（おそらく女性も）合図に気づく。

女性の立場から見るなら、周囲で自分を魅力的だと感じる人は、決まった性的パートナーだけではないということになる。私の考えでは、排卵期の匂いの変化に気づくのは主としていつものパートナーである可能性が最も高いが、匂いの合図を通して潜在的な別のパートナーを魅了している可能性も否定することはできない。

配偶者防衛

女性が発する匂いの変化のような人間の排卵期の合図はあいまいなもので、それに気づくのはほんの一部の男性だけだろう（これらの匂いの合図が繊細ですべての男性がその知らせを受け取れない理由は、進化の点から考えることができ、それについてはあとで触れる）。わかりやすく言うなら、妊娠可能性の高い時期の女性が、〈元気？　私、今ちょうど排卵してるところよ！〉なんていうホルモンのグループメールを、四週間おきに一斉送信するわけではないのだ。折よく合図に気づいた男性でさえ、その意味を解読できないこともある（妊娠可能性追跡アプリを使っていれば別だが、それはパートナー間だけでしか通用しない）。男性がきちんと頭で、〈おっ、彼女は妊娠可能性が高い！　子どもだ！　キンコンカンコーン！〉とか、〈あぶない！　あぶないぞ！　コンドームだ！　えーと、彼女のことは好きなだけだし〉なんて考えているわけではない。

私の研究の結果によれば、妊娠可能性のピーク時にある女性はこのとき自分の身体的魅力が増していると感じ、恋人や夫がいる場合、その期間中には彼らが「配偶者防衛」と呼ばれる行動を見せる（いつもより嫉妬深く、独占欲が強くなる）ことが多くなる。[4] ただしこの結果は、女性が自分のパートナーの行動について報告した内容のみに基づくものだ。自分の性的魅力がパートナーの嫉妬心や独占欲に火をつけたと確信している、一方的な思い込みなのかもしれない。あるいは、妊娠可能性のピーク時には女性が別の男性の存在に気づくために、パートナーの行動がいつもとは異なって感じられ、肩にまわした腕が愛情を示すものではなく自分のものだと誇示する戦略のように思えるのかもしれない。そこで私たちは男性がパートナーに対して示す行動を、研究室で客観的な方法を用いて調べ、パートナーが妊娠可能性のピークに達したときに見せる「配偶者防衛」行動が女性の報告内容と一致するかどうかを確かめることにした。

科学のためにスローダンスを

私は大規模な大学に研究室を構える科学者として、研究に参加する学生を募る際には、一般的に男子学生を集めるより女子学生を集めるほうがずっと簡単だと立証できる（ちなみに一部の研究者によれば、妊娠可能性の高い女性は進んで研究に参加することが多いそうだ――おそらくじっとしていられない感覚にとらわれ、そのエネルギーをどこかで発散したいからだろうが、私の研究室では女性を回し車で走らせるようなことはない！）。この研究にはカップルの参加が必要だった。男性は妊娠可能性の高い女性から集めた匂いに魅力を感じやすいことはわかっていたが、その匂いに含まれるホルモンによる合図が、男性の「配偶者防衛」行動の誘因になるのだろうか？　私たちとしては女性たちがパートナーの背中を押して研究への参加を促してもらえるとありがたいと思っていたが、幸いそうしてくれた。

動物の研究では「挑戦仮説」がよく知られており、研究者たちは交尾相手の繁殖力のピーク時に注目して、オスがライバルに対してどんな行動をとるかを観察する。オスの動物――鳥類から霊長類までー—の場合、①メスの繁殖力が高い時期に事態がヒートアップし（性行動）、さらに②オスのライバルがあらわれて事態がヒートアップすると（喧嘩）、テストステロンのレベルが上昇することがわかっている。そこで、この挑戦仮説を人間でも立証できるかどうか知りたいと思い、テストする方法を考え出した——もちろん性行動と暴力は抜きにして。私たちの試みは、男性と女性でこの仮説を直接試す最初の研究になった。[5]

　各カップルには女性の妊娠可能性が高い時期と低い時期の二回にわたって研究室に来てもらい、各セッションで、パートナー同士がふたりでする活動と別々にする活動を依頼した。そのあいだ、女性では最初に黄体形成ホルモンのレベルを測定して妊娠可能性を確認し、男性では三回にわたって（標準的かつ信頼性の高い方法で）唾液を検査し、テストステロンのレベルを測定した——研究室に到着してすぐ、指定の競争をする前、競争の一五分後の三回だ。

　各セッションがはじまると、男性から一回目の唾液採取を行なってテストステロンの基準値を確定したあと、ふたりは十秒間ハグをしてから、いくつかの「カップル交流」タスクに進んだ。

　まず、私たちが用意したリストからふたりいっしょに歌を一曲選び、スローダンスをしてもらった。スローダンスは、学校のダンスパーティーに参加したことのある男子ならだれでも知っている通り、女子の首筋に顔を近づけて匂いを嗅ぐなどして相手をこまかくチェックする最高の機会になり、それは私たちがまさに望んでいたことだ。男性はそれによってパートナーの妊娠可能性の合図を受け取ることができる。[6]ダンスが終わったら、プリクラ形式で「かわいくてカップルらしい写真」を撮るよう指示した（男性が女性の妊娠可能性の合図を受け取り続けるよう、願いを込めての指示だ）。

これらを恋人同士で進めていくのだから、たとえ場所が自宅ではなく研究室だったとしても、どのカップルにとってもかなり自然な行動になる。これらの「カップル交流」タスクではプライバシーを尊重するために、私の研究室にある小さい研究区画を用い、ドアを閉めた。机と椅子が辛うじて一組だけ入る狭さだが、そこがまさにポイントだ！

こうして研究室でのデートを終えたあと、カップルを別々の場所に誘導して、男性から二回目に唾液を採取した。そして男性に、ほかの男性十人の写真と経歴を見せた。写真は、競争相手として手強そうな逞しい男性か、競争相手にならないような弱々しい男性のいずれかになっていた。

これが挑戦仮説の「挑戦」の部分にあたるテストで、男性参加者には写真の男たちをライバルとみなしてほしかった。そのために、別の場所にいる恋人も同じ写真を見て魅力を評価している最中で、写真の男たちは同じＵＣＬＡの学生だと伝えた。たとえば手強い競争相手のグループのひとりは、えらの張った（間違いなく左右対称に見える）顔で、つねにリーダーとして振る舞い「さまざまな団体のために立候補」を要請されていると説明されていた。一方の競争相手とみなされないはずのグループには、丸顔で、「裏方」の仕事を好み、いつも人に先を譲る性格と履歴に書かれた男などがいた。

男性には写真の男たちを、競争力、支配的地位、身体的魅力の三点で評価してもらった。すると予想通り、参加者は逞しい男たちを深刻な競争相手とみなし、弱々しい男たちの脅威には低い点数をつけた。男性たちがこの最後の作業を完了したあと、三回目の唾液採取を行なった。

つまり、人間を対象として挑戦仮説の試験を再現するために私たちが集めたのは、次の三つだ。①テストステロンの基準レベル、②男性がカップルの身近な交流を通して妊娠可能性の合図を受け取ったあとのテストステロンのレベル、③男性が潜在的なライバルの男たちを眺めたあとのテストステロンのレベル。カップルには、女性の妊娠可能性の高い時期と低い時期の二回にわたって研究室に来てもらった。

事前の予想は、女性の妊娠可能性の高い時期に男性が非常に競争力の高いライバルに出会うと、テストステロンが基準レベルより上昇するというものだった。そして事実、そうなった。女性パートナーの妊娠可能性が低い時期より高い時期のほうが、手強そうな競争相手の写真を見た男性のテストステロンの反応は大きかった。写真の男たちがライバルとして平均的な場合は、女性の妊娠可能性の高低に応じたテストステロンの反応の違いはなかった。

この研究結果を見れば、私たちがもつ動物的な性質を無視できないのは明らかだ。なかでも進化の事実を無視するのは難しい。男性は大勢の女性のなかから、見た目だけで排卵期の女性を選ぶことはできないが、人間以外の種のオスは排卵の合図に気づき、子を残すため、そして競争を避けるために、反応するよう進化してきた。動物は性的腫脹のようなはっきりした合図に対応することで知られる一方、匂いのようなかすかな排卵の合図も、メッセージをしっかり届けるうえで大きな役割を果たせることは明らかだ。

私たちの研究でわかった通り、かつて人間では完全に隠されていると考えられていた排卵の合図は、ホルモンの変動に応じて女性から定期的に発信され、男性はそれに気づいている。実際には、ほかの女性も気づくことがある。

男性だって「ホルモンの言いなり」

男性には女性のようなホルモンの段階的な変動はないと思うかもしれないが、実際には男性も一日周期でテストステロンの変動を経験している。男性の場合、テストステロンのレベルが早朝に最も高くなる。だが直後に急落し、目が覚めてから三〇分以内には六〇パーセント以上も下がってしまう。[7] テストステロンは男性の身体能力に重要な役割を果たし、筋肉や性的欲求を維持するために必要だ。だから排卵の合図がテストステロンのレベルに影響を与えるのは筋が通っている。

これをテストするためにメキシコで実施されたある研究では、妊娠可能性の高い時期と低い時期の女性の脇の下と外陰部の匂いの魅力を男性が評価し、性行動に対する関心についての質問に答えた。[8] すると、妊娠可能性の低い時期の匂いはテストステロンのレベルを下げ、性行動に対する関心を減らしたのに対し、妊娠可能性の高い時期の匂いはテストステロンのレベルを上げるとともに、次のような質問に対して肯定的な(「ものすごく」や「とても」という)回答を引き出した――「あなたは今すぐ性交渉をもちたいですか?」、「今すぐ性交渉をもつとしたら、どのくらい興奮すると思いますか？」

テストステロンは恩恵をもたらす一方で、進化にまつわるすべてのことと同様、代償も伴う。男性が配偶行動の機会や脅威に直面した際には（すでに挑戦仮説で見たように、このような社会的状況がきっかけとなって）、テストステロンのレベルが高まる必要がある。だがもし、攻撃性の引き金を引くテストステロンのレベルが昼も夜も四六時中高くなるように進化していたなら、周囲の男性との不要な衝突が増えて、おそらく自分の子どもに対する関心は減ってしまうだろう[9]（女性にも利点はない）。だから、男性が起床して一日の活動をはじめる前の早朝のほうが、テストステロンのレベルが高いのかもしれない。日中に社会に出れば、いつでもトラブルに見舞われる可能性がある。男性は、男性としての特徴を燃え立たせるためにテストステロンを必要としているが、日常の暮らしを営むだけなら、そのレベルをずっと上げたままにしておく必要はない。

テストステロンの調節は戦略的だ——男性も女性と同様、ホルモンの知性をもっている。

排卵の合図をほかの女性はどう感じる？

別のメスが出す排卵の合図に気づくことができるメスのヒヒは、それに反応して非常に攻撃的になる——出会いが致命的なものになるほど激しい。具体的には妊娠可能なメスのあとを追う。おそらく良質な遺伝子をもつオスをめぐるライバルになるからだろう。もちろん、妊娠可能なメスのヒヒは匂い以上に目立つ合図を出して、正体を明かしている（膨張した生殖器を見ればわかる）。それでも、匂いそのものがメス同士の効果的なコミュニケーション手段になっている証拠がある。

独自の研究を通して男性が女性の排卵の合図に気づけることを確かめ、学生たちとともに人間以外の霊長類の行動について考えたあと、私は女性も男性同様に女性の排卵の合図に気づけるかどうかを知りたいと思った。[10]

前回の匂いの研究と同じように、私たちはまた妊娠可能性の高い時期と低い時期を確かめた女性参加者の脇の下にガーゼのパッドを装着してもらって、女性の体臭のサンプルを収集した。参加者には今回も同様に無臭のきまりを定め、「ほかの匂いが混じらない暮らし」のルールを教えた。ただし、匂いを評価するグループを募集する方法は変えた。今回は、ほかの女性の匂いを嗅ぐ女性を見つける必要があったからだ。

女性が別の女性と身近に接する経験をした場合に、その経験によって月経周期に伴う女性の匂いの変化に敏感になるかどうかを知りたいと思っていたので、私たちは地元で開催されたレズビアンとゲイの（とても活気ある）プライドパレード〔ゲイやレズビアンなど性的少数者の文化を讃えるイベント〕の会場に案内所を設け、参加者を募集することにした。彼らは多様な性的指向をもつグループで、同性愛、両性愛、異性愛の女性たちが混じりあっていた。

同時に、パレード会場には発表用の——実際のサンプルも備えた——小さいブースも設置していたので、通りがかりの女性たちからデータを集めたいと思い、現場での研究もはじめた。最終的には大学内の研究室で行なう予定だったことを、その場でもやってみたのだ。妊娠可能性の高い時期と低い時期の女性のサンプルの匂いを（違いを隠して）嗅いでもらい、心地よさ、セクシーさ、強烈さを「とても感じる」か「あまり感じない」か尋ねた。

私は大量のデータを好む科学者なので、研究に参加してくれそうな人が一か所に集まっていると（熱烈な女性が大勢いるごったがえしたパレードは、まさにそんな機会で）、できるだけ多くの人たちに協力してほしいと思わずにはいられない……が、正直なところ、このときのデータは使いものにならなかった。匂いを評価する人の大半が、「レインボー・マルガリータ」を飲んでいたからだ。このときの出張研究室は、学内研究室で行なう匂いの研究に参加する女性を募集する方法としては効果的だったが、その日のデータからテキーラと食品着色料の影響を除外する方法はなかった！

私たちは大学に戻って匂いを評価するセッションを実施し、ヒヒから得た予想を裏づける結果を集めることができた――女性にとっても妊娠可能性の高い時期の匂いのほうが低い時期のサンプルより魅力的（心地よく、セクシーだが、強烈ではない）と評価され、男性の場合と同じ好みが実証された。さらに、妊娠可能性が高い時期の匂いの魅力は性的多様性に富んだグループでも同じレベルで、女性の性的指向はまったく関係ないことを示していた。

オスが気づく排卵の合図の目的は交尾や繁殖に関係しているが、メスが気づくものはきっと別の目的に役立つにちがいない。ヒヒに話を戻すと、メスのヒヒは発情期のメスに対して攻撃的な行動を見せ、メス同士の合図はライバルの存在を伝える役割を果たす可能性がある。大昔の女性のあいだでも、同様の目的に役立っていたのかもしれない。

ある小規模な研究では、女性が妊娠可能性の高い時期の別の女性の匂いを嗅いだ場合は、テストステロン（もちろん攻撃性と関連がある）のレベルが維持されていた。だが妊娠可能性の低い時期の女性の匂いを嗅ぐと、テストステロンのレベルが下がった。妊娠可能性の低い時期の女性に対しては、あまり脅威を感じなかったのだろう。

女性同士の場合には、考慮に入れるべき要因がまだある。匂いの合図を察知する女性の妊娠可能性の状態はどうなのか？　自分自身の妊娠可能性が高ければ、競争に対する準備が整っていて、より攻撃的に行動するかもしれない。だが、妊娠可能性の高い女性の匂いの合図を、まだ魅力的だと感じるのかもしれない（女性にとって、どの女性が特に魅力的で競争相手として脅威になるかがわからなければ、競争に犠牲を払う意味がない）。

この点については、女性の社会的関係をはっきりさせるものも含めて、さらに研究を進める機会が必要なことは明らかだ。ただ現在のところ、正確な働きはわからないとしても、女性のあいだでホルモンによる合図を実際にやりとりしていることに疑問の余地はほとんどない。

女性の声が高くなったら

哺乳類のメスは発情期になるとさまざまな鳴き声を出す。メウシの鳴き声はいつもと違う

「モー」になる。ゾウは周波数の低い、「発情期のガラガラ声」で鳴く。[11] キイロヒヒは「発情期の呼び声」で鳴く。

同様に、女性の声も妊娠可能性の高い時期にはホルモンの影響で変化する。[12] 私は同僚のグレッグ・ブライアントと協力して、七〇人ほどの女性の妊娠可能性の高い時期と低い時期の声のサンプルを収集した。女性たちには、「ハーイ、私はUCLAの学生よ」という単純なメッセージを録音してもらった。妊娠可能性の高い時期になると、排卵が近づくにつれて女性の声は高くなる。妊娠可能性が最大のとき（黄体形成ホルモンのレベルが月経周期のなかで最高点に達したとき）にメッセージを録音した女性では、声の上がり方が最も高かった。言い換えるなら、黄体形成ホルモンのレベルがピークに達すると、声の高さもピークに達した。

別の研究によれば、声を評価した人たち（男性と女性の両方が含まれていた）は、妊娠可能性が低い時期の録音より音程が高くなった録音のほうが魅力的だと判定しており、[13] おそらく高い声のほうがより女性らしいと感じられたせいだろう。

キスが伝えるホルモンの情報

ホルモンによる合図に気づくのは感覚の力だ――妊娠可能性が高い時期の女性では、見た目、匂い、声ともに、ほかの時期より魅力が増す（それぞれ視覚、嗅覚、聴覚で気づく）。だが触覚を通して気づく合図についての研究を聞いたことがないし、排卵が近づくと女性の肌が柔らかくなり、髪の毛が滑らかになるかどうかの研究も知らない（ただし、妊娠ホルモンの急増は「妊娠の輝き」をもたらすことがよく知られており、髪の毛もしなやかで豊かになる）。では……味はどうだろう？ 私はここで発情期に関する文字通りの下半身を探るつもりはない。もっとも、私が満員の会場で講演をしたあとの質疑応答の時間に、とても有名だが遠慮のないことで悪評の高い進化生物学者がオーラルセックスについて露骨な発言をしたことはある（彼は、源泉に近づいたとき、はっきりと排卵を察知できたと主張した。私はただ微笑んで、筋が通っているように思えると言うしかなかった）。ここではその代わりに、標準的なキスについて話すことにする。具体的には唾液についての話で、唾液にはホルモンがたっぷり含まれている（そして細菌もたっぷりだが、それについてはあとで触れる）。

匂いと味は互いに関係のある感覚だ。どちらも脳にメッセージを送って、分子に含まれている化学情報の解釈を助けるもので、ただ分子が空中に浮かんでいるか（匂い）、口から入ってくるか（味）の違いになる。そこで、もうひとつの合図の可能性として匂いから味に移るのは道理にかなっているだろう。だが唾液の役割に関しては、体臭の役割に関するものほど豊富で確実な研究はない。それでも、唾液が運ぶと思われるホルモンの情報について、わかっていることはいくつかある。

唾液はメッセンジャー

小さな体に大きい目をしたネズミキツネザルは、霊長類の亜目である原猿だ（この小型哺乳類がどんな姿をしているかを知らない人には、映画『マダガスカル』に登場するかわいらしいモートが、ネズミキツネザルだと言えばわかるだろうか)。人間と原猿との関係は、人間とオランウータンの関係よりも遠い(類人猿と人間は同じヒト科だ)が、ネズミキツネザルも私たちと同じ哺乳類で、その発情行動にはたしかに聞き覚えがある。

この夜行性の種のメスは、発情期になると移動運動活性を高める。匂いの合図を出し、高周波数の震え声を使って発声を増やす。また発情期には毛づくろいの時間が長くなる。妊娠可能性のピーク時は二時間から四時間しか続かず、その原因のひとつは一風変わった膣の形態と構造にある。膣管そのものが、発情周期のうちの数日しか開かない(飼育下での周期は最長で五八日が観察されている)。ネズミキツネザルはたくさんの妊娠可能性の合図を二四時間以内に詰め込み、それは少しも微細なものではない——恥ずかしがっている時間などないからだ。[14]

ネズミキツネザルは発情期になると「鼻口をこする」行動が最も頻繁に見られるようになる。まるでキスばかりしているように聞こえるかもしれないが、これはキスではなく、実際には単独の行動で、ここで重要なのは唾液だ。ネズミキツネザルは自分の口(鼻口)を木の枝に、飼育下では檻の棒にこすりつけ、その表面を舐めたり噛んだりする。匂いづけの一種で、エストロゲンが豊富な唾液を用いる(ネズミキツネザルは尿を使って匂いの合図を送ることがあり、これもホルモンの状況を知るひとつの目安だ)。キツネザルは夜行性なので、暗闇のなかを歩きまわるときに視覚以外の合図に頼る必要があるのだろう。これがエストロゲンの含まれた唾液を使う説明になるかもしれない。

唾液にはオスの睾丸とメスの卵巣で作られるステロイドホルモン〔生命や種族の維持に必須のホルモン〕が含まれているから、たしかに唾液が雌雄間の化学的コミュニケーションの手段として役立つ可能性がある（すでに説明した通り、私たちの研究では男性の唾液を用いてテストステロン〔ステロイドホルモンのひとつ〕のレベルを確認した）。パタスモンキーの発情期のメスは、性的腫脹で赤くなった尻をオスに見せながら実際によだれを垂らし、交尾を誘う。そうする理由が正確にわかっているわけではないが、ホルモンの合図を出している可能性がある。おそらく唾液を、オスに確実にメッセージを届けるための保険として用いているのだろう。

恋人には遺伝子が似ていないタイプを

これまでの研究では、唾液は雌雄間のコミュニケーションの方法としてほとんど考察されてこなかった。定評ある『霊長類の性衝動（*Primate Sexuality*）』の著者アラン・F・ディクソンは、次のように述べている。ホルモンが含まれているのだから、「唾液が雌雄間の化学的コミュニケーションの手段として機能する可能性を無視してはならない」[15]。鼻口をこするのはキツネザルにまかせておくことにして、唾液を通して男女が「コミュニケーション」するとても人間的な方法としては、キスをあげることができる。ただし遠慮がちな軽いキスではなく、舌をからませる激しいキスだ。

ホルモンの合図を感知するのは感覚で、キスには味覚が用いられる——ただしそれは一部分にすぎない。キスという行為そのものが、視覚と匂いの合図、音、触覚を総動員する、とても官能的な経験になる（目標の位置を確認したら目を閉じてキスするのはわかるが、腕を伸ばした位置まで相手を遠ざけながら鼻をつまんでキスすることはあり得ない）。キスは、正しく行なうなら、全部をひとまとめにしたものだ。

男性は、女性の体内の生殖ホルモンのレベルを味で知ることはできない（エストロゲンのうま味を純粋に識別できる、性的グルメのスーパーテイスターのような存在でない限り）。それでも、理由がわからないまま妊娠可能性が高い女性の魅力的な匂いを好きになるのと同じように、単純に味を好きになったり、その経験で興奮することに気づいたりすることはできる〈う〜ん……ぼくはこの人が好きだ〉。その点において、女性の「味」はホルモンの合図だと説明できる（デートには食事がつきものだというだけでなく、食べものと性のあいだには隠喩ではあるが明白な関係があることを指摘しておくべきだろう。男性は女性を、女性は男性を、まるで焼きたてのクッキーのように「おいしい」と形容する。私たちは味を欲しているのだ）。

進化についてわかっていることから考えると、キスには楽しみや興奮以外の効用があるように思える――あるいは、人類の歴史ではかつて別の目的を果たしていたように思える。唾液にはホルモンに関する情報だけでなく、微生物も、それも山ほど、含まれている。キスをすると細菌も口移しで伝わることを私たちは知っている――一〇秒間のキス一回につき八〇〇〇万個もの細菌だ（このごろパートナーのキスの時間が半分になったと思っても、まだ十分な数の微生物を受け取っている）[16]。

一説によると、ホルモンではなく微生物の交換が、健康な子を産むための遺伝的な機能を果たしているという。ＭＨＣ（主要組織適合遺伝子複合体）の遺伝子は、人間の免疫系の保護者のような働きをしており、病原体を見つけ、「本人」の一部である健康な細胞に変装して忍び込もうとする侵入者を追い出している。MHCの遺伝子コードは複雑であればあるほどいい。病原体が、簡単にはそのコードを真似ることができないからだ。

ふたりの人間がキスをすると、MHC遺伝子を含んだ微生物がいっぱいの唾液が交換される。この説に従うなら、キスの先まで進んだ場合、より複雑なMHCコードから両親の異なるふたつの対立遺伝子を得た子どもは、（より強い免疫系を備えて）より健康で丈夫になる。つまり、女性とは異なるMHCをもつ男性は、とても重要なよい遺伝子をもたらす。女性は、恋人とMHCが似ていない場合が多いことを示す証拠がある（スイスで行なわれた研究によれば、女性はMHCが似ていない男性が着ていたTシャツの匂いを好んだ[17]）。

MHCに関するかぎり、正反対同士は引き合うらしい。ところが細菌となると、一部の研究によれば、結婚しているまたは結婚を前提としたカップルがもっている微生物叢は似ている場合のほうが多いという[18]。つまり、カップルの唾液には同じ細菌が含まれている。ふたりが常に微生物を交換しているるからかどうかはわからない。たぶん最初は異なる微生物をもっていても、カップルが同じ生活環境を共有しはじめると、等しくなっていくのだろう（歯ブラシを共有すれば微生物を共有することになり、残念なことに、病気も共有する）。

このようにキスは、私たちが考えているよりも生物学的に――そしてホルモンの点で――重要なものらしい。次に恋人と親密なキスを交わすときには、そのことを考えてみてほしい。

なぜ排卵は隠されたのか

女性は自分の妊娠可能性の状態を、ほとんど隠すように進化してきた。外から見てわかるパートナー探しの行動をとるものの（多くの場合は発情期と重なる）、排卵が近づいて妊娠可能性のピークが来ることを知らせようとはしない。ただし、匂いのような合図は出している。合図そのものは男性（または別の女性）から完全に隠されてはいないが、その詳細な意味は隠されたままだ。すでに指摘した通り、男性は合図を察知できても、その意味を確実に解読することはできない。

人間に排卵の合図があること、そしてなぜ排卵そのものをこれほど隠しているかについて、いくつかの説明を検討してみることにしよう。それでも先に言っておくが、女性は妊娠できることを外に伝えてはいない。

私たちはすでに、性的機会を広く受け入れる男性には、説得の必要はほとんどないことを明らかにしてきた。女性は自分の妊娠可能性を（微妙にでも、そうでなくても）見せて、男性の気を引く必要などない。実際には必要のない注目を集めてしまうかもしれない。たとえば望まない男性やライバル、弱いものいじめをする女性などの目につく可能性がある。

人間の男性の脳は、性行動を起こすための合図を受け取る必要などないように進化してきた――ヒヒの真っ赤な尻をもう一度思い出そう。男性は、女性の肌を露出した服装や香りの合図に対して性的反応を示すことがあるのは事実だが、おそらく繁殖の機会を逃さないよう複数の機会に賭け、パートナーが性的行為を受け入れやすくなっているとき、あるいはもっと好都合に相手を探しているときには、いつでも性的行為に関心を示すよう進化してきたのだろう（繁殖の機会に関しては、「備えあれば憂いなし」を信条としているのだ）。延長された性衝動（妊娠可能ではない時期にも性交渉をもつこと）と、絆を保つためのその役割も、いつ性行動をとるかに関係する。妊娠可能性の高い期間以外にも性行動に関心を示す女性は、パートナーとの絆を強め、パートナーの投資を守るのにひと役買うことができる。だが快楽を覚えれば――性交渉の楽しさが駆動力となって――男性は心地よいという理由だけで性交渉に関心をもつだろう。あるいは土曜日という理由だけのこともある。

それでも、排卵の合図はある――そこにホルモンがあるからだ。女性は排卵の合図を隠すように進化してきたかもしれないが、妊娠可能性自体を危険にさらさずに隠し通すには限度があっただろう。たとえばひとつの戦略として、ホルモンのレベルを減らしたり、組織内のホルモン受容体の密度（その働きには妊娠可能性のはっきりした合図も含まれることがある）を減らしたりするかもしれない。だがそれによって、妊娠可能性が低くなったり、妊娠する力や妊娠を維持する力が弱まったりすることもあっただろう。「漏れ出した合図」仮説は、排卵の合図は、体が妊娠可能性のピークに達したときの生理学的変化の副産物だとする――女性の体の複数の系統に影響を与える通常の周期的なホルモン変動のせいで、合図が、たとえばホルモンを運ぶ匂いの形で「漏れ出す」。そして男性のほうは、合図がどんなに微かなものであっても、それに気づいて魅力的だと感じるような強い進化圧にさらされた。これが、時間とともに合図を（ある程度まで）隠すよう進化してきた女性と、それに気づくよう進化してきた男性の、繊細な共進化のダンスになった。
もちろんここで疑問になるのは、女性が合図を隠す利点は何かということだ。それにはいくつかの可能性がある……

よきパパ候補がいつも近くにいるように

ひとつの可能性として、自分が父親であることに対する確実さ――〈俺の子か、それとも別の男の?〉――が関係していることが考えられる。女性の排卵が（たとえおおよその期間であっても）簡単にわかると、男性は妊娠可能性の高い期間だけ近くにいるものの、残りの期間にはどこかをブラブラして、別の性交渉の機会を探してしまったかもしれない。けれども女性の最も妊娠しやすい時期を判別できなければ、男性はいつも近くにいて「配偶者防衛」の行動をとり、周期の全体を通した投資によってパートナーに好印象を与える必要があった。よきパパが近くにいて家族に投資し、家族を守りつつ資源を手に入れれば入れるほど、つがい関係の形成と共同育児は容易になるだろう。そして延長された性衝動が父親による投資を支えただろう。定期的な性交渉が取引を固めた。

イケメン・プレイボーイがあたりをうろつき、女性の妊娠可能性を察知できたなら、集団内の配偶行動の機会を独占してしまったはずだ。いわば、イケメン・プレイボーイが目に入らない状況だから女性は別の男性を追うことができ、そのなかには、親の投資と脳の大きな赤ちゃんをもたらしてくれるよきパパ候補も含まれていた。[19]

友を増やし、敵を減らすように

すでに述べたように、メスのヒヒは地位の高いオスによって選ばれた妊娠可能なメスを攻撃し、殺してしまうことさえある〈私が彼を手に入れられないなら、あなただってだめ〉。大昔の女性たちは、そうした攻撃の的になることを避けるために、ほかの女性たちから排卵の合図を隠すよう進化した可能性がある。

また、妊娠可能な女性の匂いの合図に気づくと、女性のテストステロンのレベルが上がるというヒントも見てきた。ただし、妊娠可能な女性たちがどのように互いに反応するかは、まだよくわかっていない。また挑戦仮説によれば、男性が妊娠可能な女性に出会うと同時にライバルの男性と戦わなければならない状況で、テストステロンのレベルが上がることもわかっている。では、すべての男性があらゆる女性の妊娠可能性な時期を感じとれるとしたらどうだろう——あたりの空気にはテストステロンも混じった性ホルモンが充満し、至るところで争いがはじまるにちがいない。

男女両方にテストステロンが影響する可能性があるのだから、隠された排卵は平和維持の役割も果たし、人間が力を合わせて確実な子育てを支援できる共同体構築の一助にもなっただろう。[20]

女性が欲しいものを手に入れられるように

最後に、排卵を隠すことによって大昔の女性たちは自分で選び、繁栄できた。女性は自分の時間割に沿って、元気な遺伝子をもつ男性を探すことができた。また、女性が「混合型」の配偶戦略を選んだために、子どもとともに繁栄できた場合もあっただろう。その戦略ではイケメン・プレイボーイから良質の遺伝子を確保するが、長いあいだの苦労を乗り切るためによきパパ候補を手放さない。まったく賢いやり方だ。

女性はホルモンの力によって目立たずにすむよう進化し、自らの妊娠可能性を内緒にして、相手が男女のどちらであっても不要な攻撃から身を守っている。だが女性の月経周期を通して、また女性の一生を通して隠されているのは、排卵期だけではない。あらゆる段階が隠されている。女性を見ただけでは、月経中かPMSに襲われているかどうかはわからないし、——ごく初期の段階なら——妊娠しているか閉経しているかもわからず、それは女性本人にとって有利だ。

ある意味、女性ホルモンの知性そのものが隠されているわけだが、その存在によって最も力を与えられている人物だけは、それを知っている。

第7章 卵子経済《エッグノミクス》——女性の人生を脳とホルモンから見る

四〇〇回。産業化された世界でほとんどの健康な女性が経験する月経周期の回数だ。ホルモンの波が毎月毎月、着実なリズムを刻んで上昇と下降を繰り返す。そのタイミングと長さは、ふつうは何年も続いて非常に信頼性が高い。〈オッケー、前回は三週間前で、きょうは一五日だから、次は金曜日から火曜日までには終わる……〉。だが、月経自体は何年にもわたってほとんど予測通りにやってくるものの、女性ホルモンに導かれる暮らしの全体像は、かなり大きな変化に富んでいる。

思春期到来の時期、妊娠可能な年数、そして閉経は、女性一人ひとりで大きく異なることがある。たとえば一二歳のときに初潮を迎え、三〇歳で妊娠し、五〇歳で閉経すれば、ごく「平均的」に響き、生涯にわたるホルモンの動向をきれいに、きちんと描くことができる。だが現実には一〇歳で初潮が来ることも、大人になって四〇歳で出産を選び、五十代半ばまで月経が続くこともあり、そのすべてが完璧に正常で健康的だ。

現代の女性が、これらのきわめて女性らしい人生の段階を迎える年齢は、大昔の女性に比べると大幅に変化している（米国の女性が第一子を出産する年齢は、一九七〇年の二一・四歳から二〇一四年の二六・三歳へと五〇年もたたないあいだに大きく変わり、出産年齢の上昇傾向が反転する兆しは見えない）[1]。女性の一生のどこで起きるにしても、私はこれらの人生の段階を「卵子経済《エッグノミクス》」の観点でとらえている。成長、結婚、子育て、孫育てをするなかでの生物学的な交換条件と、変化する負担と受益の関係だ。

これから見ていくように、女性ホルモンの知性は、早くからはじまって生涯続くように進化した。

思春期の代償

女性の生涯にはホルモンがすっかり出そろう段階がある。それは見て見ぬふりでやり過ごすことはほとんど不可能な、思春期が本格的に訪れる時期だ。男子もホルモンの急増を免れることはなく、ちょうど中学生の年齢にあたるが（まったく非情なタイミングだ）、女子の場合は変化がとりわけ明白なように思える。

思春期に入る女の子をもつ母親に聞くと、まだおもちゃで遊び、アニメ番組を見て、抱きついてくるが、一方で親からの独立とプライバシーも望んでいると話す。化粧や洋服に興味を抱いた女の子は、部屋の片隅にドールハウスを置いたまま、ひと晩で変身するように見える。リップグロスや最新の流行にほとんど興味を示さない子でも、エストロゲンに影響された身体的変化を免れることはできない。胸、腰、顔立ちがひとまわり大きくなり、はっきりし、大人びて見えるようになる。

妊娠可能性のピーク時にあたる女性は、周囲の女性に対する競争心や攻撃的な気持ちを強めることがあるのだが、これは少女や若い女性によく見られる絵に描いたような「意地悪な女の子」の行動の延長線上にあるものだと思いたくもなる。だが言うまでもなく、そうした緊張関係の一部は単に環境のせいで生じている。まだ誰かに頼りたい依存心のある若者にとって、学年で上下関係が明確な中学や高校の過保護な状況を抜け出すのはつらいものだ（勉強のプレッシャーもますます強まり、やがて歩み出さなければならない外の世界を思い起こさせる）。

けれども、行動の一部は実際にホルモンに影響されている。

少女時代――年相応に振る舞う難しさ

実際に排卵し、月経を経験し、完全に妊娠可能になるずっと前から、少女は性に対して関心を抱く能力がある。それでも「男の子で頭がいっぱい」だからといって、十代の妊娠へとまっしぐらに突き進むわけではなく、性行為を経験するかどうかさえわからない（実際、過去数十年のあいだに米国では十代の妊娠が着実に減ってきている）[2]。

妊娠可能になる準備段階の（まだ排卵していない）女子でも、男子に関心を抱くことはある。これは人間の性的衝動が繁殖のためだけではないという考えを裏づけており、人間関係の形成にも役立っているのだ。男子を追いかけたり、男子に追いかけられたりするのが好きな女子は、ただ可能性を試しているにすぎない。女の子は「ままごと」遊びで、家庭内の人間関係を背景としたさまざまなスキルを学ぶだろう。たとえば、結婚相手として、また子育てのパートナーとして、誰が適当かを見分ける目を養っているのかもしれない。それがわかると、小さい子どもがいる読者は子どもたちの遊びを見る目が変わってくるにちがいない。〈こんどはキランがお父さんになる番ね。仕事はテレビのレポーターよ。モリーは赤ちゃんで、お母さんがいないと寂しくて、ときどき泣いたりするの。私はお母さんになる。私は獣医さんで、宇宙飛行士もやってるわ。イヌを九匹飼っていて、夕ご飯にはアイスクリームを食べましょう〉

初潮の年齢には大きな幅がある。お泊り会に集まった一一歳の女子が、みな同じ歳には見えないことがあるのはそのせいだ。ホルモンが働きはじめる日程の異なる理由はいろいろあり、たとえば栄養状態（肥満では初潮が早まる）、環境の影響、人種、遺伝などをあげることができる（一部の化学物質や毒素もホルモン周期の変動を引き起こす可能性があり、その理由については第8章で説明する）。

大昔の、身体的条件も社会的条件も不安定だったころには、栄養の状態——十分な食べものがあるか食糧難か——が、少女の性成熟に主要な役割を果たしていた。栄養不良になると初潮が遅れ、食糧不足の時期には元気な子が生まれる数が減ったことだろう。

しかし、卵子経済の逆の結果もあり得た。「よい」時代がやってきて、欠乏に苦しまずに豊富な暮らしができる条件が整えば、若くて健康な女性が早い時期から成熟し、より長い期間にわたって、より多くの元気な子を産むことができた。興味深いことに、メスのカリバチは繁殖力と子を産むのに適した条件について、「使わなければダメになる」という戦略を用いる。カリバチは通常、産卵に適した場所を探すのに長い時間をかけるのだが、実験的に予想寿命を操作すると（寿命が春より短くなる秋の日照パターンを用いると）、そのような入念な場所探しをやめ、急いで産卵するようになるという。[3]

少女たちは思春期を通過しながら互いに深い友情を保つだろうが、同年齢の女性のあいだで社会的な対立が生まれる状況もあり得る。それは互いの目の前で、大きく異なる速度で成熟していくからだ――男性もそれを目の当たりにする。早めに成熟する少女は、少年（および男性）から、さらにほかの女性からも、望まない注目を浴びるかもしれない。一方で発達の遅い少女たちも難しい時期を過ごすことになるだろう。幸い、思春期は永遠に続くものではなく、年頃になったばかりのホルモン急増はやがて落ち着き、もっと安定したリズムを刻むようになる。

母と娘の対立

思春期は、少女が両親と――なかでも母親と――対立するピーク時でもある。母親と娘はエストロゲンのレベルが対照的であると考えられ（一方は衰えはじめ、もう一方は急上昇をはじめている）、そのせいで気分と行動も互いに反対の方向を向いてしまうことがあるからだ。それでも、ついカッとなって相手にぶつける感情は、まるで反響室から聞こえてくるように感じられる。〈私のことをかまわないで。どうしてそんなに意地悪な言い方をするの。独り立ちできる時期を待ちきれないわ〉

これはきわめて現代的な光景に思えるかもしれないが、こうして母と娘が角を突き合わせる典型的な場面は、大昔の祖先の出産にまつわる葛藤の名残なのだろう。そのころの少女たちは、相応の年齢に達すればすぐに住処の貴重な助け手とされ、小さい子どもたちの世話や家事をまかされた。もし母親の生殖年齢が終わっていなければ、なおさら頼りにされる〔そのため、自分の子を持つ機会が遅れる〕。

人間以外の一部の霊長類では、母親または自分より上位のほかのメスと同居している若いメスは、性成熟が遅れる可能性が高い——そうすることによって、下位の助け手として群れに残れるからかもしれない。[4] だが、祖先の時代に母親の近くにとどまっていた少女の性成熟が比較的遅くなったのには、(無料ベビーシッター以外の) 別の理由もあり得る。もし子ども時代の環境がとても安定していたなら——条件が整い、資源も豊富だったなら——繁殖への圧力はなく、発達段階を進むのにゆっくり時間をかけ、丈夫な体を作り上げることができる。

やがて娘がもっと成長して思春期に達するにつれ、発情期の欲求をはじめて経験し、母親がそうだったように、自分自身のパートナー探しに専念して自分自身の子を産むことに心を惹かれるようになる。そうした祖先の時代にも、何らかの理由で自分自身の出産の機会を顧みず、ずっと残って女家長とその子どもたちの世話を続けた「未婚のおばさん」はいたかもしれない。それでも少女たちは少しずつ発達して母親から独立し、先に進んでいった可能性のほうが高い。

思春期は涙と欲求不満の引き金となり、友情の絆を台無しにし、最も物分かりのよい親の忍耐力さえ試すことがある。だが、女性が通るこの道に関わるホルモンは、準備が整った祖先の少女たちの巣立ちを後押ししたものだ——その力は今でも変わりがない。

妊娠のコスト——パートナー選びの知力・母親の知力

女性は三六歳のときより二五歳のときのほうが妊娠しやすいかもしれないが、仕事に縛られた現代の女性の大半にとってはまったく不都合なことだ。キャリア形成のピークとなる年齢と妊娠可能性が最も高い年齢が現実的にぶつかっていることは、多くの働く女性が（働くのをやめた女性も含め）実証している。現代を生きる女性は、身体的健康から物質的資源までのさまざまな分野で自分自身の準備がよりよく整うまで、さらに一般的には家庭で手助けしてくれるパートナーを得られるまで、子を産む決断を遅らせる方向へと導かれている。

私たちは母親になる時期を遅らせるという点で、遠い昔に、単に卵子を受精させるだけではない男性を探し求めていた女性たちにとてもよく似ているのかもしれない。妊娠期間を最後まで保てる確率が高まるまで待っていた女性は、自分の子どもに、専門書で言うところの「胎児アウトカム（なんらかの介入による成果）の改善」をもたらすことができた——簡単に言うと、生き残って力強く成長し、将来には自らが繁殖を担える、健康な赤ちゃんを産むことができた。

出産を有利にする年齢と環境

近世の女性の妊娠は、おそらく二十代が最も多かったと考えられ、そのあいだに数回の妊娠、出産、授乳、排卵再開を繰り返していた。だがこれはよくある想像に反しており、祖先の平均寿命は今よりも短かったから（ちなみに狩猟採集民は四十代で死んでいた）、女性は排卵がはじまって妊娠可能になるとすぐ、とても若いころに妊娠していたと予想してしまうだろう。[5] だが事実として、人間が第一子を産む平均年齢は、（チンパンジーとボノボが第一子を産む）一三歳や一四歳ではなく、一九歳に近かった（ゴリラの場合は一〇歳だ）。

とても若い女性は妊娠が可能であっても、身体的な成長がまだ続いている時期だから、健康の面で不利だったはずだ。たとえば、思春期に見られる免疫系の発達、骨の成長、脳の発達は、長く生き残るためにきわめて重要なものだった。年若い少女が妊娠すれば、当然ながら自分の体の資源を発達する胎児と分け合うことになるが、少女自身がまだ身体的に成熟している最中だ。そのため、妊娠は母親と子どものあいだの資源をめぐる競争を生む。

たとえば、骨盤が十分に発達して成熟する前の少女が妊娠した場合でも、胎児は自らの骨格形成のために、母体から取り込める栄養素は何でも吸収してしまう。その結果、少女の骨盤は正常に発達できず、腰が細すぎて出産が難しくなる。また少女自身の成長と胎児の成長による栄養の奪い合いによって、生まれてくる子どもには未熟児、低出生体重、さらに死産まで、栄養不足に関わる複雑なリスクが伴う。このような母体と胎児の衝突は、母親にとっても子にとっても高い代償となったはずだ。

年長の女性から健康な男性を競争相手とみなされれば、年若い女性は不利だったかもしれない。パートナーと資源が限られた状況では、女性の連帯はいつも力強いとは言えない。さらに、年長の女性のほうがまだ若い女性より必然的に、物理的および社会的環境を理解する経験を積んできている――どの男性がパートナーとして適切かを含め、生殖環境を評価する手腕が高かったことだろう。発情の起源の一部でもある魚類の仲間にまで戻ってみると、メスのグッピーは配偶行動中のオスを、配偶行動中ではないときに見るオスより魅力的だとみなす。[6] まるでメスは、オスが望ましくて能力をもつ証拠を――別のメスから――探そうとしているかのように見える。グッピー版の、健康な遺伝子をもつイケメン・プレイボーイを探すやり方だ。これは、どこに食べものがあるか、誰が捕食者かを知るのと同じ、一種の社会的学習で、人間は生き残って繁栄するためにこの大切な任務に携わる。だがこれらの貴重な経験は時間とともに蓄えられるものだ。年を重ねるほど賢くなる。

祖先の女性がとても若い年齢でパートナーを選んだとしたら、共通の子どものために長期間にわたってその男性に束縛された可能性がある――おそらく妊娠可能な期間の、すべてとは言わないまでも大半を共に過ごす必要があっただろう。集団が小規模で（学校のキャンパスも交際相手紹介のアプリもなかったのだから）、女性も男性も選択肢がほとんどなかった場合も多かったかもしれない。それでも、大半の状況で選択肢をもっていた可能性もある。さもなければ、なぜ私たちが生殖能力、資源獲得能力、すぐれた遺伝子素材に目を向ける配偶者選択の基準を進化させてきたように見えるか、理解できなくなる。もっとも、社会的環境と配偶者の選択肢について学習する前の、あまり早い時期に選択してしまうのは、めったにいないイケメン・プレイボーイ／よきパパ候補の両面を持ち合わせた相手をたまたま確保できた場合を除き、女性のためにはならなかった可能性がある。

女性の年齢と環境に関しては、条件が適切なときに妊娠できれば、祖先の女性は出産を有利に進められることになった。そして現代でも、正しいと感じる時期まで待つことがまだ意味をなしている。

必死に努力せずに赤ちゃんを作る

私は個人的な理由と仕事上の理由から母親になる時期を三十代半ばまで延ばし、そろそろ準備ができたと感じたとき、どうしても赤ちゃんがほしいという願望と同時に、もう妊娠できないのではないかという激しいパニックにも襲われた。アメリカ生殖医学会による統計に、三十代の女性が妊娠する可能性は毎月二〇パーセントだという心臓が止まりそうなものがある。そして四〇歳になると、その可能性はわずか五パーセントに低下してしまう。私はとりわけ気分が落ち込んだ日には、思わず「進化の行き止まりにはなりたくない!」とつぶやいてしまったのを思い出す。

私がボブ先生のもとを訪れたとき、あの恐ろしいふたつのパーセントのちょうどあいだくらいの年齢になっていた。ボブ先生はカウボーイブーツを履いた不妊治療専門医で、小柄ではあったがとてつもなく大きな魅力を漂わせ、早い時期から私に「双子が生まれるよ」と――ひじで看護師の肋骨をつつきながら――宣言していた(そしてその通りになった)。私の場合は体外受精が正しい選択で、私の生活を一変させたふたりのかわいい子に恵まれた。妊娠は――特に三五歳を過ぎてからは――不安と背中合わせのテーマであることに疑いはないが、その不安の多くは、広く知られていながら誤った情報に基づく、不必要なものだ（私は体外受精のあとで「あらー」とつぶやきながら双子の母親になった女性に数多く出会ったから、妊娠できないのではないかというパニックは度が過ぎているかもしれない、またはそれ自体が妊娠を抑制しているのかもしれない）。

インターネットを検索してみると、三六歳から三九歳までの女性の三人に一人は一年間試みても妊娠せず、この年齢の女性に対する標準的な医学的アドバイスは、半年間試みて妊娠しない場合は「専門家の助言を求めること」とされ、私もまさにそれに従った。

だがその情報は、なんと一七世紀と一八世紀のフランスの記録に基づくものだ。データは、ベルサイユ宮殿が女性たちにそれぞれのボブ先生を見つけるよう促していたと言えるくらい古い。『せっかちな女性のための妊娠ガイド[7]（*The Impatient Woman's Guide to Getting Pregnant*）』の著者ジーン・トウェンギ博士は、その統計を取り上げ、当時はまだ抗生物質も、電気も、不妊治療もなかったと指摘している。現代の女性の生殖医療の状態は、太陽王の時代よりもはるかに進んでいる。

研究者は最新のデータを調べ、三六歳から三九歳までの女性が一年以内に妊娠する可能性は八二パーセントであることを発見した。それより若い女性では可能性が高まるが、それほど大幅な違いはない。二七歳から三四歳までの可能性は八六パーセントとなっている。これらの健全な統計値には、不妊の危機はほとんど見られない。
妊娠は難しいという結論に大慌てで飛びつくのは、おそらく私たちのホルモン周期が物語っている話の全体を考えず、年齢だけに注目しすぎているためだろう。妊娠、または妊娠を避けることは、目標かもしれない。だがどちらの場合も、ホルモン周期がどのように機能しているかを理解すれば、自分のホルモンの知性を利用して望み通りの成果を得ることができる。

妊娠すると脳の配線が変わる（妊娠脳）

女性が妊娠中に経験する身体的および心理的な変容は、よく知られている。一部のホルモンによる変化は、たとえば母乳を生産して授乳を可能にするホルモンであるプロラクチンの増加のように、一時的なものにすぎない。だがそのほかは簡単に消えるものではなく、女性の認知機能の変化をはじめとして、おそらく女性の脳を恒久的に変化させている。

私はまだ妊娠の初期だったころ、学部長（私の上司）と副学長（上司の上司）も同席する大学の大切な会議に出席したことがある。私は重要な立場にあり、自分の研究について学部長や副学長に報告する必要があったから、会議の進行はどうでもよいという種類のものではなかった。それなのに私は、広々とした会議テーブルの下に潜り込んで、コートを枕に昼寝をすることばかり考えていた。また、妊娠初期にはあらゆるものの匂いがわかり、どれも二〇倍に感じられた。私はひとりで何週間も、「何か変」（そしてひどく嫌なもの）としか説明できない匂いに気づき、それは台所のどこかから出ていると断言していた。〈いったいどこにあるの？〉。ようやく見つけたのは、冷蔵庫の奥に押し込まれたキャットフードの缶詰のわずかな残りで、きちんとカバーをかけてあったものの、腐りかけていた。吐き気はそれほどひどくなかったが、その日はクッキーを食べることができず、台所の流しに投げ捨てた。同じころには人の顔がいつもと違って見えるようになり、それまで変わってはいてもまあふつうだと思えた顔にもゾッとすることがあった。

こうしたさまざまに異なる感覚には、すべてに共通するひとつの根源がある。妊娠中、ホルモンの知性によって精神が研ぎ澄まされ、体がさまざまな新しい課題にうまく対処できるようになっているのだ――免疫系を保護して危険を避けるのも、そのひとつに数えられる。たとえば、（通常の周期のように上昇と下降を繰り返すのではなく）妊娠期間を通して高いレベルに保たれるプロゲステロンによって、女性はうたたねを好むようになり、むかつく（たとえば腐りかけのキャットフード）または危険だ（たとえば脅威を覚える人物）と感じるものから遠ざけられている。

プロゲステロンのレベルの高い女性が不健康な男性の画像をいつもより好まなくなることを示した研究（第3章を参照）を行なった同僚のダン・フェスラーは、このような状態を妊娠初期の「嫌悪感受性の上昇」と呼び、さまざまな方法で探った。その研究のひとつでは妊娠中の女性に質問票を渡し、胎児が感染に対して最も脆弱で流産の可能性が最も高い妊娠初期に、最も大きな嫌悪を感じたのは何か（ゴキブリ、むきだしの臓器、寄生虫、粘液、外傷、トイレ、獣姦……）を質問している。[8] すると最も大きな嫌悪の原因は、腐った牛乳を飲むなどの危険な食べものの選択に関するものだった。腐った食品から毒性のある細菌が体内に入れば、サルモネラ中毒やリステリア症によって胎児の発達に問題が起きたり流産の原因になったりするから、これは筋が通っている。

妊娠初期にはつわりが最も起きやすく、また妊娠ホルモンのヒト絨毛性ゴナドトロピン（ｈＣＧ）のレベルも最も高い。このホルモンがむかつきや吐き気の原因になっているかどうかは判明していないが（フェスラーは研究でｈＣＧに触れていない）、多くの研究者はこのホルモンとつわりとのあいだに強いつながりを見出してきた。[9] だが、発達中の胎児を傷つけるかもしれない害のある病原体を妊婦が取り込むのを阻止しようと、ｈＣＧが脇役として活動しているのだとしても、それは母と子の両方を同じように守ろうとする、より大きいプロセスの一部にすぎない。

私は妊娠中に、自分の冷蔵庫に眠っていた病原体を見つけて避けることができただけでなく、それまではまったく問題にしていなかった別のことも経験した——まるで自分の脳に霧がかかったように感じたものだ。

ただ昼寝が必要なだけだったのかもしれないが、あまりにも頻繁に頭がボーッとなるので、私はあの悪名高い「妊娠脳」に冒され、集中力も記憶力も奪われてしまったのではないかと心配になった。それまではずっと、妊娠脳などというのは時代遅れの神話にすぎないと思っていた。私は進化心理学者として——そして女性として——、私たちがまさに繁殖の準備を整え、身体的および精神的な強さの蓄えを必要としている時期に、自然選択が女性の知性を奪うことなどあり得ないように思えたのだ。

だがここに、卵子経済の負担と受益の教えがある——妊娠は女性の体にとって人生で最大級の代謝の負担となり、交換条件としてエネルギーを求める。研究によれば、妊娠中（および出産後）にはわずかではあるが測定可能な程度に、記憶力をはじめとしたいくつかの認知機能の低下がみられる。だがそれは、胎児の健康を保つために、体が資源を流用しているせいで起きている現象だ。

記憶力が弱まり、観察力・直感などが高まる

心理学研究者のローラ・グリンは妊娠中の脳に対するホルモンの影響を研究しており、その研究結果は、妊娠を維持するために女性の身体に投入されるホルモンのレベルが通常の（妊娠していない）毎月の周期をはるかに超えていることを思い出させてくれる。[10] たとえばエストロゲンの量は、通常の三〇倍になる。体内でこれほど大きな変化が起きるのだから、脳に対しても、機能と実際の構造の両面で影響があるのは無理からぬことだ。

妊娠中の脳について私たちが知っていることの大半はラットを用いた研究に基づいていることを指摘したグリンは、いちはやく人間を対象として研究を行なった。彼女は二五〇〇人を超える妊娠中の女性に研究室まで来てもらうと、妊娠中と産後の認知機能を分析して、女性の人生で特別なこのホルモンの段階が、どのようにして「母親の知力」を呼び起こすかを調べた。グリンはさらに、第一子の妊娠と第二子以降の妊娠で女性が受ける影響に差があるかどうかも知りたかったので、研究には初産婦と経産婦の両方に参加してもらった（比較として、妊娠していない女性の脳の機能も調べた）。

標準的な語想起（あるカテゴリーの単語を一定時間内にできるだけたくさん挙げる）の課題を用いたグリ

ンの研究では、女性の記憶力は妊娠が進むにつれて低下したが、衰えがはじまるのはだいたい一四週目（または妊娠中期のはじめごろ）からで、それまでは妊娠中の女性と妊娠していない女性の成績に差はなかった。妊娠二九週目ごろからは、ふたつのグループの差はさらに明確になった。妊娠の早い段階からエストラジオールのレベルが上昇することが、想起の課題での成績低下に関連していた。分娩後三か月がたってもまだ記憶力への影響は明らかで、子どもが二人以上いる母親では、ひとり目の子の母親よりも成績が悪かった（この最後の点は、上の子がいてさらに乳児を育てている母親には、まったく意外なことではないだろう）。

もちろん、赤ちゃんが母親の脳を食べてしまっているわけではない。そんなふうに感じられるかもしれないが、そうではなく、妊娠によって女性の脳の可塑性が何らかの形で変化するという証拠が見つかっている（妊娠中の女性の脳スキャンを行なった最近の研究では、灰白質の量が、特に社会的認知を司る脳の部分で減少しているように見えた）[11]。記憶力が実際に影響を受けるのは、妊娠によるホルモンの急増によって脳の配線が変化したときのようだ。事実、新しく母親になった女性の八〇パーセント以上が、睡眠不足、ストレス、気持ちの落ち込みが解消したあとでも、記憶力の問題が残っていることを報告している。[12]

ただしほとんどの研究で、この記憶障害は語想起の分野に集中していることがわかっており——たとえば前もって見せられた単語を覚えていないなどで——ショッピングカートから赤ちゃんを抱き上げ、駐車場から出る前に車に乗せるのを覚えておくといった、重大なことに関わるわけではない。妊娠中、女性の体が出産と母親としての役割の準備を整えていくにつれ、ホルモンの変化に対して卵子経済の「負担」が生じるらしい。それはわずかにぼんやりと霧がかかったような脳だ。だがこれから見ていくように、「母親の知力」には利点もある。母親の脳では記憶力がわずかに低下する代わりに、感受性、観察力、共感力、直感が高まり、そのすべてが親としての力に磨きをかけるものだ。

巣作りの心理

私は妊娠中、昼寝をしたかった——でも、準備もしたかった！　双子がやってくるのだ！　ベビーベッド、車用のベビーシート、衣類、おむつ、おしりふき、もっとおむつ、低刺激性のオーガニック「クレンジングウォーター」、ハーブの薬、小さい爪切り。車から玄関までの八歩の距離を運ぶのにベビーシートをそのまま載せられる特別なベビーカーも必要だ……子ども部屋を整えるのにも頭がいっぱいで、男の子と女の子のどちらにも「ぴったり」なように（水色がいい！）、そして柔らかく、かわいらしく、この地球上に降り立とうとしている貴重な生きもののために完璧なものにしたいと思った。適度なクッションの椅子、子宮内と同じ音が聞こえるハイテクのゆりかご、赤ちゃん用の厚紙絵本——読書をはじめるのに早すぎることはない……。基本的な育児の手順、泣いて、飲んで、おしっこをして、眠る赤ちゃんを落ち着かせるおくるみの巻き方も勉強した……。そうだ、赤ちゃんの安全も考えなければ！　それは絶対に必要だ！（私は双子が生まれてくる前に台所の戸棚すべてに安全ロックを取りつけることに決めた。まあ生まれてから一年ほどは、髪の毛もまばらなプクプクの赤ちゃんで、立つこともないだろうが)。

そのうえで、どうしても掃除をしたいという抑えがたい願望にかられた。とてつもなく大きいお腹をかかえた女性がなぜ、必要な休息をとりたいという強い思いを抑え、掃除機をかけ、家具を整え、シーツとタオルの戸棚を整理するという差し迫った必要性のほうに頭を切り替えられるのか? 巣作りの衝動は本物だとしても、それが実際に役立つことかどうかは疑問に思うだろう。仕事をしている妊娠中の女性は、デスクから余分な紙をすべて片づけたがり、産休を見越して同僚に大量の指示を出す。そうした事前の準備には正当な理由がある。ところが妊娠中の女性はオフィスを整理整頓するだけでは気がすまず、ラザニアを二〇皿分焼いて冷凍し、シャワー室の目地まで塗りなおしたいと思ったりする。だが、マーサ・スチュワートのような「カリスマ主婦」に感化されたわけではない。ここで働いているのは何か別の力だ。人間と動物は、子どもの誕生につながる発情期の欲求だけでなく、強力で目的のある巣作り本能も共有している。

すべての種に共通した事実として、誕生の瞬間とその後の数分、数時間、数日に、生命が最も大きな危険にさらされる。病気やけが、または捕食者による死の脅威は大きく、それは新しく生まれた子どもだけでなく母親にとっても同じことだ。この危険を減らすひとつの方法として、妊娠中のメス(女性)は安全と衛生を確保できる巣を準備する。鳥もそうするし、ミツバチもそうするし(ただしカリバチは、大至急で産卵する必要があればそうしない――この章ですでに説明した部分を参照してほしい)、私たち人間もそうする――とりわけ妊娠後期には、その傾向が強い。

妊娠の前期、中期、後期を通した女性（および妊娠していない女性）の「巣作りの心理」を調べた研究によれば、妊娠後期の女性がほかの時期の女性たちよりも巣作り行動を多く報告した——なかでも、整理整頓する、ものを捨てる、新しいスペースを作るという行動が多かった。[13]

流産の危険が最も高い妊娠初期には、すでに述べたように、女性は病気に関連のある要因に対して非常に敏感になり、強い嫌悪を示す。そしてその数か月後になると、このような身を守る行動が形を変えて再びあらわれる。研究者たちの推測では、新しいカーテンに変えたい、家のペンキを塗り変えたい、床を洗いたいという衝動は、病原体を減らそうとする、少なくともほこりのかたまりは減らそうとする適応行動に関連している。

女性たちは妊娠後期にも、まるで時間と競争で巣を整えようとするかのようなエネルギーの爆発があると報告している——そしてその通りなのだ。これを聞くと、じっとしていられないエネルギーが生まれる別のホルモンの段階を思い出すのではないだろうか——妊娠可能性が高い時期の女性では、行動が活発になり、食べる量が減る。妊娠後期の女性たちは、動くことを増やして昼寝を減らすとき、自分自身のなかで卵子経済の交換条件を出して妥協しているように思える——ただし間もなく、睡眠は貴重な必需品になる。

母グマ効果

私が妊娠中に別荘の山小屋に滞在していたとき、ひとりの地元の女性——クマに手で餌を与えていた善良な人物――を、急に厄介な存在と感じたことがある。もう何年にもわたって彼女は前触れもなく小屋のベランダに姿をあらわし、家のなかを覗き込むのが常だった。彼女にとっては境界線もフィルターも存在せず、私の家族は彼女の悪意のなさそうな行動にだんだん慣れてきていた。だが今や、私はどうしてもこの人物を敷地から追い出したいという激しい衝動にかられていた。ある日、この女性はいつものように姿を見せて窓を覗いたのだが、私が警戒心を強めると、私のイヌも――いつもは人なつこいのに――まるで私の不安を感じたかのように彼女に向かって唸り声をあげた。そして後日、近隣で開かれた独立記念日のパーティーで彼女が近づいてきてイヌに対する不満を訴えたとき、私はまったく柄にもなく声を張り上げ、思いきり言い返した。まだ生まれていない双子（あるいは彼らの当面の代理であるイヌ）を守るかのように――私がしていたのは、おそらくそういうことだった。

　これが起きたとき、私はまだ妊娠の半ばだったが、その感情はやがて生まれてくる子どもたちに影響されていた。妊娠している女性は危険を防ぐ仕組みを発達させる――病原体だけでなく、捕食者からも身を守ろうとする仕組みだ。研究によれば、妊娠中の女性は顔を認識する力が鋭くなり、なかでも脅威を及ぼしそうな男性の顔をよく見分けられるようになる[14]（妊娠している女性はほかの人たちより、ずらっと並んだ顔の中から犯人を見分ける力がすぐれているのだろうか?）。「妊娠中の脳」は記憶力には負の影響を与えるかもしれないが、記憶力の一部の側面――または、少なくとも私たちの認識能力――を向上させる可能性がある。

　子どもたちがまだ小さい赤ちゃんだったころ、私は二人乗りのベビーカーを押して歩道を進みながら、彼らに危害を与えそうなものがやって来れば、いつでも子どもたちの前に身を投げ出そうという強い気持ちをもっていた。子どもたちが生まれる前には、イヌを散歩させている見知らぬ人にも笑いかけて相槌を打ち——私は大のイヌ好きなのだ——、立ち止まっておしゃべりし、イヌの頭をなでることも多かった。ところが今や通りでイヌを見かけると、私の頭には「やっつけてやる」という思いが浮かぶようになった。そのイヌが私の子どもたちを食べることなど考えているはずがないとしても、そんなことはどうでもよかった。私はいつでも自分の子どもを死守するという、何千年ものあいだ母親たちが抱いてきた思いを共有していたのだった。

妊娠と出産によるホルモンの変化はとても大きな変容の力をもち、その影響は身体的な範囲を超えている。私が自分でも経験した「母グマ効果」はもちろん、母グマと子グマのあいだに入ってはいけないという古い考えに基づくものだ。心理学研究者の（ポスドク時代に私が指導していた学生でもある）ジェニファー・ハン＝ホルブルックは、妊娠中および出産後の行動の分野で幅広い研究を続け、この「母性による防衛」の傾向も研究対象としている。彼女は母グマ効果を、「授乳中の母親とその子のあいだに入ってはいけない」と言い換えた。その研究によれば、プロラクチンとオキシトシンという二種類のホルモンのレベルが高い授乳中の女性は、脅威に直面したとき、ほかの女性より素早く攻撃的になる。[15]

ラットを用いて研究していた科学者たちは、どんなに試みても授乳中のラットをイライラさせるのは容易でないことに気づいた。迷路を走らせても、強制的に泳がせても、捕食者などの脅威に直面させても、ラットの母親は落ち着き払い、ストレスホルモンのレベルも心臓血管機能もほとんど変わらなかった。どの研究でも、授乳はストレスを減らすという恩恵をもたらすように見えた。だがそれと同時にラットの母親は、脅威にさらされると授乳していないラットより活動的になり、素早く守りの構えに入った。

ジェニファーは人間も同じように行動するかどうか知りたいと考え、母乳を与えている母親、粉ミルクを与えている母親、子どものいない女性という、三つのグループの女性を対象とした研究を行なった。参加者は、同じ研究の参加者である腹立たしい女性（実は研究の助手）と対決するという設定にした（母親たちは赤ちゃん連れで研究室にやって来たので、理論的には自分の子も家で安全にしているのではなく、脅威を受ける対象になった）。研究助手は音をたててガムを噛み、携帯電話をいじって目を合わせることもせず、全体的に不愉快な態度をとった。参加者には、その腹立たしい相手とコンピューターゲームで対戦して指示された作業の反応時間を競い、「勝者」は「敗者」に対してブザー音を鳴らせると説明した。

まず参加者の血圧、心拍数、その他のストレスマーカーを測定して基準値を把握したあと、ゲームをする別室に入ってもらった。実際の「対戦相手」はコンピューター・プログラムで、参加者に対して大きなブザー音（見かけ上の対戦相手からの、見かけ上の攻撃音）を鳴らすように設定され、参加者の反応を調べるものだ。参加者はガムをクチャクチャ噛んでいる相手から「ブザー音の攻撃」を受けることになり、それに対して自分もブザー音で反撃することができた。実際にこのゲームを経験して手順に慣れたところで休憩をはさみ、母親たちには赤ちゃんに母乳またはミルクを与えてもらい、子どものいない参加者には雑誌を読みながら休んでもらった。そしてもう一度、対戦の機会を設けた。最後にまた、血圧などのマーカーの測定を行なった。

この研究の結果は驚くべきものだった。母乳を与えている母親は、粉ミルクを与えている母親と子どものいない女性に比べ、明らかに長くて大きいブザー音を鳴らしていたのだ。また、参加者全員が一回目のゲームではストレスの兆候を示したが、休憩後の（授乳後の）対戦では、血圧その他のストレスマーカーの上昇は、母乳を与えている母親が最も低かった。つまり、対戦相手に最も大きいブザー音を見舞っていた母乳育児中の女性の血圧が、最も低かったことになる。冷静、沈着、私にかまわないで、というわけだ。この結果はラットの研究と一致し、ストレスのレベルは低いが、必要となれば攻撃性のレベルは高くなった。ジェニファーの研究は母乳育児によるホルモンの影響を明らかにしたもので、母親は冷静さを保ったままで強引になることができる——母グマが行動に出る。

母親はただわかっている

いわゆる妊娠脳（および出産後も残る母親の知力）は、幅広い母親のスーパーパワーを生み出している。オキシトシンとプロラクチンは母グマ効果に貢献する。すでに見てきたように、妊娠可能性のピーク時に起きるエストロゲンの急増は、女性にとって脅威となる状況や個人を避けるのに役立つ。妊娠中にはプロゲステロンをはじめとした数種類のホルモンのもつ保護効果が、危険な食べものの選択を避けたり怪しい状況や個人から遠ざけたりして、発達中の胎児を守る手助けをしてくれる。

出産後になると、何が危険で何が安全かについて、母親の判断力はさらに冴えわたる。どの母親に聞いてみても――すでに成長して家を離れている子をもつ母親を含め――ほとんどは「自分の子が健康で安全かどうか、何かがおかしければただわかる」と言うだろう。私は同僚とともにこの現象を研究してきたが、脅威がわずかなものであっても、やはりホルモンの知性が主要な役割を果たしている。[16]

人間の歴史をさかのぼれば、昔は今よりも病気、事故、捕食者による攻撃で子どもが死ぬ機会がはるかに多かったから、これらの危険に対して心理的に敏感でいることは進化の上で意味があった。現代では幼児死亡率は大きく低下しているが、大昔の母親の敏感さはまだ健在のように見える。たとえば、録音した赤ちゃんの泣き声（知らない子の泣き声と自分の子の泣き声をまぜたもの）を用いた実験では、母親は出産後まもなくからわが子の泣き声を聞き分けることができる（父親が聞き分けられる割合のほうが低く、自分の子が悲しんでいる声が聞こえたとき、すぐ行動に移れる準備が整っているのは母親のようだ）。[17]

母親はまた「産後の警戒」も怠りない。つまり、私も経験したが、無力な赤ちゃんに関わる最悪のシナリオを心配する。火事から獰猛なイヌ、強盗まで、私は子どもが危険に陥る映画さながらのあらゆるシナリオを想定し、実際に危険が迫った場合に何をするかを練習しているかのような行動をとっていた。警戒行動の一例として、夜中にも二時間おきに目を覚まし、赤ちゃんが息をしているかどうかを確かめた。こうした行動をしない新米の親がいるだろうか？　親にとって（新生児の時期をすぎても続く）大きな心配の種のひとつは「見知らぬ人の危険」で、ここにも興味深い発見がある。妊娠可能性が高い時期の女性が脅威と感じる男性の体格を過大に評価したように（第5章の「体内警報装置」を参照）、父親と母親に見知らぬ男性の大きさを推測してもらう研究では、子どもをもたない人より、男性を大柄で筋肉質だと感じた。[18]

こうして、父親も警戒行動をしていることが研究で確認されたわけだが、人類はおよそ二五万年をかけて不安を更新してきたにも関わらず、母親はまだ心配の名人だ。今ではもう、腹をすかせた動物が夜中の二時に家のまわりをうろついて、子どもを狙ってよだれを垂らしているのではないかという心配はいらない。それでも、赤ちゃんのいる部屋のエアコンが寒すぎはしないかと不安になる。〈毛布を蹴飛ばしてはいない？　待って、毛布をたくさんかけすぎた？　寝返りを打ってうつ伏せになった？〉。衛生状態も心配だ。赤ちゃんの安全を過度に気にかけるのは、子どもが毒イチゴを食べないようにした祖先の行動の二一世紀版だろう。人類が言葉を獲得して以来ずっと、親は「それを口に入れちゃだめ！」と言い続けている。

これが生殖ホルモンの働きだ。ホルモンは母親の脳を書き換えて、同時に複数の仕事をこなせるようにしているので、私たちはできる限り効果的な方法で子どもの世話をすることができる。親の目を盗もうとした子どもが必ず悔しがるように、母親は頭の後ろにも目をもっているように見える。

年を重ねた女性は、若い男性がお好き？

性的に活発で魅力的な「年上の」女性が若い男性を餌食にするという考えは――「クーガー（女豹）」という呼び名もあって――映画『卒業』より前から存在していた。この映画ではダスティン・ホフマン演じる若者が、優美なアン・バンクロフトの磨き上げられた戯れの爪に屈する。こうしてはるかに年下の男性とカップルになった元気な女性は、歴史上でも（エカチェリーナ二世）、ゴシップサイトでも（マドンナ、マライア・キャリー、デミ・ムーア……）見つかる。テレビドラマ『セックス・アンド・ザ・シティ』のサマンサのような役柄は、ファイドラ女王が義理の息子を気に入ったように、少なくとも古代ギリシャから大衆文化の不可欠な要素になってきた。人気バンドのヴァン・ヘイレンは「ホット・フォー・ティーチャー」で参戦したし、テレビシリーズ『フレンズ』の（いつまでも全盛期を保っていた）キャストが主演して人気を博したコメディドラマ『クーガー・タウン』もある。幸い、クーガーと相性のよいMILF（性的魅力のある熟女）という語は、インターネットの片隅に隠れてしまったらしい。

『クーガー・タウン』で主演したコートニー・コックスにしても、映画『ハロルドとモード　少年は虹を渡る』の七十代のルース・ゴードンにしても、これはすべて男性によるファンタジーに過ぎないのだろうか？　それとも発情期の欲求が実際に（閉経期も含めた）生殖年齢を過ぎたあとまで女性を突き動かし、年下の男性を探させているのか……それとも年齢に関係なく単に性行為を求めさせているのか？　これらの疑問は近年、行動科学者によって追究されるようになってきた。その理由の一部には、大衆文化のメッセージが広く行きわたってきたことがある。研究者たちの科学的好奇心は現実のものだったが、クーガーはおそらく現実のものではない。一定の年齢の女性が一貫して年下の男性を好むというはっきりした証拠はない。

ここには別々に検討すべき二つの、互いに絡み合った問題がある。ひとつは性的欲求の増加(またはその欲求に熱中する自由)、もうひとつは年齢だ。一部の研究の結果は、女性の妊娠可能性が低下するにつれて性的欲求が高まる場合があることを示しているが、実際に女性とパートナーとの性行動の回数を調べたわけではなく、おもに欲求に関する自己申告のデータに基づくものだった。[19] 高齢のせいで女性が妊娠する可能性が非常に低い場合、繁殖の目的で性行動をする生物学的理由はない――だから、快楽のためだけの性行為がすでに理由の一番になっている。進化の側面から考えても、子を産むという目的を捨てることに筋は通るものの、その後、快楽のためだけに性行動をするよう進化してきた理由を説明するのは難しい――私たちが経験する親密さは、つがい関係の続きなのかもしれない(女性がわずかでも妊娠可能性を残しているなら、健康な遺伝子を求める最後の偵察任務――高齢出産――に駆り立てるのは、自然の成り行きだという議論もある)。

年齢について考えてみると、男性が年下の女性を選んでもほとんど注目を浴びないが、年上の女性は常に年齢によって若さと美しさが失われることを思い出させるために、スキャンダルを呼ぶ。若い男性は、自分より性的に解放されて経験もある年上の女性を好むことがあり、ヴァン・ヘイレンに「ホット・フォー・ティーチャー」の行儀の悪い歌詞を思いつかせたのは、間違いなくそうした観念だ。若い男性はこう考えるかもしれない――彼女は結婚にも子どもにも興味がない、彼女にはしがらみが少ない――だから自分をしばることも少ないだろう（本気にさえならなければ……）。そして現実に、性的に積極的な年上の女性はより経験が豊富で、おそらく全体にわたってゆったりしているだろう。

出産と子育てを経験しているかいないかに関わらず、閉経に近づいている女性および閉経した女性には「母親の知力」の生物学的な用途が少ない。より「パートナー選びの知力」に移行すれば、子を産むという目標も望まない妊娠への心配もない性行動だからあまり楽しくはないかもしれないが、害はない（おそらく絆を強めるのに役立つ）。

閉経は新たな章のはじまり

初期の人間の寿命は現在より短かったが[20]、大昔の女性たちはおそらく大半の子どもたちを二十代のあいだに産み、ホルモン周期の最後の段階である閉経を経験するまで長生きすることができただろう。繁殖可能な年齢を過ぎたあとの生存期間が長い種は非常に稀で、最も近い霊長類の親戚を含め、ほかの哺乳類にはほとんど見られない。人間以外の霊長類は四十代まで出産が可能だが、たとえばメスのゴリラの寿命は最長でもおよそ五四年（飼育下）だ。それに対して人間の女性は閉経後も数十年にわたって生きられ、寿命は八〇年を超えている。[21]

人間の排卵はある時点で止まり、ホルモン周期は——発情期を含め——年齢とともに変化する。だが閉経は、高齢の女性に対する社会の見方にありがちなように、女性の体が衰える、消耗する、あるいは「干上がる」印ではまったくない。その反対に、豊かな可能性と自由を秘めた人生の新たな章であり、六十代、七十代、八十代で驚くべき実績を上げている女性はとても多い。

閉経はまた、自分の子の世話を孫の世話に置き換えた女性たちにとって、卵子経済の貴重な段階でもある。もちろん、閉経後のすべての女性が次の世代を育てる役割を果たすわけではない。母親と、成長した子とは、遠く離れて暮らすことも疎遠になることもある。孫がいないこともあるだろう。

だが人間の歴史のどこかで、このホルモンが導く最後の知性を活かすよう進化した理由があったはずだ。それは適切な時期に孫を育てる段階に移行できるよう手助けする知性で、ほかの哺乳類はほとんど経験することができない。

シャチが更年期について知っていること

ほとんどの種は——昆虫を含めて——死ぬまで繁殖力を保っている。ゾウは六十代まで子を産むことができて「高齢ママ」という用語に新たな意味を加えており、ナガスクジラは八十代まで子を産める——だがほとんどの種の多くのメスと同様、最後の出産を終えてから息を引き取るまでの期間は長くない。これらの動物は少なくとも長生きをしているが、かわいそうなカゲロウは交尾し、子を産み、その二四時間以内に死ぬ。サケは産卵すると間もなく一生を終える。

それにしても、（『シャーロットのおくりもの』の主人公の）クモのシャーロットが奇跡的なクモの巣を張って子ブタのウィルバーの命を救い、小さな子どもたちを残し、厳かに息を引き取ったあとに起こりうることを、自分の子に話して聞かせたい親はいないだろう。実際には、物語の終わりで姿を見せたシャーロットの小さくて元気な子どもたちが、最初の食事として母親の死骸を食べたかもしれない。生まれたばかりのある種のクモの子はそうすることで知られる。自己犠牲の精神を確立した母親がいるとすれば、それはこうしたクモにちがいない。

いずれにせよ閉経後も長く生きる祖母性は、体の大きさに関わりなく、ほとんどの生きものには手が届かないものだ。ところがシャチの場合は、私たちと同じような閉経がある。科学者たちはずいぶん前から、メスのシャチが最後の交尾と出産を終えてから数十年のあいだ生きる様子を観察してきた。それらのシャチはただ群れから離れて姿を消すわけではなく、一頭で暮らすわけでも、ほかの高齢のメスたちと共に暮らすわけでもない。年老いたシャチは自分の子どもの近くにとどまって次の世代の手助けをし、とりわけ食糧源を見つける役割を果たす。

シャチは母系の（母親の系統で結びついた）群れを形成する。ひとつの群れには一世代から四世代までのシャチが集まり、そのすべてが生きている最年長のメスの子孫だ。祖母、娘、孫——ひ孫まで含まれることもある。子が性的に成熟すると、メスは交尾のためにいったん群れを離れるが、通常は母系の群れに戻り、その子どもたちは女家長が率いる群れの一員となる。オスは子どもたちといっしょには過ごさず、自分の母親のもとにとどまる。

大昔の女性たちと同じように、まだ繁殖力をもつシャチの母親と性的に成熟した娘は、同じ時間枠のなかで発情期を迎え、出産することが可能だ。だが――人間の場合と同じように――そのような「共同繁殖」は本来、理にかなっていないと推察される。シャチの母親が、娘の子どもの誕生から二年以内に自分の子を産むと、年長のメスの子は死亡率が一・七倍になることが統計で示されているためだ。[22]

研究者は、これは限られた食糧供給量のせいではないかと考えている。シャチは食糧を共同で利用する――いっしょに捕獲して、いっしょに食べ、資源を共有しているのだ。若いメスは自分の子の生き残りのために、その子に餌を与えることを優先させ、自分の母親の子も含めて別のメスの子に食糧を分け与えようとはしない。娘は自分の子のための食糧確保と世話に、より多くの時間と労力を割くことになるし、娘は母親より強くて素早くなるのは当然だから、子のための食糧確保もその世話も本質的に母より優っている。年長のメスは若者たちと張り合えないことを理解しているので、群れのなかの娘や別のメスが次の世代の子どもたちを育てる手伝いに目を向けるようになる――それは賢い選択のように思える（大昔の女性たちの暮らしでも共同繁殖には負担がかかったが、人間の場合には、シャチのように女性優位の――女性が協力する――一族で暮らしていなかったことが共同繁殖を妨げる理由のひとつにあげられる）。

若い女性が性的に成熟して家族の集団を離れ、発情期の欲求に応じてパートナーを確保し、自分の子を産むとしよう。その女性は最初は家族のない状態で暮らすだろうが、時間の経過とともに十分な数の子を産み、周囲にいる人たちの大半とつながりをもつ。回りを囲む子どもたちがそれぞれの子（孫）を産むようになったとき、その女性は人生のある時点で、自らの新しい子（その子が未来の孫を産める年齢に達するのを見届けられないかもしれない）を産むために時間を投資するより、孫への投資に切り替えるようになるのは理にかなっている。

どちらにしても、自分と遺伝的につながりのある血縁に投資する点では同じだ――ただし、自分の子なら遺伝子の半分を共有するが、孫の場合は四分の一しか共有しない。こうしてもうひとつの交換条件が生じる――自分の子を産んで、資源を競い合う必要を生じさせるとともに、その子どもたちが子を産める年齢になるまで自分は生きていられないリスクを負うか、さもなければ自分の時間と労力を孫の世代の世話に振り向けるか。高齢になるにつれ、孫の世話をするほうが道理にかなうようになる。

そこでメスは閉経に移行するにつれ、自分自身の繁殖可能な期間を終えたあとの暮らしをはじめた。すでに自分自身の子を産んで繁殖する必要はなくなったが、住処での手助けは全般的な適応性という意味ではまだ受益をもたらした。

「祖母」のシャチが群れにとっての優越性と価値を維持するひとつの方法は、食糧を見つけるエキスパートになることだ。子は――なかでも成熟したオスは（次の「マザコン息子と寿命」を参照）――長いあいだ母親に頼って暮らし、母親は主要な食糧源であるサケやその他の餌のありかを最もよく知っている。年長のメスは狩りの方法に詳しく、先頭を泳いで案内し、自分のもつ知識を若いメスに伝える。二一世紀の人間のおばあちゃんはときどき箱入りクッキーを送って喜ばれるが、シャチが子や孫のために食糧を見つける際にはいくつもの世代にわたるライフラインをもたらし、自分の子孫が進化の行き止まりになるのを避ける手助けをしている（それでも私はあらゆる場所にいる孫を代表して、クッキーを送り続けてくださいとお願いしたい）。

マザコン息子と寿命

年長のメスのシャチは、自分のオスの子の生き残りを支えるためにちょっと変わった役割を果たしているように見える。シャチの子は長いあいだ、食糧を見つけてくれる母親に頼って暮らす。ただしメスは、性的に成熟すると一時的に母系の群れを離れ、そのあいだに自分の子を産む。オスは長期にわたり、母親が閉経したあとになっても母親の周辺にいることで知られている。だが残念ながら、大学を出ても実家の地階で暮らしているのと同じシャチの生活は、息子の長生きのためにはよい前兆とは言えない。

オスは母親への依存度があまりにも高いため[23]、母親が死ぬと息子の死亡率も急上昇する。オスが三〇歳未満の場合、母親の死後一年以内に死ぬ割合は、メスの三倍になる。年齢が上がれば割合はもっと高くなり、三〇歳以上では八倍だ[24]（メスのシャチは人間と同様に四十代で繁殖をやめ、その後何十年も生きることができる）。だがその逆もまた然りで、母親のシャチが長生きすればするほど、特に繁殖できる期間のあとまで長く生きれば、息子も長生きできるようだ——その結果として交尾して父親になれる期間も長くなる（オスは子ども部屋にずっと住み続けているように見えるかもしれないが、別の群れの発情期のメスといっしょに外泊もする）。

シャチという種を――オスの寿命を延ばすことによって――助けるという点では、長生きする母親が恩恵をもたらし、閉経も同じく恩恵をもたらすことになる。

おばあちゃんの役割

すでに述べた通り、人間以外の霊長類のほとんどは閉経を経験しない。人間もチンパンジーも四十代まで出産するが、たとえば野生のチンパンジーはその年代になるころには衰えて弱々しくなり、五十代以降まで生き延びられることはほとんどない。ボノボ、ゴリラ、オランウータンはそれより長生きし、それぞれ五十代のはじめ、半ば、終わりごろまで生きられるが、自然環境ではそれらの年齢を超えることはめったにない。[25]

もちろん、野生の霊長類の寿命を、医薬品や確実な食糧供給の整った現代の便利な暮らしをする人間の寿命と比べるのは、リンゴとオレンジを（あるいはサルと人間を）比べるほど無謀かもしれない。それでも研究者たちが、現在もまだ残っている狩猟採集民（たとえば数千年前とほとんど同じような暮らしをしている東アフリカのハッザ族の人々）の平均余命を調べたところ、人口のおよそ七五パーセントが四五歳を超えて五十代および六十代まで生きていることがわかった。彼らの平均余命は現代の欧米人の平均余命より短いかもしれないが、ハッザ族の女性の三分の一以上が妊娠可能期間を終えたあとも生きて閉経を超え、多くの場合は祖母になっている。[26]

研究者たちはハッザ族と、アチェ族やクン族などのいくつかの部族を調査して、「おばあちゃん仮説」——すでに触れた、繁殖期間の後まで生きて次の世代の世話を手伝っている女性たちが種の生き残りに（少なくとも家族の系譜の存続に）貢献しているという説——などの、進化から見た長生きの側面を探った。年長の女性たちが住処で自分の子どもを手伝い、より多くの子が生まれるよう、またはより多くの子が成人になるまで生き残ってさらに子を産めるように助力すると、年長の女性の遺伝的遺産の一部である（幸運な）元気のよい遺伝子を受け継ぐ子孫の数が増える。祖母が住処で幼い子どもたちの世話をするあいだに、母親が新たな妊娠を維持し、新しく生まれた子どもを養うことに集中できる。

祖先の時代における祖母の実際の仕事は、乳離れをしたが、まだ自分で狩猟採集には加われない年齢の子どもたちに、食べものを与えることだっただろう。研究者たちは、現代のハッザ族の経験が、そうした祖先の暮らしの状況を反映していると確信している。ハッザ族が栄養源として利用しているのは塊茎《かいけい》で、乾いた岩だらけの土中深くに埋まっている根菜だ。子どもはベリー類と柔らかい果物をとって食べられるが、固い土のなかから塊茎を掘り出せるのは道具を使いこなすもっと大きくて強い人で、それが時間を手にした（そして塊茎を掘り出せる先の尖った棒も手にした）祖母の役割になる。ハッザ族の男たちと少年たちが狩猟で肉を持ち帰るとともに、木の幹からもうひとつの貴重な食糧であるハチの巣を集めてくる一方、年長の女性たちは娘の家族の食糧供給を助けるために塊茎を調達することが知られている。

閉経は祖先の女性たちに、子どもを産める年月を過ぎたあとまで生産力を維持する道を切り開いた。私たちはより長生きをして、孫の世話をすることにより、後の世代まで遺伝的遺産を確実に伝えられるよう進化してきたのだ。

ゆるくなる「かわいさ」の基準

女性は月経が一年間完全になくなったとき、はじめて閉経したとみなされる。四か月続けて月経がない（妊娠したのでもない）？　でもまた月経がはじまれば、まだ閉経ではない。九か月なくて、わずかな月経が二日間？　近いけれど、まだ閉経ではない。

閉経期に起きる閉経前の状態はPMSを締めくくる症状で、身体的な不快感（顔面の紅潮、膣の乾燥、睡眠障害）と気分の変動（および性欲の減退）があらわれる。ホルモンにまつわるすべてのことと同様、おそろしい話があちこちから伝わってくる。〈毎晩、さんざん寝返りを打ってシーツがぐっしょり濡れるほど汗をかく……文字通り〝下のほう〟が干上がっちゃう……お腹がぷっくり膨れて妊娠四か月みたいになる……ひげが生えてきて〝ハンサムな〟女性になる……〉。今の暮らしがすっかり終わるというような記事を読めば、カゲロウの仲間に加わるように思える人もいるだろう。

たしかに、閉経に近づいて、やがてすっかり閉経すれば、体は変化する――脳も変化するだろう。それでも女性が新たなホルモンの段階に移行する際に経験することの多くは、男女の別はさておき、単なる加齢の一部であり、妊娠可能な女性が豊富にもっている特定のホルモンがなくなることだけが原因ではない。偽りによって事実が締め出されるようなことがあれば、そして女性の健康に関する研究の不足によって情報が不足するようなことがあれば、あらゆる年代の女性に害が及ぶ（ホルモン補充療法に――そして一部の経口避妊薬にも――心臓のリスクが伴うことは事実だが、その「ホルモン・ハック［改変］」が次の章のテーマになる）。

それでも閉経は私たちの性ホルモンの威力を思い出させるもので、それは女性に限ったものではない。人間には、遠くから見て（服を着た状態で）男女の区別が難しい時期が二回訪れる――子ども時代のまだ小さいときと、大人になり年をとったときだ。小さい子どもが同じ髪形をして似た服を着ていると、男女の見分けがどれだけ難しいかを考えてほしい（私が六歳のころ、母親は私の髪をとても短くカットしていたうえ、私は「男の子」のような名前だったので、このことは自信をもって証言できる）。次に八〇年分を早送りして、エストロゲンとテストステロンを減少させてみよう。場合によっては顔の特徴から女らしさ、男らしさが消え、思春期の前と同じように声の高さも区別がつきにくくなるだろう。子ども時代と老齢期には共通点がある――性ホルモンの不足だ。

閉経によって女性は生殖年齢を過ぎても長生きできるが、それに顔面紅潮や不眠症などの症状が伴うように進化した理由（またはそう進化したのかどうか）を、私ははっきり説明することができない――これらの副次的な影響は、卵子経済の交換条件として見直す以外はなさそうだ（まだ懐疑的ではあるが……）。数多くの研究により、妊娠可能性の高い時期の女性は閉経後の女性に比べて、男らしい顔を好む傾向が強い一方、閉経後の女性はずっと若い（おそらく妊娠可能な）女性に比べて、広い範囲に及ぶ「かわいい」男女のベビーフェイスを好むことがわかっている。[27] 研究者が「かわいらしさによる差別」と名づけたものの研究では、五三歳から六〇歳までの女性は一九歳から二六歳までの女性に比べ、伝統的にかわいらしい顔（目が大きく、頬がふっくらした、万能の天使のような顔）とされていないベビーフェイスを受け入れる割合が高かった（調査対象の女性に母親は含まれていなかったので、これは年齢の影響のように思える）。

そこでこの卵子経済の事例では、祖母は自らの体からはエストロゲンに関連する利点の一部を失うかもしれないが、心理的にはほかの赤ちゃんを受け入れられる気持ちを強めているようだ――こうして自分自身の子どもに限らず、幅広い子どもを受け入れる力を手にしている可能性がある。その結果、住処で拡張された親族を（あるいは自分の親族の住処で家族が養っている血のつながりのない子どもまで）世話する場合に、よりよい、より献身的な助け手になれるだろう。生物学的母親は、自分の赤ちゃんを保護して授乳しながら完全な近似性を通して子どもとの排他的な絆を保っているが、閉経後の祖母はそれと同じ親密な絆を保つ仕組みを、特に授乳に関しては、もっていない。おそらく閉経はここで、すべての赤ちゃんが――ETのような姿だとしても――かわいらしく見えるバラ色の眼鏡を祖母に提供することで進化の面から力を貸し、赤ちゃんの生き残りと繁栄を手助けしているのだろう。「母親だけが愛せる顔」？　いや、それはすべての祖母が愛せる顔に近い。

私たちは思春期の動揺をはじめて感じたときから、一部は妊娠して母親になり、その道筋をさらに後年まで進みながら、発情ホルモンの生涯を経験する。これらの期間を通した共通の基盤で、わずかに残念に思える点は、私たちがまだホルモンの各段階の身体的側面に焦点を当てる傾向があり、恐怖や不安を感じる理由にしていることだ——わずらわしい月経、妊娠の（または妊娠しない）ドラマ、閉経、そして私たちを女性たらしめている繁殖力の喪失。

だが、正常で健康的なホルモンの各段階を、解決が必要な問題や抑える必要がある症状だらけだとみなすのは間違っている。たしかに各段階にはそれぞれの難しい課題がある（女性たちだけではなく、男性も同じく大変だ）が、各段階には女性ホルモンの増減によって可能になる深い喜びもある。事実、これから見ていくように、私たちの自然の周期にあまり大きく干渉しすぎると、ホルモンの知性に女性としての人生を先導してもらうことができず、その知性を拒絶することになってしまう。

第8章 ホルモンは賢い

女性は人生のある時点で、自分では気づかないうちに、あるいは意図的に、発情期を含む自らの自然なホルモン周期を混乱させることがある。妊娠はその一例だが、月経が停止する原因はそれだけではない。極度なまたは突然の身体的・感情的ストレス、激烈な体重減少（または体重増加）、病気、環境中の毒素、母乳育児などの条件によって、月経が遅れたり、中断したり、まったく止まってしまったりすることがある。最もよく知られているのはホルモン避妊薬やホルモン補充療法（ＨＲＴ）の影響で、主要な性ホルモンのバランスを変化させること、または自然に分泌される性ホルモンを真似た合成ホルモンを加えることが原因だ。

その結果として、もし私たちが不本意ながら、または意図的に、そうした「ホルモン・ハッキング（改変）」に携わると、持って生まれたホルモンの知性を利用せずに近道を通ってしまう可能性がある。なかでも、性行動や配偶者選択に関して戦略的な意思決定をする能力が影響を受けるかもしれない。女性が発情期を経験しない、あるいは発情期によって得られる進化上の利点を経験しない場合でも、ホルモンの知性はまだ有効なのだろうか、それとも消えてしまうのだろうか。結局のところ、「母なる自然」に干渉すれば、それなりの結果を手にすることになる。

ホルモンに――体内で作られるか製薬会社の研究室で作られるかに関わらず――どれだけ大きな力があるにせよ、ひとつの点に関しては限界があることがわかっている。私たちは人間にも発情期があるかどうかを探究し、それが実際にあることを確認する過程で、女性はホルモンに厳しくコントロールされないよう進化してきていることも発見したのだ。その結果として、女性は自由意志をもち、個々の人生の利益になるような戦略的選択を行なうことができる――その選択は自分の遺伝子を長続きさせるものではないこともある。

自ら周期を乱すことを選択したとしても、または本人の利益のために周期が乱されたとしても、すべての女性は一生涯を通してホルモンの知性を備えている。それをどのように利用するかは本人次第ということだ。

ピルの影響

発情期を中断させる方法として八〇パーセント近くの女性が自ら採用しているものがある。ホルモンを利用する避妊だ。その圧倒的多数を占めているのはピルを飲む方法だが、利用するホルモン――

人工的に合成されたエストロゲンとプロゲステロン（プロゲスチン）――をインプラントやリングで体内に放出したり、パッチを用いて皮膚から吸収させたり、注射で投与したりすることもできる。正しく使用すれば、エストロゲンとプロゲスチンの組み合わせによる避妊ピルとその仲間（リングなど）は、とても効果的に妊娠を防ぐことができる。だがそれらは同時に、発情期に関連のあるホルモン周期も止めるか、大幅に減らすことになる。

これまでの章で取り上げてきた数多くの研究や私自身の研究室で実施した研究では、ホルモン避妊薬を使用中の女性は被験者として選ばれなかったか、選ばれた場合は結果が別に分析されていた。ホルモンを用いる避妊法は、パートナーに対する女性の好みに影響を与える場合があると考えられる正当な理由があるからだ。女性の発情行動（動きまわる機会が増える、露出度の高い服装を選ぶ、競争心が強くなるなど）や女性が周囲からどのように見えるか（魅力的に映る、よい匂いがする）に関して私たちが長年にわたる研究で得た結論の多くは、「妊娠可能性の高い時期」（これまで繰り返し説明してきた時期）に女性がどのように考え、行動するかに基づいている。

だがホルモンを用いる避妊法は、まさにその妊娠可能性を抑えて妊娠を避けるものだから、「妊娠可能性の高い時期」はなくなる。つまり、女性がホルモンを用いる避妊法を選ぶときには、排卵周期の変遷をなくすことも選んでいる。エストロゲンとプロゲスチンの混合の場合、発情期をもたらす通常のホルモンの移り変わりを生み出すフィードバック・ループは事実上消え、その意味ではもう「ホルモンの言いなり」ではなくなる。ここからの説明で、私がホルモンを用いる避妊法がもたらす発情期停止効果について話すときには、プロゲスチンだけが含まれるミニピルをはじめとしたプロゲスチンのみの形式は除外して考える。プロゲスチンのみの利用者の最大四〇パーセントでは排卵が続くことがあるからだ。それについてはまた別に説明する。「ピル」によって発情期がなくなるというのは誤った考えで、どのピルを用いるかによって異なっている。

エストロゲンとプロゲスチンを組み合わせた避妊薬ではホルモン周期が事実上なくなるので、研究者のなかには、このような形式の避妊法を用いると女性の魅力に影響が及び、遺伝的に欠点のある配偶者選択が促され（そのために将来の子孫を危険にさらし）、なかでも長期的なパートナーとのあいだで恋愛関係の問題が生じる可能性があると指摘する者もいる。だがそうした見方をすれば、女性は便利で効果的な避妊法を利用しても困る、利用しなくても困るという難しい立場に追いやられることになるから、議論の余地がある。またその場合、女性はホルモンによって――ホルモンの言いなりではなくなってもなお――徹底的にコントロールされているとみなすことになる！　これから見ていくように、筋書きはそんなに単純なものではない（そしてこの点についての一部の主張は、まったく間違っている可能性もある）。

妊娠しなくなるわけ

ホルモンを用いる避妊法は、次のふたつの大きなカテゴリーに分けることができる。

①「エストロゲンとプロゲスチンの組み合わせ」を利用する避妊

・混合型経口避妊薬（ピル）――錠剤を毎日服用する方法で、二一日間にわたってホルモン成分が含まれている「実薬」を、その後の七日間は成分が含まれていない「偽薬」を飲み続ける（そのあいだ一時的に月経の周期が再開する）[1]。その後、再び実薬の服用を開始する。
・経皮吸収型の避妊パッチ――二一日間パッチを皮膚に貼って過ごし、次の七日間は貼らずに過ごす（月経）。その後、再び新しいパッチを貼る。
・避妊リング――二一日間リングを膣内に挿入したままにし、次の七日間は挿入せずに過ごす（月経）。その後、再び新しいリングを挿入する。

②「プロゲスチンのみ」を利用する避妊

・ミニピル（ミニと呼ばれるのは錠剤が小さいからではなく、ホルモンがひとつしか含まれていないからで、さらにミニピルに含まれているプロゲスチンの量は混合型に比べてかなり少ない）――二一日間ピルの服用を続け、次の七日間は服用せずに過ごす（月経）。
・子宮内避妊具（ＩＵＤ）――三年から五年にわたって子宮内に避妊具を挿入したままにする（ホルモンＩＵＤと、ホルモンを含まない銅付加ＩＵＤとを混同しないように）。
・注射――最大三か月にわたって避妊効果が持続する。
・マッチ棒サイズの皮下インプラント――上腕に埋め込み、最大四年間そのまま装着し続ける。

これからの私の説明は「ピル」に焦点を当てるが、パッチ、ＩＵＤ、注射、インプラントも、経口避妊薬と同じメカニズムを用いて妊娠を妨げることを知っておこう。

エストロゲンとプロゲスチンによる避妊は、排卵を止めることによって効果を発揮する。卵巣は受精に向けて卵子を放出するのをやめ、子宮内膜は薄くなって、たとえ「脱走」した卵があってもそこにしがみつくのは難しくなる。そして、もし卵子がなんとか卵巣を抜け出し、子宮をめざして卵管を下ったとしても、プロゲスチンが頸管粘液の粘度を高めるので精子は卵子に侵入することができない。このような二重の仕掛けの基盤となる考えは単純なもので、理論的に言えば、エストロゲンが脱出を防ぎ、プロゲスチンが侵入を防ぐ。

プロゲスチンのみの避妊の場合には、かなりの女性で排卵が止まるものの、排卵が起きた事例が最大四〇パーセントも報告されている。そのため、妊娠を避けたければ子宮頸部でバミューダ・トライアングルのように精子の数を減らすプロゲスチンの働きが非常に重要になる。

ホルモン避妊薬を使用していなければ、頸管粘液の粘度は排卵周期に応じて変化する。妊娠可能性のピークが近づくと頸管粘液の粘度が低くなって、量も増え、精子に生科学的栄養を与えるから、精子は卵管で何日か生きて卵子を待つことができる。受精を促すために粘液はさらに滑りやすく、よく伸びるようになるので（卵の白身に似ていると、繁殖力の専門家はよく言っている）、精子は簡単に移動して卵子に到達することが可能だ。頸管粘液はまた、構造に異常がある精子を取り除く働きもする（高級ナイトクラブの用心棒のようなものだ——〈ふむ、こいつは元気そうに見えるな……さあ、どうぞ中へ。いや、こいつはどこか変わっているし具合が悪そうだ……入場はお断り〉

ところがミニピルのようなプロゲスチンのみの避妊薬は、頸管粘液を一瞬にしてレンガの壁と流砂に変えることができる。すでに述べた通り、プロゲスチンは頸管粘液の粘度を高めて精子の旅を阻止する。精子がなんとか卵子に行き着こうとバリケードに襲いかかっても、失敗に終わる。どうにか壁を越えたわずかな数も、頸管粘液につかまって一巻の終わり。プロゲスチン対精子の戦いでは、どんなにがんばっても精子に勝ち目はない（たしかに、避妊薬を使用せず、妊娠に適した時期であっても、放たれた数千万の精子の大半は死ぬことになる。だが必要なのは、ひとつだけだ）。

一部の女性は、エストロゲンとプロゲスチンの避妊薬またはプロゲスチンのみの避妊薬に伴う副作用の違いを、混合型ピルとミニピルのどちらを選ぶかの判断基準にしている。ミニピルの場合は、含まれているプロゲスチンの量が少ないので混合型ピルほど「強い」効果はなく、発情期への影響も大きくないが、ミニピルはエストロゲンを含む混合型ピルとは違って血栓、脳卒中、または心臓疾患のリスクを伴わないことから選ぶ人もいる。プロゲスチンのみのピルは喫煙者にとっても混合型ピルより安全で、母乳を与えている母親の場合は母乳生産に影響を及ぼさない（母乳を与えているあいだは排卵が抑えられるので一種の避妊の役割を果たすが、完全なものではない。年子が生まれることもよくある。母乳育児とそのホルモン周期への影響については、この章の「出産と母乳育児」の項を参照してほしい）。

経口避妊薬には数多くのブランドや処方の製品が揃い、ジェネリック薬も入手できる状況になっている一方、医薬品の常ですべてに副作用の可能性がある。女性の医療歴にも現在の健康状態にも問題がなければ、そして独自の好みもなければ、医師は最も慣れている（または医薬品業者が最もうまく販売している）薬剤を処方するだろう。それを指示通りに飲めば、どちらのピルも同じ避妊の目的を果たす——だが両者が似ているのはそこまでになる。混合型ピルの場合は、「妊娠可能性が高い」段階とそれに関連する行動が消えてなくなってしまうからだ。

エストロゲンとプロゲスチンのホルモン避妊薬を用いると、おもに第3章で取り上げた排卵の「ステージマネージャー」にあたるGnRH（ゴナドトロピン放出ホルモン）が脳内に分泌されなくなるために、発情期のスイッチが切れてしまう。GnRHは、FSH（卵胞刺激ホルモン）およびLH（黄体形成ホルモン）を最初に急増させる引き金になるもので、これらのホルモンは受精にふさわしい健康な卵子の放出と維持管理に責任を負っている。GnRHがなくてもFSHとLHはホルモンの体系中に存在しているのだが、排卵が起きないから、そのレベルはずっと平坦なままだ。同様に、エストロゲンとプロゲスチンの自然な周期的増減もなくなり、エストロゲンはずっと平坦、プロゲスチンは高原のように高くて平らな状態になる。次ページの図では、（a）が通常の周期、（b）が混合型ピルによって変容した周期を示す。

混合型ピルは排卵と発情行動を途絶させる。女性は、副作用や自分の既往歴を考慮して意図的な選択をしたのでない限り、経口避妊薬を飲みながらその違いを考えるとは思えない。さらに女性は、「混合型ピル（またはその他のエストロゲンとプロゲスチンを組み合わせた避妊法）は、ホルモンの知性をど

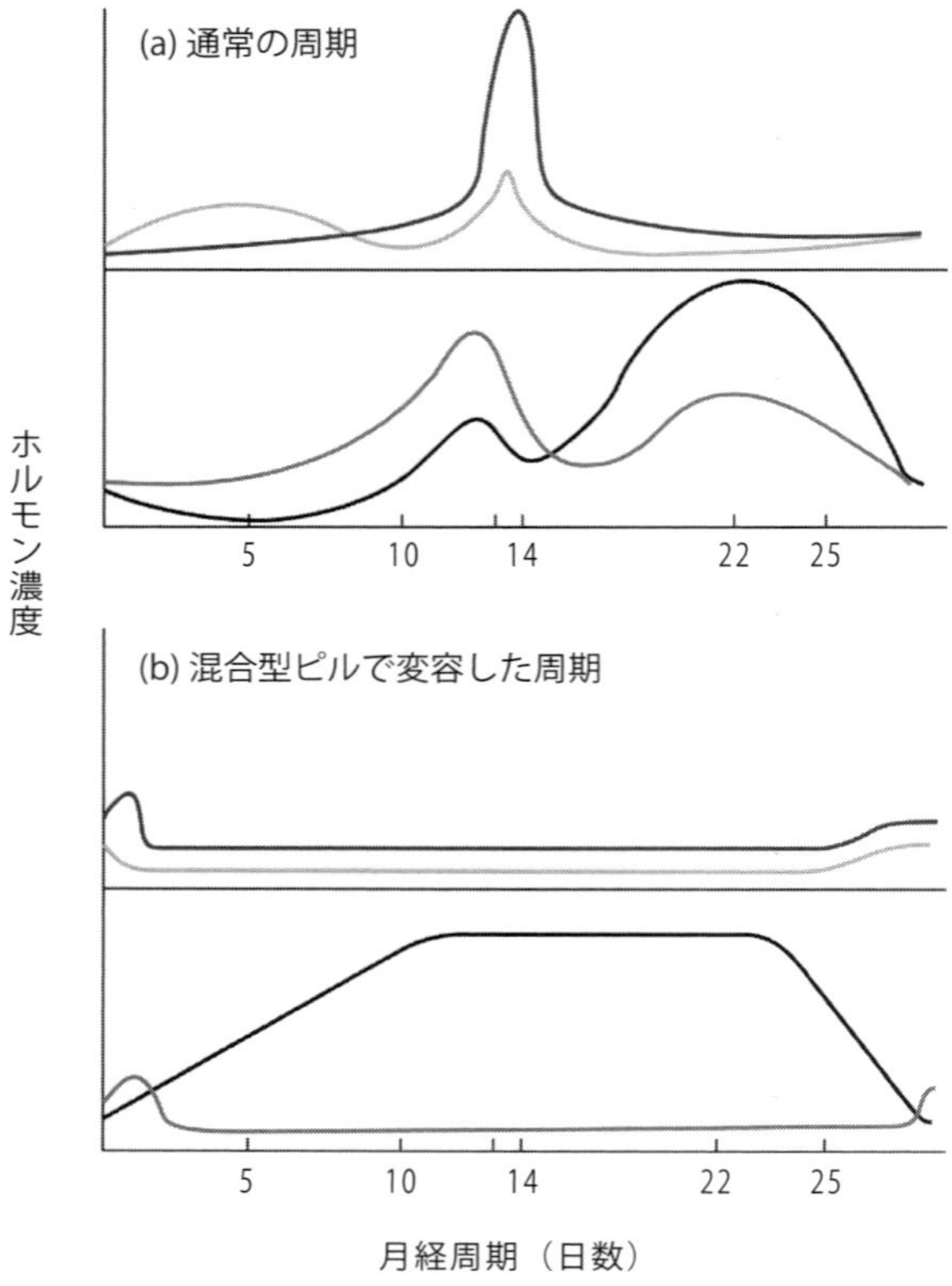
(a) 通常の周期
5
10
14
22
25
ホルモン濃度
(b) 混合型ピルで変容した周期
5
10
14
22
25
月経周期（日数）

のくらい鈍らせ、女性の意思決定、また女性の性に関する運命や社会的な運命を導くことができる戦略的行動に、どれだけ影響を与えるのでしょうか？」というような質問をするとも思えない。この質問と、考えられるいくつかの答えを探ってみることにしよう。

避妊薬でパートナー選びはどう変わる？

発情期の欲求は、優良な遺伝子をもつパートナー候補を探すように女性を促すのだから、発情期をなくすホルモン避妊薬を飲んでいれば、そのようなパートナー探しをしなくなると簡単に結論づけられる。少なくとも一部の研究者たちはそのような考えを提示しており、[2] その点を、健康な子を産むという点でピルに問題があるかもしれない理由のひとつとみなしている。こうした理論は、エストロゲンとプロゲスチンの避妊薬を利用している女性が、（遺伝的に似すぎているために）遺伝的に相性が悪いであろう男性に惹かれるという研究結果に基づくものだ。

すでに、ＭＨＣ（主要組織適合遺伝子複合体）遺伝子の役割（第6章の「恋人には遺伝子が似ていないタイプを」を参照）と、なぜＭＨＣが似ていない両親から、より健康な子が生まれる可能性が高いかについては説明した。両親から受け継がれた異種のＭＨＣは子の免疫系を強くし、病気や奇形など、同系交配によって生じる負の影響を減らす。ゴヤがスペイン王室の家族を描いた有名な絵を覗いてみよう。当時の王室では親族結婚を通して権力を強固なものにする傾向があったために、近親者同士のＭＨＣが類似した父母から生まれた子どもたちが、堂々としたシルクとサテンに身を包んだ姿を見ることができる。だが王宮の陰謀はさておき、この話からはひとつの疑問が生じる――人間の女性はなぜ、子どもの父親として（子どもの健康を悪い方向に運命づける）危険なほど類似した遺伝子をもつ男性を探すことがあるのだろうか。

この考えに基づくひとつの理論は、ピルが排卵を止めているときの女性の体は、妊娠初期に似た状態、なかでもプロゲステロンが特に増えている周期後半の状態に似ているとするものだ。一部の科学者たちの考えでは、プロゲステロンのレベルが非常に高くて最も脆弱な時期の妊娠している女性は、見知らぬ人よりも自分の家族（同じ遺伝物質を共有している人）との密接な関わりを好む。ピルを利用している女性は、妊娠はしていないが体は自分が妊娠しているかもしれないと思っている状態だから、パートナー候補が目の前にあらわれた場合、その男性のＭＨＣが自分に似ている気配を感じると惹かれるという考えだ。[3]

だが、この説明にはいくつかの問題がある。ピルの処方によっては、利用すると体が妊娠の状態に似るものがあるかもしれないが（最もはっきりしているのは排卵がなくなる点）、妊娠中に体で作られるプロゲステロンの量は、ホルモン避妊薬によって供給される合成プロゲステロンの量よりはるかに多い。ピルがニセの妊娠状態を作り出し、その結果として遺伝的に類似した者同士のカップルが生まれるという考えは、あまりにも単純化しすぎというものだ。

十年ほど前の一連の研究が、ホルモン避妊薬によって女性のパートナー選びのレーダーが混乱する可能性をはじめて明らかにしたとき、その発見は大きな見出しで伝えられ、「ピルはこうしてあなたの人生を台無しにする！」というう人騒がせなメッセージまで添えられた。[4] そして、女性がＭＨＣの似通ったパートナーを選ぶという問題のほかにも、妊娠可能性の高い状態がまったく消えるために、より男性的ではない男性を選ぶと、大衆向けの説明は続けた。女性たちは、左右対称の容貌と低い声をもつ「男らしい」男性には心を惹かれず、祖先から受け継がれた昔ながらの適応度の高い遺伝子を示す男性に惹かれたという。

女性がピルを用いると、「イケメン・プレイボーイ」はどうなるのか？ ピル（男性によって生み出された）は、「おたく」たちのリベンジだったのか？

発情期が止まると、女性の魅力も消える？

パートナー選びとホルモン避妊薬の影響に関する研究は、恋愛にとって障害になる別の点も指摘して、傷をさらに深くえぐる形になった。つまり、ホルモン避妊薬を利用しはじめる前に知り合ったパートナーと婚約や結婚などの関係を築いた女性は、避妊薬を利用しはじめると、そのパートナーを快く思えなくなるというものだ。発情期が止まるので、それと同時に恋人や夫（もう遅い！）に感じていた性的魅力も消えてしまうだろうか。女性がピルを利用すると情熱の炎が単に消えるだけではなかった。ホルモン避妊薬は、炎が燃え立つのを妨げた。〈あー、またあなたなのね〉。

科学者たちは、反対の効果をもたらすこともあると予測した。発情期を抑える避妊薬を利用しているあいだにパートナーと出会った女性は、つき合いはじめて関係を築きあげる途中で避妊薬の利用をやめると、目からうろこが落ち、男性がどんなに退屈なパートナーだったかはっきりわかることもあるだろう。〈どうして彼なんかに性的魅力を感じていたのかしら?〉。さらに考えは進み、ホルモン避妊薬の利用をやめると女性は発情期の欲求に促され、異なるタイプの男性に惹かれはじめるだろう——男らしくて左右対称の外見をもち、優良な(現在のパートナーのものよりずっとよい)遺伝子をいっぱい備えたイケメン・プレイボーイに目が行く……あるいは少なくとも妊娠可能性の高い数日間にはそう感じ、もしかしたら一部はそのような魅力に誘われて、別のパートナーを探すかもしれない。少なくとも妊娠可能な期間中には。

ピルの効果に関する理論化という、この新しく見つかった地雷原は、際限がないように思われた。そしてこのような考え方が積み重なっていくかぎり、もうひとつの予想がついた。ピルを飲むと女性の魅力は消え去り、そして太る(周期の半ばにいつもあった回し車で走るようなカロリーを燃やす日々が、なくなってしまう)。科学者たちは発情行動に関する研究成果から推定して、妊娠可能性の高い段階がなくなった女性は、「装飾」も、エネルギーを消費してカロリーを燃やせる歩きまわる行動も、したいとは思わなくなるはずだとした(私の想像では、どこかの研究室で研究者が発情期のラットの飲み水にエストロゲンとプロゲスチンのカクテルを混ぜてみたら、そのラットは回し車で走るのをやめ、五〇グラムか一〇〇グラムくらい太ったのだろう)。ピルはきっと——ミスター「よさそうに思える人」との関係がピンチに陥った——女性をソファーに釘づけにし、シミがついたダブダブのTシャツを着てクッキーを袋ごと抱えるように仕向けるのだろう(その女性はそれほど競争心も燃やさなくなるだろうから、仕事の能率も期待できなくなる。テニスの試合など言うまでもない……）。

　こうしてピルは有害なものかもしれないとみなされはじめていたが、私はこんなふうに女性のパートナーの好みを見境なく一般化してしまうことにも、お粗末なパートナー選びや恋愛関係の崩壊にも、疑問を感じずにはいられなかった――それらの証拠はまだ見つかりはじめたばかりだったからだ。

　そうした証拠がどれだけ不完全なものかを確信できたのは、私が博士課程で指導していた学生、クリスティナ・ラーソンのおかげだった。特にピルが女性を解放する頼りがいのある避妊法になり得る点をふまえ、彼女はピルに関するあまりにも単純化されたメッセージを力いっぱい批判した。彼女が書いた論文[5]は熱烈なものでありながら、ホルモン避妊薬を利用しているかいないかに応じて女性の選んだパートナーが変化するかどうかという疑問に関連する研究を、一つひとつ、とても几帳面に再検討していた。そしてそれらの研究で得られた証拠の根拠はとても薄弱で、結果はまちまちなうえ、なかには二〇年以上も前に実施されて、その後に開発されたもっと正確な（異なる結果を導くことになった）方法を使用していないものもあった。たとえば、妊娠可能性の高い時期に女性の好みを調べた実験者のなかには、ホルモン避妊薬の利用者を除外していなかった例、また利用している女性と利用していない女性を区別していなかった例が含まれていた。ホルモン避妊薬の利用者を利用していない人と区別していた場合でも、異なる機能を果たすピル（たとえば、発情期をなくしてしまう混合型ピルと、精子を阻止するだけで排卵を阻止するとは限らないミニピル）を混同していた。さらにクリスティナは、私たちがホルモン避妊薬を利用していると、長期にわたって交際するパートナーの選び方を間違えるという論理には、根本的な欠陥があると指摘した――過去の研究のほとんどすべてが周期の段階に応じた女性の好みの変化だとしたものは、はっきり短期間だけ交際するパートナー、または女性がその場で魅力的だとみなしたパートナーに関するもので、長期間いっしょにいたいと考えて選んだ相手ではなかった。このパターンに従うなら、ピルを利用しても長いあいだ交際するパートナーの選び方はあまり変わらないことになる。

ピルの種類によって異なる反応

クリスティナと私は、ピル（および他の形式の避妊法）に影響された女性が遺伝的に相性の悪い男性を選択するようになるだろうという考えを検証したかった。[6] そこで、結婚している夫婦を含め、長期にわたる信頼を築いているパートナー同士の被験者を大勢集めた研究を行なうことにした。それまでに提唱された説に従えば、女性がピルを利用しているあいだに（発情期のスイッチがオフになってから）交際をはじめたカップルでは、ピルを利用していない時期に交際をはじめたカップルよりも、ＭＨＣが類似しているはずだった。だが予想に反し、私たちが見つけた傾向はその逆になっていた。[7] 女性がピルを利用しているあいだに交際をはじめたカップルのほうが、交際をはじめてから女性がピルの利用を開始したカップルより、互いのＭＨＣの相違が大きかったのだ。この結果は、「ピルを飲むと女性は男性の選択を誤る」という筋書きを台無しにするものだった。

私たちがこの研究を行なっていたのとほぼ同じ時期に、厳密な方法で実施された別の研究成果が発表された。それによると、ピル（ひとりを除いた全員が混合型ピル）を利用しているあいだに交際をはじめた女性の場合、ピルの利用をやめたあとで交際に対する満足度が低下するにせよ、それはパートナーの男性の顔の魅力が比較的（無関係な人が客観的に評価して）乏しい場合に限られていた。[8]

要するに、ピルを利用している女性がＭＨＣの類似したパートナーを選ぶことはないにしても、ピルの利用中に交際をはじめた女性がその後利用をやめて規則的な周期を取り戻すと、パートナーの顔の魅力をどう感じるかに影響が出るというわけだ。

では、周期の段階に応じて女性が男性に惹かれる気持ちの変化についてはどうだろう。ピルを利用している女性では発情期の欲求が消え、一か月に何日かだけ群れのボスのタイプに魅力を感じる気持ちが生じないとすれば、その結果はどんなものになるのか。

ラーソンは論文で発表した二番目の研究で、この点だけを調べることにした。女性とそのパートナーを一か月にわたって追跡し、女性がエストロゲンとプロゲスチンピルの混合型ピルを利用しているカップルと、ホルモン避妊薬を利用していないカップルを比較する調査だ。すると私たちのそれまでの研究と同様に、自然な月経周期を維持していて男性パートナーの性的魅力が比較的低いと評価した女性では、妊娠可能性の高い時期になると、別の男性を魅力的だと思う感情が強まった。ピルを利用している女性の場合は、いつものパートナー以外に惹かれる気持ちが強まることはなかった。ここから、ホルモン避妊薬は何らかの形でカップルの関係を守る役割を果たせたのかという問題が浮かぶ。これがピルを利用した場合の成り行きかもしれないが、「ピルはパートナー選びをめちゃくちゃにする」などという単純な筋書きにならないことはたしかだ。
ノルウェーで行なわれた新しい研究が[9]、この筋書きにまた別の波風を立てており、女性には繊細なホルモン・ハッキングの機会があるとしている。研究者たちの結論によれば、異なる処方のホルモン避妊薬は、男女の関係にまったく異なる影響を及ぼす可能性がある。プロゲスチンの量がより多い避妊薬は、より「延長された性衝動」に近く、エストロゲンの量がより多い避妊薬は、より「発情期」に近いからだ。そして実際、プロゲスチンの量が多い避妊薬を利用し、決まったパートナー（おそらく、よきパパ候補）に深い愛情を抱いている女性は、延長された性衝動のパターンに従って周期全体を通して性交渉の回数がより多い。それに対してエストロゲンの量が多い避妊薬を利用している女性は、逆のパターンを示す——パートナーに対して誠実であればあるほど、パートナーとの性交渉の回数が少ない（おそらく、ミスター安定性の代わりにミスター・セクシーに目を光らせているからだろう）。

　私自身の考えでは、女性がホルモンの知性を活かすためにするべきことは、妊娠可能性をコントロールするにあたって最適な方法を利用することだ。利用可能なそれぞれの避妊薬に含まれるホルモンの量について、産婦人科医ともっとよく話し合うのがよいかもしれない。異なる処方の避妊薬を試して、どれが最も快適で、パートナーに対する感情にどんな影響を与えるかを見極めるのがよいかもしれない。あるいは、ホルモンに影響しない方法（たとえばホルモンとは無関係なＩＵＤ）を選んで、発情期の波に乗ることもできるだろう。

ラップダンサーの理論

ピルを飲んでいる女性では自然な月経周期を保っている女性に比べ、周期の中間に高まるはずの魅力があまり見られないという主張に同意する人は、二〇〇七年に行なわれた有名な研究を挙げる。一八人の女性ラップダンサー（そのうちの何人かはピルを飲んでいた――ラップダンサーとは、チップを渡されるとその客の膝《ラップ》の上で服を脱ぎながら踊るストリップダンサー）を対象に、排卵が近づいて妊娠可能性がピークを迎える時期に稼いだチップの金額を調査したものだ[10]。ラップダンスではダンサーと男性の客の生殖器部分が、わずかな衣服の両側で密接に接触するので、ピルを利用している女性と利用していない女性の周期半ばの魅力をリアルタイムで試すには（合法的な）最高の方法のように思われる。

六〇日（二回の周期）のあいだのチップを集計した結果、自然の周期を保っていたダンサーのほうがピルを利用していたダンサーより多くの収入を得ており、妊娠可能性が最も高くて排卵の合図を感じられたであろう時期には、五時間の勤務時間あたりのチップがおよそ八〇ドル多かった。さらに、ピルを利用していなかったダンサーの場合、周期のどの時期かによって一時間あたりの平均チップ額が増減しており、発情期には七〇ドル、黄体期には五〇ドル、月経中には三五ドルだった。どちらのグループのダンサーでも月経中にはチップ額が減ったが、ピルを使用していたダンサーの場合は排卵期にチップの急増が見られなかった。この研究から目を引く刺激的な結論だけを引き出したい人の言い分はこうだ——ピルは女性の魅力を奪っただけでなく、女性を貧しくした。

あり得ない。私は時間をかけて女性を追跡し、周期内でどのような変化があるかをより詳しく見極める（それを「自然のままの状況で」する）研究が大好きだが、この研究はあまりにも小規模で、対象となった女性たちについて重要な点がわかっていない——たとえば、どのようなホルモン処方が使われていたのか。大半またはすべての女性が混合型ピルを使用していたのはほぼ間違いないだろう。このピルのほうが使われる機会がはるかに多いからだ。さらに、女性が信頼できる避妊法を利用しない場合の経済的な影響も考えに入れ、（短期間の魅力ではなく）長期にわたる費用と受益の観点からとらえて、結論を詳しく考察してほしい。効果的なホルモン避妊薬の社会経済的な受益は、キャリアをコントロールしてしっかりした収入を確保することができなくなる高いコストを、はるかにしのいでいる（ラップダンサーを除いて）。

出産と母乳育児

医師は新しく母親になった女性に対し、一般的に産後六週目の検診で、母乳を与えていてもいなくても避妊をはじめるように伝える。産婦人科医はたいてい真面目な顔で言うのだが、女性のほうは〈セックスですって？〔冗談でしょう？〕〉と言いたそうな顔で聞くだろう。たいていの場合、母親が抱えているパンパンに膨らんだマザーズバッグには、新生児の身の回り品だけでなく自分用のさまざまな形と大きさの吸収パッドも詰め込まれている。何しろ、まだあちこちから漏れてくるものを吸収する必要がある。医師のアドバイスを聞きながらも、昔ながらの考えが頭に浮かぶ――あれほど最近の出産と新生児のいる生活は、それ自体が避妊の役割を果たしていて、赤ちゃんが三時間以上続けて眠ってくれるようになるまでは性交渉なんて論外なのに。

ホルモン避妊薬と同様、妊娠、出産、母乳育児は排卵周期を大きく乱し、それには明らかな目的がある――生殖機能を維持しつつ、子育てを確実に行なえるようにするためだ。分娩後、ホルモンが妊娠前のレベルにリセットされ、月経を含む排卵の過程全体が再開されて再び妊娠できるようになるのは、周期を数回反復したあとになる（素早く反応するプロゲスチンのみの避妊の、妊娠可能になるまでの時間と比較してほしい。たとえば、プロゲスチンのみのインプラントおよびＩＵＤの場合、取り除いてから数週間以内、あるいは数日以内に、妊娠が可能になる）。

授乳性無月経で妊娠を避ける

一時的に排卵を止める母乳育児は、一種の避妊法になり得る。母乳生産ホルモンのプロラクチンは、妊娠を可能にするエストロゲンその他のホルモンを抑制する役割を果たす。そして母親が授乳すればするほど、プロラクチンのレベルは上昇する（だから母乳育児の専門家は母親たちに、母乳の出をよくしたければ赤ちゃんがお腹をすかせたらいつでも「求めに応じて」または「ちょうどよいタイミングで」母乳を与えるようにと助言する。そうすることによってプロラクチンのレベルが高い状態に保たれ、母乳の供給が続く)。

ただし、このLAM(授乳性無月経を利用する避妊法)を効果的に利用するためには、母親は赤ちゃんの求めに応じて母乳のみを与えていなければならない。母乳以外の食べものはもちろん、追加として粉ミルクを与えても、母乳を哺乳瓶で与えてもいけない。一部の専門家によれば、直接授乳せずに搾乳するとプロラクチンのレベルを高い状態で維持する効果が下がるし、哺乳瓶を使うと厄介な「乳頭混乱」が起きることがある(だからおしゃぶりも与えてはいけない)。LAMでは、適切なプロラクチンのレベルを維持するために母親は定期的かつ頻繁に母乳を与える必要があり、夜間も含めて二時間おきが理想的な授乳間隔になる。この繰り返しをたまに中断して搾乳した母乳や粉ミルクを哺乳瓶で与えても、うっかりした避妊の失敗にはつながりそうにないように思えるかもしれない。ところがプロラクチンのレベルが下がると、すぐにエストロゲンが体を自然の排卵周期に戻そうとして活性化する。そのようなレベルの低下が繰り返されれば、妊娠可能性が完全に復活し、避妊法としての母乳育児は効果を失う。

つまり、LAMを用いて妊娠を避けるためには強い気持ちと柔軟なスケジュールが必要になる。子どもの世話に専念できた大昔の女性なら、おそらくうまく行っただろう(何しろ、そのころの女性は産休明けに職場復帰する必要がなかったのだ)。人類学者の推測によれば、人間の子どもたちはほぼ三歳になるまで完全に離乳していなかったようだ。[11] ただしそのころには別の食べものも食べていたから、母乳育児による妊娠可能性の抑止効果はもう完全ではなかっただろう。それでも遠い祖先の母親たちは、子どもが自分の力で歩けるようになるまでどこにでも子連れを余儀なくされていたのだから、私たちがこのちょっとした自然の避妊法を利用して妊娠の感覚をあけるように進化したことは筋が通っている。

米国小児科学会（ＡＡＰ）が推奨する六か月過ぎまで母乳育児を続けた母親にも、やがて月経は戻ってくる（ＡＡＰでは、最初の六か月は母乳のみ、さらに次の六か月、少なくとも赤ちゃんが生後一二か月になるまでは、母乳を続けながら固形物と、場合によっては栄養補助のための粉ミルクを与えることを勧めている）。実際には、月経より前に排卵がはじまる場合がある。妊娠可能な状態は、出産後に自然のホルモンバランスが元通りになったあとで、徐々に戻ってくる。たとえば、卵胞刺激ホルモンと黄体形成ホルモンが十分で卵子の成熟と放出を促したとしても、エストロゲンとプロゲスチンのレベルがまだ低ければ、そのあとに月経は来ない。その場合には、一部の医師が言うには子宮内膜が「無能」だから、卵子が着床できるように支援して育てることはできない（だが私は問いたい。男性が精管切除術から回復しつつあるとき、医師たちはその男性の睾丸を無能と呼ぶのだろうか？）。その逆に、子宮内膜が再び能力を取り戻しても卵子がまだ放出されなければ、排卵なしの月経もあり得る。

妊娠可能性が段階的に戻ってくるのと同じように、女性が少しずつ母親の気持ちを離れてパートナー探しの気持ちを取り戻すにつれて、自然な周期が再開する。

母乳育児がベスト？

母乳を与えているあいだ、プロラクチンとともにオキシトシンのレベルも上昇する。オキシトシンは、授乳している母親が経験する催乳反射（溜まっている母乳が乳管に流れ出す現象）を促すホルモンだ。また産後に子宮筋を収縮させる役割も果たしており、母親になったばかりの女性が生まれたての赤ちゃんに母乳を与えると、分泌されたオキシトシンが分娩後の子宮を収縮させ、妊娠前の大きさに戻す手助けをする。

「抱擁ホルモン」とも呼ばれることがあるオキシトシンは、分娩後にもうひとつ重要な機能を果たしている。これは社会的つながりによって分泌されるホルモンで、自分の子を守って世話をしたいという母親の欲求を高めるから、母グマ効果を引き起こす中心的存在だ（第7章の「母グマ効果」を参照）。たしかに、母乳を与えていない母親も必死で子を守ろうとすることがある。そしてオキシトシンは母乳分泌期間中だけでなく、出産そのものによっても、また新生児との触れ合いによっても分泌される。それでも母乳育児が母グマ効果を強めるように思えるのは、おそらく出産直後を過ぎたあとになってもオキシトシンの働きによって、母親が攻撃、事故、病気の脅威に目を光らせ続けるからだろう。

オキシトシンは母乳生産と母親らしいきずなを後押しするだけでなく、分娩後のホルモンのカクテルに含まれて（たぶんプロラクチンとともに）一種の天然抗うつ剤としても作用するようだ。母乳を与えている母親は与えていない母親に比べ、産後うつのレベルが低くなっている。米国疾病予防管理センター（CDC）の推定では、新しく母親になった女性のおよそ九人に一人がうつの症状を訴える。[12]一時的なうつの感覚とは異なり、産後うつは自然に消えていくことがなく、治療が必要となるのがふつうだ（新米の母親が出産後にさまざまな感情を抱くのはごくふつうで、憂鬱になることもある――だがこうした一時的な「マタニティブルー」は、産後うつではない)。

私はポスドク時代に指導していたジェニファー・ハン＝ホルブルックとともに、母乳を与えている母親では産後うつのレベルが低いことを示した既存のデータを調べて、産後うつと母乳育児のつながりを探った。[13] 一部の研究は母乳育児がうつを和らげる可能性があることを示唆しているが、私たちはもっと複雑な状況があると確信している。産後うつは糖尿病や心疾患のような「現代病」ではないかと考えているのだ。大昔の女性たちの場合、現代の母親と同じ種類のストレス要因に直面することはなかったから、産後うつは見られなかった(または稀だった)だろう。

第一に、大昔の女性たちはひとりで子育てする状況に置かれることはなかった。当時の人々は拡大親族とともに家族や社会集団のなかで暮らしていたから、いつでも身近に手助けする人が存在した。それに対して現代の家族は遠隔地に散らばっていることもある。まだ弱々しい赤ちゃんの世話をひとりだけで引き受けていると――パートナーはいっしょにいるにしても――ときにはどうにもならない感情に襲われることもあり、支援のネットワークがなければなおさらだ。

研究を再検討した結果、現代の母親たちが直面しているその他のストレス要因として、次のようなものが目についた――抗炎症作用があってうつを和らげる働きをもつことがわかっているオメガ3脂肪酸の摂取量が少ない(オメガ3脂肪酸の豊富な魚に水銀汚染の心配があるため、妊婦は食べないほうがよいとされている)、やはり抗炎症作用があるとされている栄養素であるビタミンDを作る日光照射時間が短い、身体的活動が少ないために健全な精神に悪影響を及ぼす可能性がある。最後に、一部の女性は母乳を与えないことを選ぶし、母乳を与えることができない場合もある。育児休業中に母乳を与えている働く女性も、産後六か月以内に離乳をはじめたり、搾乳に切り換えたりすることが多い。だから私たちは、母乳育児が必ずしも産後うつを和らげるとは言えない、またはすべての母親にとって最高の選択肢だとは言えないと考えている——母乳育児そのものが、気力を失わせるストレス要因になる可能性がある（時間が足りない、睡眠時間が足りない、職場や家庭での支援が足りない）。さらに、母親が離乳するとうつになるとする決定的な証拠もない。

産後うつは、新米の母親が経験する通常の気分変動と同じく、女性がホルモンの言いなりだと決めつけるもうひとつの口実になりやすい。〈今週は彼女に電話するなよ——出産したばかりでホルモンの言いなりだから！　彼女はちょっとしたことで、すぐ泣いたり怒ったりするんだ〉。新しく母親になった女性が母乳育児をしているかどうかで、また母乳育児への努力にどれだけ「成功した」かに応じて評価される必要などない。必要なのは無条件の支援で、拡大家族や大昔の女性たちが恩恵を受けていた身近な親族関係をもっていない場合はなおさらだ。母乳育児はたしかに役立つかもしれないが、唯一の答えではない。

私の個人的な経験では、母乳育児は母親としての気持ちへの切り替えに役立った。実際にやってみるまで、私は双子に授乳できるかどうか疑わしく思っていた。筋金入りの母乳育児推進派の独善的なガイドラインをいくつか読んで、ちょっとうんざりして（怖くなって）もいた、しかも、一日に三リットルも四リットルも母乳が出るものだろうか？（出た）。それでも、大泣きしている赤ちゃんが母乳を与えると（ふたりいっぺんに——特別な授乳クッションのおかげで）どれだけ簡単に泣きやむか、子どもたちをどれだけ身近に感じられるかを実感し、授乳中に触れた温かくて静かな優しいざわめきを経験したあとには、すっかり信奉者になった。同じことをしてきた遠い祖先の女性に続く長い系譜とのつながりも感じた（おまけに、私のカロリー必要量は五〇パーセント高まって、それまでおいしく感じられなかった食事が、とてもおいしくなった）。私には幸い、職場でも家庭でも双子に母乳を与えるために必要な支援があった。こうして私の場合はうまくいったが、母乳育児が唯一の「正しい」方法ではないことは確かで、私はすべての人に適しているわけではないと承知している。たくさんのすてきな母親たちが、母乳を用いなくても栄養満点の赤ちゃんを育てている。

母乳育児は、私にとっては実のところ、母親として求められることに順応する方法になった。だがもちろん別の方法もある。赤ちゃんを抱き寄せて肌と肌が触れ合う機会をたくさん作ること、経験豊かな母親や父親の友人たち、また（もしいるなら）自分のパートナーに頼ること、自分自身の体や気持ちの要求に応えること（少しの日光浴、身体活動、昼寝は、驚くほどよく効く）はどれも、人生を一変させる親という役割を引き受けるにあたって、母親の体に燃料を補給するとともに心を奮い立たせるのに効果的な方法だ。

もし自分自身が母親でない場合は、母親たちが必要としている社会支援ネットワークに簡単に加わることができる。ホルモンの知性は、出産と母乳育児による脳と体の変化のみに関わるものではない。さまざまな関係の女性——姉妹、見知らぬ人、同僚、従業員など——が母親になる時期に、力を貸すとともに深く思いやることも、やはりそうした知性なのだ。

ツパイ（キネズミ）の賢いホルモン

東南アジアに生息するコモンツパイは、小さいが賢い母親だ。出産するのは双子と決まっている。だが成長したツパイはふたつの巣を別々に用意する。ひとつは子どもの巣、もうひとつは母親の巣――そしてそれは父親の巣でもあることがわかる。ツパイはふつう一夫一婦の関係を築くので、赤ちゃんが生まれるときにはオスが巣にいて手助けをする。実際にオスは巣も作る。双子を出産したあと、母親は「子ども立ち入り禁止」の巣に避難して過ごしながら、赤ちゃんに乳を与えに戻る。それでも赤ちゃんのもとに立ち寄るのは一回につきほんの一〇分か一五分、しかも一日おきでしかない（実に栄養豊かな乳なのだ）。授乳が終わると一目散に枝をつたって自分の巣に戻ってしまう。なんとかして「自分だけの時間」を作るとは、まさにこのことだ。双子が生後三か月ごろになって離乳すると、子どもたちも両親の巣に入ることを許され、自分自身のパートナーを見つけるために巣立ちするまでいっしょに暮らす。たぶん子どもたちもすぐ、同じように両親で子育てをするのだろう。

ホルモン補充療法（ＨＲＴ）の効果とリスク

勃起障害治療薬の現代の消費者向け広告がうんざりするようなものだと思うなら、プレマリンの昔の印刷広告についても考えてほしい。プレマリンは、一般的な更年期障害の治療薬として一九四二年に米国食品医薬品局（FDA）によって承認された初期のホルモン補充療法薬で、七五年以上たった今もまだ医師によって処方されている。

「日暮れどきの静けさ……」。これは初期の広告の古風な見出しで、夕方——日暮れどき——の青みがかった影に包まれ、物思いにふける女性が描かれている。この女性は、明らかに女性の気を狂わせるはずの「更年期」にも関わらず、（妊娠中の雌馬の尿から作られた合成エストロゲンによって）心の平和を得たように見える。これまでの躁病にかかったような女性とは別人のようだ。プレマリンを飲んでリラックスしている。

一九六〇年代の広告には、スポーティーなヨットに乗った幸せそうなカップルが描かれている。「夫もプレマリンが好き」と見出しが語り、船長で司令官でもある夫がカメラに向かって微笑む様子を、妻がいとおしそうに見つめる（妻は夕暮れ時の静けさを見つけたのだ！）。広告のコピーによれば、更年期の患者にプレマリンを処方する医師は、「女性にもう一度、生きることが楽しいと思わせてくれる」。なぜなら、ホルモン補充療法をはじめる前の女性は、苛立ちっぱなしだったからだ。

これは処方薬も消費者向けに直接宣伝されるのが一般的になる前の広告なので、おそらく内科医に向けたものだろう。コピーはさらに「ビジネスライフの厳しさを感じながら、家庭に戻っても（更年期の妻による）混乱に直面する」のは、まったくつらいと続けている（結局のところ、妻は正気を失った、ホルモンの言いなりのわがまま女なのだ）[14]。でもプレマリンの服用をはじめれば、奥さんは「また幸せそうな女性に戻り、夫は感謝の気持ちでいっぱいになる」。

更年期のさらに不快な症状、なかでも火照り、寝汗、膣の乾燥に対処するために、女性は何十年にもわたって解決策を模索しており、プレマリンをはじめとして多くのブランドと製剤が揃ったHRTの薬もそのひとつだ（ホルモン避妊薬と同様、HRTにはひとつのホルモン――この場合はエストロゲン――を強調するものも、エストロゲンやプロゲスチンに似た化合物をバランスよく配合したものもある）。HRTは効果的だが、このホルモン・ハッキングには論争もあり、一部の女性にとっては大きな健康上のリスクを伴う。日暮れどきの静けさにたどり着くまでの道は、なだらかなものではなかった。

永遠に女らしく

思春期、PMS、月経、妊娠と同じく、閉経もまたホルモンが生み出す段階だが、医学界、製薬会社、一部の健康専門家はこれを解決すべき問題として重視し、女性の器官がもつもうひとつのわずらわしい段階とみなしているようだ。HRTの先駆的な利用は、大まかに言えば女性の健康に関する肯定的な情勢の変化だが、初期のころはその薬が男性医師によって日常的に処方されていたらしく、「更年期」はまるで治療の必要な病気であるかのように扱われ、閉経に伴う（身体的だけでなく）精神的な症状は「精神不安定」をはじめとして悲惨なものとみなされていた（プレマリンが何十年にもわたって印刷物の広告に利用した見出しには、次のようなものもある。「女性が卵巣の寿命を超えるとき」……「非常に具合の悪いことが起き」……「女性の家族は途方に暮れた」)。

一九九六年にニューヨークの婦人科医ロバート・A・ウィルソンが書いた『永遠に女らしく(*Feminine Forever*)』が出版されると、エストロゲンの減少を避けられる悲劇として紹介したこの本はベストセラーになった。一部を引用すると、「更年期による去勢は全身切断も同然」で、更年期の女性は「もはや女性ではなく中性だ」とある。[15] ではどうすれば？ エストロゲンを合成ホルモンによって置き換えるのがよく、著者はこれを「考えついた」と主張している。でもこの本はFDAがプレマリンを承認した二〇年以上あとに出版されたのだから、それは実に疑わしい大言壮語だろう。ウィルソンはHRT向けの合成ホルモンを製造していた製薬会社に出資していたことがわかっており、この事実は長年公表されていなかった。そのあいだに『永遠に女らしく』は医師も患者もうまくその気にさせて、更年期を薬で治療する傾向を生み出すことに貢献していった。その結果、更年期に突入した女性にはHRTを処方するのがごく日常的な慣例になっていった。

若い女性たちが最初の避妊用ピルを処方されるようになってから一〇年もたたないうちに、今度はその母親たちのために独自のピルが用意され、ときには「若返りのピル」と呼ばれた。[16] どちらの場合も、どちらの世代でも、あまりよく理解されていない医薬品によって女性の健康が——精神的な症状か身体的な症状かに関わらず——損なわれる状況が進行した。

安全に利用するために

性差別主義の『マッドメン』〔一九六〇年代の米国広告業界を舞台にしたテレビドラマ〕時代の広告が消えて何年もたったあとでも、HRTと「更年期」は恐怖と不安の色を帯びた緊急事態として議論されていた。一九八〇年代と九〇年代のテレビ広告は、心配した女性たちが医師や友人たちに相談し、不快で気まずい症状を超えた更年期の恐怖について語り合う様子を描いた。女性たちの不安は、骨量の減少、心臓疾患、アルツハイマー病、結腸がん、さらに歯の欠損や視力喪失にまで及んでいた。HRTはこの恐ろしい進行にブレーキをかけるものだとされた。事実、米国内科学会（ACP）は一九九二年からHRTを予防的治療として正式に推奨し、特に冠動脈性心疾患、骨粗しょう症、認知症の予防として位置づけた。[17]

だが、HRTは特効薬ではなかったことがわかっている。それどころか、一部の女性は合成ホルモンを利用することによって健康を害していた。一九九〇年代後半になると「心臓とエストロゲン／プロゲスチン補充の研究（HERS）」および「女性の健康イニシアチブ」が、更年期になって十年以上たち、HRTを受けていた女性では、心臓発作、脳卒中、血栓のリスクが増大していたことを発表した。二〇〇二年には、HRTを受けている女性と偽薬を飲んでいる女性を対象とした広範囲にわたる臨床試験が中止された。ホルモン療法を受けていた女性では乳がんのリスクが高かったからだ（それは単なる「リスク」では済まず、その後、心疾患およびがんと診断されたHRTの患者が製薬会社を告訴した）。

当初、心臓血管のリスクのほうが恩恵を上回っていたために、女性たちはエストロゲン療法をやめるようにと助言を受けた。そこで一部の女性は、火照りなどの症状を和らげるために大豆食品をはじめとした代替療法に切り替えていった（弱い植物由来のエストロゲン、ブラックコホシュなどの生薬、特別な調剤薬局が作るバイオアイデンティカル〔体内のホルモンと同一の化学構造をもつ〕ホルモンなどの植物性エストロゲンは、大量生産される合成ホルモンより「自然」だとみなされたからだ。だがそうした解決策にも欠点があったり効果がなかったりすることが多く、規制外の治療には独自の健康上のリスクが伴った）。

現在では医師も研究者も、エストロゲン療法の時期と種類が重要であることを確認済みだ。たとえば、一〇年にわたる更年期の最初の六年間にエストロゲンを摂取すると、心臓病のリスクが低下することがある。だが一〇～一二年目以降になると、エストロゲンは心臓発作や脳卒中のリスクを高める可能性がある。[18] 製薬会社もリスクを減らそうと、長年にわたって製品の見直しを進めてきた（ホルモン避妊薬と同様、HRTでも錠剤が最も一般的だが、局所パッチ、クリーム、スプレーやジェル、膣内リング、座薬でも投薬できる）。誰にでも通じる実用的なアドバイスは、「HRTの場合、最も効果の小さい量を最も短い時間だけ利用すること」となる。

深刻な健康リスクが発覚する何十年も前に、女性の問題に焦点を合わせた研究がもっと多く実施されていたなら、HRTを最初からもっと安全に利用できていたかもしれない。HRTを安全で効果的に用いることは可能だが、教訓は明白だ――人生でたどってきたホルモンの経験は女性一人ひとりで異なるのだから、ひとつで万人が使える方法などない。更年期、またはそのほかの正常なホルモンの変化を、治療が必要な病気としてひとくくりにする考えは誤っていて、これまであまり役に立ってこなかった。

発情期が終わっても、ホルモンの知性は終わらない

『永遠に女らしく』は、性行動に関して読者に期待を抱かせた点でも、ある意味で人気の本になった——エストロゲン療法は女性の魅力と欲求を復活させるだろうと書いていたからだ。ウィルソンは、「中年に典型的な体の変化は逆転できる」と断言した。そして性行動は休みなしで墓場に行くまで続けられるだろう。「今やほとんどすべての女性が生涯にわたり、年齢に関係なく、完全な性生活を安全に送ることができる」と、表紙で宣言している。つねにホットな発情期が続くということだ。だが、エストロゲンで紅潮した好色な主婦（クーガー）が冷蔵庫の修理にやってきた男性に飛びかかるのではと不安に思う夫のことを考え、ウィルソンは次のように延長された性衝動とつがい関係における独自の定義を披露して安心させた——「エストロゲンが豊富な女性は肉体的にも感情的にも夫で満足することができ……道を外して偶然の出会いを求める可能性が最も少ない」[19]。

このように、言いなりで、貞節で、夫を満足させることができる女性という考え方は、一九六〇年代という時代に調和していたように見える——それでも当時、女性たちは集結して声を上げはじめ、男性たちはつねにその声を封じようとしていた（第1章で紹介したもうひとりの医師、エドガー・バーマンのことを忘れてはいけない。彼は一九七〇年代初頭に、女性は「荒れ狂うホルモンの影響」のせいで、男性と平等の立場にはなれないと警告していた）。

更年期とＨＲＴに関するこのような古い解釈は、女性がホルモンに厳しくコントロールされているという確信に基づいていた。そのために、セクシーで女性らしいエストロゲンが枯渇すれば、女性の心と体も枯渇すると考えられていた。医学界からの回答は、やがて危険であることが判明する合成化合物を使って、女性を再びホルモンの言いなりにすればいいというだけのものだった。少なくとも短期間、健康を害するまでのあいだ、女性は「完全な性生活」を送って夫を幸せにすることができた。

発情期は思春期にはじまって閉経で終わるが、女性の受精周期が止まるとその性的欲求もなくなるという主張はばかげている。私たちはたぶん、閉経に達するともう発情行動で突き動かされることはないだろうが、その性衝動はただ優良な遺伝子をもつパートナーを見つけて子を産むという古くからの必要に駆られることがなくなるだけで、代わりにパートナーに対する性的刺激、欲求、親密さに動かされることになる。

そしてこの段階になると私たちは完全に独立して主導権を握り、ホルモンの知性は最終的に新しいものに進化する――英知になるのだ。

早熟化をもたらす要因

私はこれまで、少女や女性がホルモンに関するさまざまな段階に達する「平均」年齢は多様であることを強調してきたが、標準的な上限と下限の範囲はある。現代に生きる女性として一八歳から四五歳までのあいだに出産に向き合うのはその範囲内だが、八歳で陰毛発生や乳房発育に、九歳で初潮に対処するのは、そうではない。早熟化の現象は、男子より女子に多く見られ、ますます一般的になっており、二一世紀のさまざまな要因に関係しているらしい。

これまで何十年ものあいだ、医師たちは女子の思春期開始年齢を平均一一歳とみなしてきた——この時期になると陰毛と脇毛の発生、乳房発育、月経などの身体的発達がはじまり、妊娠可能な体になることで完結する。だが一九九七年に学術誌『ペディアトリクス（小児科学）』に掲載された論文[20]によれば、米国の一万七千人の女子を対象とした調査の結果、乳房発育の平均年齢は白人女子で一〇歳弱、黒人女子では九歳弱だった。この画期的研究の筆頭筆者であるマルシア・ハーマン＝ギデンスは、小児科で医師と共に仕事をしていたとき、八歳と九歳の患者で乳房の発育をはじめとしたとても早い身体的発達が見られることに気づいていた（ハーマン＝ギデンスは、現在では母子保健を専門とする教授職についている[21]）。

当初、米国の少女たちがそんなに早いうちから思春期に入るかもしれないなどと誰も考えたくないと思ったらしく、小児科の内分泌学者も同様で、ハーマン＝ギデンスの研究は無視されるか疑問視されたまま放置された。ところが、早くから思春期の兆候を見せていた少女たちの親は、ニュースとして取り上げられたこの発見を受け入れた。それは、わが子がどこか気がかりな身体的発達をしているという自分自身の観察結果を裏づけるものだったからだ。二〇一〇年になると『ペディアトリクス』にまた別の論文が発表されて、さらに驚くべきデータを明らかにしたため、ようやく科学界も早熟化が事実であることを認めることになる。研究者たちは、白人女子の一〇パーセント以上、ヒスパニック系女子の一五パーセント以上、黒人女子の二三パーセント以上で、七歳までに早期の乳房発育があることを認めていた。「七歳および八歳で乳房が発育した女子の割合は、特に白人女子の場合、一〇年〜三〇年前に生まれた女子を対象とした研究の結果より大きかった」と、研究の著者たちは結論づけている。[22]

もはや早熟化が起きているかどうかに議論の余地はないものの、その理由については多くの疑問が残っている。提唱されている理論は数多く、たとえば食物連鎖で見つかっている潜在的毒素や、日用品に含まれている化合物などが挙げられている。なかには母親のうつや継父の存在をはじめとした家族のストレスを、早熟に結びつけた研究もある。大昔の祖先の時代であれば、厳しい子ども時代に反応した早熟には意味があったかもしれない――早く独立すればするほどよく、進化の行き止まりにならない可能性が高まった。だが私たちは現代の世界に生きているのだから、あまり若くして家を離れる費用は、得られる利益を確実に上回ってしまう。

原因探しは、思春期およびホルモン周期の寿命の起点となる若い脳に対し、これまでより早くから変化を引き起こす外部要因へと向かっている。

化学物質の影響

年若い娘や妹、あるいは友人や親戚の家族に育ち盛りの少女がいるなら、早熟を引き起こしているかもしれない有害化学物質について聞いたことがあるだろう。たとえば食品ラップから食品缶詰の内面塗装、さらにレジで打ち出されるレシートまで、プラスチックの製造で使用されているビスフェノールA（BPA）だ。BPAは分子的にエストロゲンに似ており、一部の科学者はこれが年若い少女の乳房発育など、体にエストロゲンと同様の影響を与える場合があると考えている。

BPAが子どもや大人に健康上のリスクを及ぼすことを消費者が知りはじめてから（研究では、BPAががんから認知症まであらゆる疾病と関係している可能性を示している）、大企業は製品での使用をやめる取り組みに着手し――現在では哺乳瓶や赤ちゃん用のマグに含まれていない――代替品を試みている（「BPA不使用」のラベルは、今ではかつてBPAそのものが使用されていたのと同じくらい広く行きわたっているだろう）。だが、代替品が必ずしもより安全とは言えないとする証拠がある。

代替品であるビスフェノールS（BPS）を少量だけ水に混ぜてゼブラフィッシュへの影響を調べた実験では、BPAの場合と同様の生殖パターンの混乱が見られ、胚の発達加速や孵化パターンの高速化が生じた。BPSもBPAと同じく、ゴナドトロピン放出ホルモン（GnRH）の分泌をはじめとした神経内分泌系に影響を与えており、このホルモンは思春期の開始、最終的には生殖能力の発達を手助けする。つまり、BPAやBPSなどの化学物質は生殖器官の重要な発達を加速させており、若い少女を含む人間にも同じ影響を及ぼす可能性がある。[23]

BPAは非常に大きな注目を集めたが、合成洗剤、殺虫剤、難燃剤、フタル酸エステル（パーソナルケア製品〔石鹸、シャンプー、化粧品など〕からフローリングまでのあらゆるものに使われている化学的「可塑剤」）その他の製品には別のエストロゲンに似た化合物も含まれている。早熟にほとんど、またはまったく影響していないらしい化合物もある一方で、非常に強力だと思われるものもある。子ども（または大人）を毒性の疑われる合成物にさらすような研究は倫理的に不可能だろうが、証拠はある。一九七〇代初頭に、誤ってＰＢＢと呼ばれる難燃剤に汚染されていた穀物をミシガン州の畜牛に食べさせてしまったことがある。毒性物質が地域社会に与える長期的な影響を追跡した調査によれば、汚染された牛のミルクや肉を飲んだり食べたりした妊婦が出産した娘たちは、母親がＰＢＢにさらされなかった女子より一年早く初潮を迎えていた。

親たちは、ミルクの生産量を増やすためにウシ成長ホルモン（ｒＢＧＨ）を加えられた餌を食べて育った畜牛の乳製品を、子どもに食べさせてよいものかどうか思い悩むことが多い。ホルモンによって子どもの思春期が早まるのではないかと心配しているからだ。成長ホルモンが添加された餌を食べている家禽や家畜で作られた動物性食品を避ける理由は、まだほかにもある。餌に抗生物質が加えられたり、餌の穀物に毒性のある殺虫剤が散布されたりして、それらが肉、卵黄、乳脂肪を含む動物性脂肪に蓄積されている可能性もあるのだ。だが、ｒＢＧＨを具体的に女子の早熟と結びつける確実な証拠はない。

それでも、食糧供給に関連する要因はまだ別にある。

レプチンの働きをおかしくする食べもの

早期に思春期を迎える少女は共通した特徴をもつことが多い――ＢＭＩ（体格指数）が高く、それに対応して体脂肪が多い。体脂肪が多ければ、脂肪細胞から分泌されるホルモンのレプチンも多くなる。レプチンはエストロゲンの生産を刺激する役割も果たしているとされ、月経を開始させるために必要になる。体脂肪が多ければ多いほどレプチンも多く、その結果として思春期の引き金を引くホルモンのエストロゲンも多くなる。体脂肪、乳房の発育、月経は、つながっている。[24]

レプチンに関しては、もうひとつ用心しなければならない点がある。このホルモンは飽食シグナルを伝達する機能を果たしており、満腹か空腹かを脳に知らせる。栄養学者の指摘によれば、脂肪細胞の過多が影響してレプチンが過剰になると、やがてこのメカニズムが「壊れてしまう」――つまり、レプチンの〈お腹がいっぱい！〉というメッセージを脳が無視しやすくなって、過食につながる。年齢の低い少女が肥満に向かうと、体重を落としてレプチンとエストロゲンのパターンを止めるのはとても難しい（その逆に、激しい食事制限と体重の不足も正常なレプチン生産を混乱させ、月経の遅れや途絶、妊娠可能性の低下、その他のホルモンに依存する機能の悪化を招く。ダイエット、激しい運動、またはその両方によって適正な体脂肪が不足している少女の場合、思春期が遅れることが多い）。

たとえ体重過剰ではなくても、西欧社会で育っている少女は誕生以来ずっと栄養状態がとてもよいことが多い。それは悪いことではない。私たちが種として生き残ってきたのは、飢餓と数多くの病気をおおむね克服してきたからだ。大昔の女性たちの場合、食糧不足の時期にはあまり多くの子を産むことができなかったが、豊かな時期には母親も多くの子をもつことができた（「食べるか、子を産むか」

を思い出してほしい）。

それでも、現代の栄養豊富でカロリーの高い食品は、影響を及ぼしている。女子や男子の体が性成熟を完了すると子どもを産めるようになる——頭も心もまだ子どもであってもだ。私たちは知らないうちに生物学的時計をリセットし、繁殖モードのスイッチを入れる年齢を下げているのかもしれない。それは「早熟」ではなく、「思春期の早期化」だ。

私たちは進化している。

性転換を望む若者のために

年少の子どもたちの思春期早発症を治療する小児内分泌学者は、第二次性徴遮断薬（puberty blockers）を処方することがある。これはエストロゲンやテストステロンなどの性ホルモンの分泌を止め、少年や少女の心の成長が体の成長に「追いつく」まで、一定の身体的発育にブレーキをかける薬だ。

最近になって、第二次性徴遮断薬は別の、認可外の用途で使われるようになった。思春期に達したばかり、または思春期の早い段階にいて、性転換を望んでいるジェンダー・ノンコンフォーミングの（男女の典型的な性別のどちらにもあてはまらない）若者の治療だ。一部のトランスジェンダー擁護者、医師、精神衛生専門家がこの方法を支援している理由は、ジェンダー・

ノンコンフォーミングの人々は身体的発育が完了して大人になるまで、自分の立場を明らかにしたくないと感じていることにある。だがその時期になってからでは、ホルモン周期の影響を完全に覆すには遅すぎ、手術などの本格的な治療介入が必要になってしまう。さらに専門家は――ジェンダー・ノンコンフォーミングの子をもつ親も――第二次性徴遮断薬が子どもの苦悩を軽減すると指摘している。性別違和感をもつ少女は、胸の発達や月経の可能性に対して極度の苦痛を感じることがある。

内分泌学会のガイドラインによれば、外科的な性転換を計画している十代の若者は一六歳から、安全にクロスセックス・ホルモン療法（第二次性徴遮断薬とは異なるもの）を開始することができ、性自認が女性の少年はエストロゲンの摂取を、性自認が男性の少女はテストステロンの摂取を進める――ただし医師たちは、この方法で摂取する一方の性に固有のホルモンは、脳と骨の発達にも寄与すると注意を促している。それでも、成人のトランスジェンダーに見られるうつと自殺の率を考えれば、クロスセックス・ホルモン療法の利点がリスクを上回るというのが擁護者の考えだ。

第二次性徴遮断薬とは異なり、クロスセックス・ホルモン療法は不可逆の身体的変化を引き起こす。たとえばテストステロン療法を受けた少女では咽仏《のどぼとけ》が発達し、顔のひげが生える。それは正しい選択をしようと試みている親にとってはとても複雑な問題だ。私の同僚の遺伝学者で小児科医でもあるエリック・ヴィレインは、ジェンダーに違和感をもつ少年の最大八〇パーセントが思春期に達するまで男性でいることに適応し、成人に達したとき女性への転換をしていないという調査結果を指摘する[25]（女性は――もうお馴染みになった言い方だが――これまであまり詳しく研究されてこなかったため、少女の場合の対応する統計値はない）。だがヴィレインは、性別違和を抱えて生きる感情的苦痛が深刻で計り知れない点にも同意する。

これを複雑と言うには言い足りないが、突き詰めて考えれば、人間が選択肢をもてるのは注目すべきことだ。もし望むなら、生まれながらにもっていないホルモンであっても選びとり、自分の性的および生殖の人生を永久に変え、自分自身のホルモンの知性を再定義することができる。

選ぶ力

動物と人間でよく似たメス（女性）の発情行動は、必要から生まれたものだ。健康なオス（男性）を惹きつけ、健康な子を産むという目的を果たす。一生は単純で、厳しく、短かった。だがそれには目的があった――生き残り、繁栄することだ。パートナーを見つけ、子を産み、それを繰り返す。人間以外の膨大な数の種に共通して、その大昔からの行動、その根底にある欲求が、今もまだ残っている。

数百万年が過ぎた今、女性たちはなお大昔の女性が経験していたものと同じホルモン周期を維持しているが、私たちには驚異的な数の選択肢がある。私たちの一生では、ひとりのパートナーを選ぶことも、複数のパートナーを選ぶこともできるし、誰も選ばないこともできる。異性と暮らすことも、同性と暮らすこともできる。子どもをもつことも、もたないこともできる。避妊薬やホルモン療法によって自分のホルモン周期を自主的に変えることも、薬と科学を用いて望まないホルモンの混乱に対処することもできる。私たちは自分自身の社会的および生殖に関する運命を選ぶことのできる、現代の女性だ。

それでも、自分自身のホルモンの知性に耳を傾ける方法や利用する方法をどんなふうに選ぶかは、とても複雑だ——たとえば、恋人に誰を選ぶのか、子どもをもつのか、もたないのか（子どもが生まれたら母乳育児をするのか）。人生の行く手を変えてしまう長期にわたる関係と個人の選択は、明らかに発情期の欲求がどんなに強いものであっても、その欲求だけに基づくものではない。

進化心理学などの科学で「自然主義的誤謬」という言葉は、何かが「自然」でおそらく本能的に感じたからといって、それが「よい」わけではないことを意味する。これは、その「何か」（発情期）が、私たちが今日直面するものとは異なる困難を乗り切るために生まれた欲求と行動であれば、なおさら真実だろう。

それならば、私たちはホルモンの知性によって何をするのだろうか？　私の考えでは、もし自分の体と心で何が起きているか、それが人生の道筋に応じて、また個人個人で、どのように異なるかを知れば、朝食にチョコレートケーキを食べたい欲求を無視するか受け入れるか（ときにはほんとうにおいしいから）を決定することができる。ホルモンによる知性的な選択が、本書の科学によって伝わることを願っている。ジャーナリストはほとんどいつも、〈女性に対するアドバイスは？〉と私に尋ねてくる。最初はこの質問に苛立っていた。〈私は科学者で、アドバイスを書くコラムの執筆者じゃないのよ！〉。でもその後、私には提案するものがあることに気づいた。〈科学を知ってください。自分自身を知ってください。そうすれば、最も豊富な情報に基づいた決定を下せるようになるでしょう〉。それは科学の目的のなかで重要な部分ではないだろうか。

これをもっと具体的にするために、ここで考えをまとめてみることにしよう。発情期の一定の行動は、人間か人間以外かを問わず、大昔の祖先の女性（メス）に役立ってきただろう。たとえば、ボスの男性（オス）を惹きつけてその子を産む、または子どもの命を守るために周囲の女性（メス）に対して激しい競争心を発揮するなどだ。進化とは結局のところ、競争相手をしのぐ繁殖力を発揮することを意味する。二一世紀の女性もこれと同じホルモンの力を経験しているかもしれないが、すでに決まった相手と関係を築いている場合、性交渉の相手としてボスの男性を探し求める衝動が何かの役に立つだろうか？　役に立ちそうもない。では、同僚の女性と真正面から対立し、職場で同僚の仕事を妨害したいという衝動に従ったらどうなるだろう？　逆効果ではないか。装飾し、歩き回る行動は、露出の多い服装をする、男性の気を引くそぶりをする、バーをうろつくという行動としてあらわれるかもしれないが、大切な夫やパートナーがいる、翌日に仕事や学校がある、家で子どもが待っているとなれば、最高の選択肢となる戦略的行動にはならない。

一方、身なりに気を配って強い気持ちをもつこと、積極的に外出して新しい人と知り合うこと、避けるべきもの（人）を知ることは、大切にすべき戦略的な行動であり、それらはホルモンに導かれた行動でもある。赤ちゃんを守ろうとする衝動、愛情深くて手助けをしてくれる誠実なパートナーを見つけようという衝動も同じだ。ときには気ままに過ごすのも望むところだろう。私たちには選ぶ力がある──そしてホルモンに導かれた人生のなかで選択肢を理解する力がある。

女性は日々、論理的に考えて合理的な意思決定を行なうことができる（それと同時に間違いをすることもあるし、先入観にとらわれることもある──ときにはよい方向に）。これは、私たちがホルモンに厳しくコントロールされているわけではないから、また「発情期」に支配されているわけでも、血を失って弱っているわけでも、妊娠可能性が減るにつれて枯渇していくわけでもないからだ。それでも、ホルモン周期に合わせたリズムで活動する、こうした大昔からの力を感じるとき、私たちは女性ならではのパワーを活用することができる。

私の考えでは、すべての女性が（年若い少女から年長の女性まで）ホルモン周期の範囲、方法、時期、理由を理解すれば、大きな恩恵を受けることができる。私たちは、自分の行動に影響を与える衝動を感じるかもしれないことを知っておく必要がある。そして、そのような行動への対応を選ぶのは人それぞれの選択であり、自分自身の好みと目標に応じて異なることも知っておく必要がある。自分自身のホルモンの性質に無知でいては、まったく自分のためにならない。その反対に、ホルモンの知性を知ることは自分のためになる。

私たち科学者は、人間にも実際に発情期があることを認めるまでに長い時間をかけすぎた。今、その意味するところを研究し理解する道を探りながら、失った時間を取り戻そうとしている。私たちが女性の体と心についてもっとよく教育を受けるなら、すべての女性が恩恵を受けることになるだろう。そして男性ももっと多くの知識をもつなら、同じく私たちは恩恵を受けるだろう。

〈彼女はホルモンのいいなりだ〉

次にこの言葉を聞いたら――あるいは言ったら――「彼女」とは祖母、母、姉妹、友人、娘のことだと考えてほしい。「彼女」は、大昔から現在まで生き続けてきた祖先の女性たち、これから生まれてくる、これから大きくなる女性たちの、途切れることのない長い鎖に連なるひとりであり、それぞれが自分だけのホルモン周期をもっている。「彼女」は自分自身かもしれない。

「彼女」は私だ。私はホルモンに導かれることに誇りをもっている。

謝辞

私は本書を執筆するまでの道のりで、多くの恩師や大学関係者、知人、友人、家族に助けられてきた。まず、大学学部生時代の恩師であるダン・モリアトリー博士に感謝したい。私は人間の行動に興味をかき立てられ、自分が見たものを説明したいと考えたが、生物学の入り込む余地がほとんどなかった当時の理論に興味を感じられないでいた。ダンは私に心理学、行動遺伝学、性衝動（動物の性衝動で、そこには人間に関する興味深いヒントが散りばめられていた）について、そしてホルモンに関することも少し、教えてくれた。彼は厳格な教授のイメージそのもので、顎髭をたくわえ、教卓の上に講義のノートを山のように積み上げ、講義中に笑顔を見せることはほとんどなく、授業の開始はいつも午前八時だった。こうして外面はぶっきらぼうに見えたが、実はとても柔和な人物だ。学生たちは半分眠っているか臆病かで、授業中に質問が出ることはなかった。でも彼はある日、リスのオスとメスで配偶行動に違いがあることを説明するために親の投資理論を紹介した。私は思った――これは人間のいろいろな行動の説明にもなる。だって、毎週末に実際に目にしているもの！　そこで手を挙げ、この理論を用いて人間の性差を説明した人はいるかと尋ねた。

ダンはひとりだけいると答え、それはミシガン大学のデヴィッド・バス博士だと教えてくれた。こうしてデヴィッド・バスという名前は私の脳裏に焼きついたが、私がデヴィッドとようやく出会うのは、まだ何年も先のことになる。それでも私は自分の未来に、新たな関心の的ができたのを感じていた。

私は大好きなウィリアム・アンド・メアリー大学で修士号を取得し、そこでリー・カークパトリック博士に出会った。リーはヒッピー知識人で、灰色の長い髪をポニーテールに結び、ワーゲンバスを運転し、人間間の愛着（神に対する想像上の愛着も含め）を研究していた。そして彼は私をグレイトフル・デッドの公演に――さらに運命的なことに、地元の大学で開催されたデヴィッド・バス博士の講演に連れて行ってくれた。講演会場は数百人の出席者で混み合っていた。質疑応答の時間になり、私はよそ者のように感じながらも手を挙げて、古代の人々の心理は現代の人々の行動にどのようにあらわれているかと質問した。そして、それにはどんな意味合いがあるのかと尋ねた私をデヴィッドは指さし、「すばらしい質問だ！」と言った。実際にはすばらしい質問ではなかったが、私は博士の言葉に勇気づけられてその考えを吟味するようになり、最終的に本書を出版するに至る。

私はデヴィッドのもとで博士号を目指すことにした。彼は寛大なメンターであるとともに友人でもあり、幸運なことに、私と同じ知的好奇心の持ち主だ。私たちはただささまざまな考えについて話し合うだけで、よく二時間以上のマラソン・ミーティングをしたものだ。私の長年の夢がかなった。

その後、デヴィッドのあとを追ってテキサス大学に移った私は、そこで博士号を取得した。大学院ではすばらしい仲間たちに恵まれた――研究室仲間だったエイプリル・ブレスケ、さらにセルゲイ・ボグダノフ、トッド・シャックルフォード、そしてバリー（フリードマン）も。またランディー・ディール、デヴェンドラ・シン、アーニー・バス、マイケル・ライアン、シンディ・メストンをはじめとしたすぐれた教授陣に出会えたことも幸運だった。

博士号を取得したあとで移ったカリフォルニア大学ロサンゼルス校（ＵＣＬＡ）では、アン・ペプローとクリスティン・ダンケル・シェッターに出会った。ふたりは私が知っているなかで最大限に協力的で大きなインスピレーションを与えてくれる研究者だ。アンはいち早く女性の性的指向の研究に着手した（性的指向を数値化して、女性の経験を調査した）。彼女は勇敢な先駆者であり、私のロールモデルだ。クリスティンは、妊娠中の女性にとって最も一般的で影響の大きい問題である早産が起きる原因を探るという、じつに難しい問題に取り組んで、私を驚かせている。彼女はＮＩＨから三つの研究助成金を同時に獲得できる実力の持ち主で、私は同じ技をもつ人をほかに知らない。

ジョアン・シルク、レダ・コスミデス、ジム・シダニウス、アート・アーノルド、デヴィッド・シアーズ、マイケル・ベイリー、ドン・シモンズ、ランディ・ソーンヒル、ジョン・トゥービーをはじめ、ほかにもたくさんの先輩たちが助言とインスピレーションを惜しみなく与えてくれた。遠く離れてはいたが、サラ・ハーディおよびパティー・ゴワティなどのほかのダーウィン的フェミニスト（こう呼ぶことに気を悪くしないことを願っている）にもインスピレーションをもらった。最初のころの原稿書きに手助けしてくれるとともに、プロジェクトに興味を抱いて私を勇気づけてくれた親友のベス・シューマンにも感謝している。

ＵＣＬＡには、アビゲイル・サガイ、クラーク・バレット、グレッグ・ブライアント、エリック・ヴィレイン、ナオミ・アイゼンバーガー、ダン・ブラムステイン、ダン・フェスラー（彼は話が終わると間髪を入れず、一「ダノ秒」のうちに、難しい質問をしてきた）などの、すばらしい仲間たちがいた。そのほかにも、知的また個人的に私を支えてくれた多くの人たち――デブラ・リーバーマンとケリ・ジョンソン（私の娘は常々、この二人を母親の大親友だと言っている）、ビル・フォン・ヒッペル、アシーナ・アクティピス、ジェフリー・シャーマン、ダグ・ケンリック、スティーヴ・ノイベルク、ダニエル・ネトル、ドミニク・ジョンソン、ありがとう。みんな、同僚として、味方として、友人として、ほんとうに素敵だ。ジェフリー・ミラーは才気溢れるサイエンスライターで、私が本書のアイデアを思いつくのを助け、書くように背中を押してくれた。ほんとうにありがとう。

スティーヴ・ガンゲスタッドは、私にとって博士課程の第二のメンターのような存在で、その研究は「発情期って何？」に関する章の中心的役割を果たした。彼はすぐれた統計学者であり、方法論に長け、溢れるほどのアイデアの持ち主だ。私が研究に対する政治的敵対に直面したとき、彼がよく話を聞いてくれた（そして激しい怒りを少しだけ分かち合ってくれた）。彼からはどれだけ多くを学んだことか。本書に登場する考え方の多くは、長年にわたる彼との話し合いから生まれた。スティーヴの研究、彼との協力、そして彼の友情がなければ、私は本書を書くことはなかっただろう。

最も大切なのは、私が大学院で教えた学生たちだ。ＵＣＬＡで最初に教えた学生のひとり、エリザベス・ピルスワースは、研究手法の確立を手伝ってくれた。私たちはその手法を今もまだ研究室で用いている。本書に登場する研究の多くは、彼女の鋭い洞察力なくしては生まれなかったものだ。そのほかの多くの学生たちも彼女と同じ道をたどった——デヴィッド・フレデリック、ジョシュ・プーア、シモン・サファイア＝バーンスタイン、アンドリュー・ガルペリン、クリスティナ・ラーソン、ケリー・ギルダースリーヴ、メリッサ・ファレス、ブリット・アールストロム、デヴィッド・ピンソフ、ジェシカ・シュロプシャー、トラン・ディン。また幸運なことに、私の研究室には優秀なポスドク研究者も揃っている——ジェニファー・ハーン＝ホルブルック、ダミアン・ミュレイ、アーロン・ルーカスゼウスキ。本書の第7章「卵子経済」で書いた内容の着想は、ジェニファーから得た。これらの学生すべての力によって、私は新しい考え方に目を開くことができ、私の仕事は地球上で最高のものになっている。彼らは家族だ。また、アマンダ・バーンズは研究助手として私に大きな力を貸してくれた。彼女がいなければ、私はこの仕事を最後までやり遂げることはできなかっただろう。

私をとても気長に支えてくれたエージェントのカティンカ・マトソンにも、心から感謝している。彼女は私が本書のアイデアに磨きをかける作業を助け、そのまま博識で洞察力のある（そして驚くほど辛抱強くもある）エディターのトレイシー・ベハーの手に委ねてくれた。ふたりには、私に寄り添ってくれたことにお礼を述べたい。私の「ライティング・パートナー」のベッキー・カバザには、一度も会ったことはないが、私のもう一人の大親友だと思っている。私の考えを、世の中のすべての「ホルモンの言いなりの女性たち」が読める言葉にする手助けしてくれて、ほんとうにありがとう。そして、話し合い、考えをぶつけ合ったたくさんの楽しい時間に、また仕事の上でも個人的にも大きな支えになってくれたことに、深く感謝している。

最後に、本書を読んでくださっているすべてのみなさんに心からお礼を申し上げたい。みなさんの力が支えになって、私はこの本を生み出すことができた。私たち全員が、みんないっしょに、ホルモンの集団的知性を深めることに貢献していると思いたい。

女性ホルモンは賢い
感情・行動・愛・選択を導く「隠れた知性」

2020年4月25日　第1刷発行

著者　マーティー・ヘイゼルトン
訳者　西田 美緒子
発行者　宮野尾 充晴
発行　株式会社 インターシフト
〒156-0042　東京都世田谷区羽根木1-19-6
電話 03-3325-8637　FAX 03-3325-8307
発売　合同出版 株式会社
〒101-0051　東京都千代田区神田神保町1-44-2
電話 03-3294-3506　FAX 03-3294-3509

印刷・製本　モリモト印刷
装丁　織沢 綾
カバー画像 : furtseff, bus109 © (Shutterstock.com)

Printed in Japan ISBN 978-4-7726-9568-8　C0040　NDC400　188x130

著者
マーティー・ヘイゼルトン Martie Haselton
カリフォルニア大学ロサンゼルス校（UCLA）の心理学教授、および社会・遺伝学研究所の教授。女性ホルモンと感情・行動・社会的つながり、排卵周期と女性のセクシュアリティに関わる研究の世界的リーダーである。

訳者
西田 美緒子（にしだ みおこ）
翻訳家。訳書は、キャスリン・マコーリフ『心を操る寄生生物』、アビゲイル・タッカー『猫はこうして地球を征服した』、ペネロペ・ルイス『眠っているとき、脳では凄いことが起きている』、フランク・スウェイン『ゾンビの科学』ほか、多数。

子どもに限らず、幅広い子どもを受け入れる余地のあることを示している。どうやら、女性は祖母として、自分の子ではない孫などの世話をする力を、進化によって授かっているらしい。そうすることで、女性は重要な助け手である「おばあちゃん」として、子どもたちの生き残りと繁栄に貢献しているのだ（女性が閉経後も長く生きられるのは、こうした進化的な受益があるためだとする説［おばあちゃん仮説］も）。

一方、ピルなどの避妊薬は、人工的に排卵を止め、発情期のスイッチも切ってしまう。そうなると、女性の感情や行動、魅力も変わるのだろうか？　本書はこうした問題にもしっかり向き合う。

女性の複雑な感情・行動をホルモンとの関わりから明かす著者らの研究は、画期的なものだった。その科学的な意義は、①進化の観点から人間・動物の共通点を探り、②女性ホルモンの意識下の働きを見出し（ホルモンによる心理的な性差も明確にし）、それを「隠れた知性」と捉えて、③男性・人間に偏った研究動向を打破したことにある。また、なぜ排卵は隠されたのか、発情期以外に性交渉をするようになったわけ、つがい形成の意義などを、女性による戦略として解き明かした。その意味で、本書は人間ならではの文化・社会的な枠組みにありながらも、進化が育んできた生命としての戦略に女性が気づくことで、より賢く、前向きに生きられることを教えてくれるのだ（……そして、男性には女性たちのあの不可解な感情、あの行動の深いわけを教えてくれるだろう）。

本書出版プロデューサー　真柴隆弘

欠かせない。そんなパートナーには、「ミスター・セクシー」よりも、「ミスター安定性」こそがふさわしい。こうした長期的な関係を支えるために、ヒトはもうひとつ重要な進化をした。「延長された性衝動」である。つまり動物のメスのように発情期のみオスを受け入れるのではなく、それ以外でもセックスや性的戯れをする。相手の男性が長期的なパートナーとしてふさわしいかどうかも、一目惚れではなく、じっくり（じらして?）選ぶことができる。つまり女性は一方で「ミスター・セクシー」に思いを残しながら、一方で「ミスター安定性」を探している。理想はその最適な組み合わせだが、貴重な遺伝子資源は奪い合いも激しい。

さて、めでたくよきパートナーと出会い、妊娠・子育てへといたった女性にも、大きな変化が訪れる。「妊娠脳」である。妊娠した女性は、脳の配線が変わることがわかっている。記憶力はやや弱まるものの、観察力、共感力、直感は高まる。また、母乳育児中の母親は、冷静・沈着でストレスのレベルが低いが、いざとなると攻撃性のレベルが高まる（母グマ効果）。

本書は女性の人生を「卵子経済《エッグノミクス》」の視点からも捉える。負担《コスト》と受益《ベネフィット》により、進化の戦略として女性ホルモンが導くさまざまな選択や行動を明かしていく。では、女性ホルモンの分泌が弱まる閉経期や閉経後はどうなのだろう？　閉経に近づくと、身体的な不快感や気分の変動に煩わされることは知られている。興味深いのは、「かわいさ」の基準がゆるくなることだ。閉経後の女性は、若い女性に比べ、かわいらしくない顔のベビーフェイスでも受け入れる割合が高かった。このことは、自分の

娠可能なことを知らせる。ところが、ヒトでは排卵は隠されており、女性自身でさえ正確な特定は難しい（なぜヒトで排卵が隠されたのかについても、本書はとても興味深い考察をしている）。

しかし、著者らの研究によって、女性もひそかに男性を引きつけるアピールをしていることがわかってきた。妊娠可能性のピーク時には、女性は男性にとって好ましい匂い（体臭）を発している。また、排卵が近づくと声が高くなり、セクシーな服を選んだり、身だしなみにいつもより時間をかけたりする。競争心も増し、同性に意地悪をしたり、人間として見なさないようになったりすることもある。より社交的になって、家でこもっているより外出したくなる……。

極めつけは男性の好みが、ホルモン周期によって変わることだ。妊娠可能性のピーク時に、女性は「本命」以外の男性にも注目しはじめる。男性の好みも、安定感のある「いい人（よきパパ候補）」よりも、ワルっぽく支配的でランクの高い「セクシーなイケメン」に惹かれがちになるのだ。通常、女性は長期的なパートナー候補として、男性の「肉体的魅力」にはさほどこだわらない（対照的に男性はかなりこだわる）。ところが、発情期は例外で、肉体的に魅力のあるセクシーな男性に惹かれるようになる。これは動物のメスがよい遺伝子を伝えるために、より強く支配的なボスのオスに惹かれる傾向と似ている。しかし、ヒトはこうした衝動を尻尾のように残しながらも、独自の進化を遂げてきた。継続的なつがいのカップルの形成だ。

なぜ、つがい関係なのか？　ヒトの脳は大きく、生まれてから発達するまでに時間も手間もかかる。そのためには、多くの動物のように一時的ではなく、長期にわたって母親と関係を築く相手が

女性は、気分屋で感情的？　たしかに「女心と秋の空」などと言われ、月経前症候群（ＰＭＳ）のように、よく知られた症状もある。そして従来、こうした不安定な性向・状態はネガティブに捉えられてきた。女性はホルモンに振り回され、感情や行動が変わりやすいというわけだ。

しかし、本書はそんな女性観をひっくり返す。一見、移ろいやすく、矛盾しているような感情・行動の背景には、ホルモンの「隠れた知性」が働いているというのだ。なぜあんな気持ちになったのか？　なぜあんな振る舞いや選択をしたのか？――そこには女性自身も気づかないホルモンの導きがある。そして数億年におよぶ進化によって育まれてきた生命の知恵が、その導きには宿っている。

著者のマーティー・ヘイゼルトンは、カリフォルニア大学ロサンゼルス校（ＵＣＬＡ）の心理学教授で、女性ホルモンが感情・行動などに及ぼす影響を探ってきた。この分野の研究のパイオニアであり、世界的リーダーとして知られる。その研究調査は、最先端を行く名門大学らしいユニークなものだ。たとえば、動物と同じように、人間にも発情期があり、女性の魅力やファッション、男性の好み、体臭・声の高さまで変わるという研究。女性ホルモンの周期には「排卵期」の数日間に妊娠可能性のピークが訪れる。生きものの進化にとって、一大イベントとなる時期だ。動物のメスはこの時期に、目立った外見の変化（ヒヒの赤く膨れた尻［性皮］とか）やフェロモンを放つなどして、オスに妊

注

◉はじめに 女性を導くホルモン

1. Gloria Steinem, “If Men Could Menstruate,” in *Outrageous Acts and Everyday Rebellions* (New York: NAL, 1986), posted by Sally Kohn, http://ww3.haverford.edu/psychology/ddavis/p109g/steinem.menstruate.html.

◉第１章 ホルモンをめぐる騒動

1. Claudia Goldin, Lawrence F. Katz, and Ilyana Kuziemko, “The Homecoming of American College Women: The Reversal of the College Gender Gap,” *Journal of Economic Perspectives* 20, no.4 (2006): 133–156.
2. Kristina M. Durante, Ashley Rae, and Vladas Griskevicius, “The Fluctuating Female Vote: Politics, Religion, and the Ovulatory Cycle,” *Psychological Science* 24, no. 6 (2013): 1007–1016.
3. Katie Baker, “CNN Thinks Crazy Ladies Can’t Help Voting with Their Vaginas Instead of Their Brains,” *Jezebel*, October 24, 2012, http://jezebel.com/5954617/cnn-thinks-crazy-ladies-cant-help-voting-with-their-vaginas-instead-of-their-brains; Kate Clancy, “Hot for Obama, but Only When This Smug Married Is Not Ovulating,” *Scientific American*, October 26, 2012, https://blogs.scientificamerican.com/context-and-variation/hot-for-obama-ovulation-politics-women/; Alexandra Petri, “CNN’s Hormonal Lady Voters,” *Washington Post*, October 25, 2012, https://www.washingtonpost.com/blogs/compost/post/cnns-hormonal-lady-voters/2012/10/24/961799c4-1e1f-11e2-9cd5-b55c38388962_blog.html?utm_term=.48f969c61461.
4. Marylin Bender, “Doctors Deny Woman’s Hormones Affect Her as an Executive,” *New York Times*, July 31, 1970.
5. Nancy Ross, “Berman Says He Won’t Quit,” *Washington Post, Times Herald*, July 31, 1970.
6. “History,” Our Bodies Ourselves, http://www.ourbodiesourselves.org/history/.
7. Jayne Riew, *The Invisible Month*, http://theinvisiblemonth.com/.
8. Jayne Riew, “The Artist,” *The Invisible Month*, http://theinvisiblemonth.com/.
9. Martie G. Haselton and Steven W. Gangestad, “Conditional Expression of Women’s Desires and Men’s Mate Guarding across the Ovulatory Cycle,” *Hormones and Behavior* 49 (2006) 509–518; Martie G. Haselton and Kelly Gildersleeve, “Human Ovulation Cues,” *Current Opinion in Psychology* 7 (2016): 120–125.

10. “Policy & Compliance,” National Institutes of Health, http://grants.nih.gov/grants/policy/policy.htm.
11. G. H. Wang, “The Relation between ‘Spontaneous’ Activity and the Oestrous Cycle in the White Rat,” *Comparative Psychology Monographs* 6 (1923): 1–40.
12. Malin Ah-King, Andrew B. Barron, and Marie E. Herberstein, “Genital Evolution: Why Are Females Still Understudied?” *PLoS Biology* 12: e1001851, doi: 10.1371/journal.pbio.1001851.
13. 同上
14. Patricia L. R. Brennan, Richard O. Prum, Kevin G. McCracken, Michael D. Sorenson, Robert E. Wilson, and Tim R. Birkhead, “Coevolution of Male and Female Genital Morphology in Waterfowl,” *PLoS One* 2: e418, doi: 10.1371/journal.pone.0000418.

◉第２章　発情期って何？

1. Steven W. Gangestad and Randy Thornhill, “Menstrual Cycle Variation in Women’s Preferences for the Scent of Symmetrical Men,” *Proceedings of the Royal Society B: Biological Sciences* 265 (1998): 927–933.
2.「優良な遺伝子」の手がかりは、今日ではほとんど重要ではないが、大昔の祖先にとっては非常に重要なものだった。私たちの時代には近代医学と豊富な食糧が揃っており、ほとんどの人は全般的に快適な暮らしをしている。そのため、この文および本書全体を通して私が優良な遺伝子の手がかりと言うときには、祖先の女性が質の高いパートナーを選ぶために用いた手がかりを指している。現代においては、それらが必ずしも女性の子どもに恩恵を与えるとは限らない。
3. Randy J. Nelson, *An Introduction to Behavioral Endocrinology*, 3rd ed. (Sunderland, MA: Sinauer Associates, 2005).
4. Alan F. Dixson, *Primate Sexuality: Comparative Studies of Prosimians, Monkeys, Apes, and Human Beings*, 2nd ed. (Oxford: Oxford University Press, 2012).
5. Owen R. Floody and Donald W. Pfaff, “Aggressive Behavior in Female Hamsters: The Hormonal Basis for Fluctuations in Female Aggressiveness Correlated with Estrous State,” *Journal of Comparative and Physiological Psychology* 91 (1977): 443–464.
6. 同上 ; Nelson, *Introduction to Behavioral Endocrinology*.
7. Carol Diakow, “Motion Picture Analysis of Rat Mating Behavior,” *Journal of Comparative and Physiological Psychology* 88 (1975): 704–712; Donald W. Pfaff, Carol Diakow, Michael Montgomery, and Farish A. Jenkins, “X-Ray Cinematographic Analysis of Lordosis in Female Rats,” *Journal of Comparative and Physiological Psychology* 92 (1978): 937–941.
8. Dixson, *Primate Sexuality*.

9. 同上 ; Nelson, *Introduction to Behavioral Endocrinology*.
10. Mark Griffith, *Aeschylus: Prometheus Bound* (Cambridge: Cambridge University Press, 1983).
11. Plato, *The Republic and Other Works*, trans. Benjamin Jowett (New York: Anchor Books, 1973). プラトン『国家』(藤沢令夫役、岩波書店)
12. Homer, *The Odyssey*, trans. Robert Fagles (New York: Penguin Books, 1996). ホメロス『オデュッセイア』(松平千秋訳、岩波書店)
13. Jeremiah 2:24 (GNT). 旧約聖書エレミヤ書〜第 2 章 24 節
14. Nelson, *Introduction to Behavioral Endocrinology*.
15. Dixson, *Primate Sexuality*.
16. P. G. McDonald and Bengt J. Meyerson, "The Effect of Oestradiol, Testosterone and Dihydrotestosterone on Sexual Motivation in the Ovariectomized Female Rat," *Physiology and Behavior* 11 (1973): 515–520; Bengt J. Meyerson, Leif Lindström, Erna-Britt Nordström, and Anders Ågmo, "Sexual Motivation in the Female Rat after Testosterone Treatment," *Physiology and Behavior* 11 (1973): 421–428.
17. Frank Beach, "Locks and Beagles," *American Psychologist* 24 (1969): 971–989.
18. 同上
19. Frank Beach, "Sexual Attractivity, Proceptivity, and Receptivity in Female Mammals," *Hormones and Behavior* 7 (1976): 105–138.
20. この格差がどれだけ今日まで続いているのか、またこのことが NIH(アメリカ国立衛生研究所)などのグループによってどのように対処されているかについては、第 1 章を参照。
21. Beach, "Locks and Beagles." ビーチは考えが変わったことを、当時最大の心理学者による専門的団体だったアメリカ心理学会の基調演説で説明した。ユーモア精神の持ち主であるビーチが基調演説につけたタイトルは「ロックス・アンド・ビーグルズ 」だった。
22. Martha K. McClintock, "Sociobiology of Reproduction in the Norway Rat (Rattus norvegicus): Estrous Synchrony and the Role of the Female Rat in Copulatory Behavior" (PhD diss., ProQuest Information and Learning, 1975).
23. Martha K. McClintock and Norman T. Adler, "The Role of the Female during Copulation in Wild and Domestic Norway Rats (*Rattus norvegicus*)," *Behaviour* 67 (1978): 67–96.
24. 同上 ; Mary S. Erskine, "Solicitation Behavior in the Estrous Female Rat: A Review," *Hormones and Behavior* 23 (1989): 473–502.
25. Martha K. McClintock, "Group Mating in the Domestic Rat as a Context for Sexual Selection: Consequences for the Analysis of Sexual Behavior and Neuroendocrine Responses," *Advances in the Study of Behavior* 14 (1984): 1–50.
26. *Vagina: A New Biography* (New York: Ecco, 2012) ナオミ・ウルフ『ヴァギナ——女性器の文化史』(桃井緑美子訳、青土社)の第 3 章および第 14

章にある、(ラットから見た)「よい性行動」に基づくラットの楽しみと選択に関する興味深い考察も参照。
27. Simona Cafazzo, Roberto Bonanni, Paola Valsecchi, and Eugenia Natoli, "Social Variables Affecting Mate Preferences, Copulation and Reproductive Outcome in a Pack of Free-Ranging Dogs," *PLoS One* 6 (2014): e98594, doi: 10.1371/journal.pone.0098594.
28. Akiko Matsumoto-Oda, "Female Choice in the Opportunistic Mating of Wild Chimpanzees (*Pan troglodytes schweinfurthii*) at Mahale," *Behavioral Ecology and Sociobiology* 46 (1999): 258–266. ただし、Rebecca M. Stumpf and Cristophe Boesch, "Does Promiscuous Mating Preclude Female Choice? Female Sexual Strategies in Chimpanzees (Pan troglodytes verus) of the Taï National Park, Côte d'Ivoire," *Behavioral Ecology and Sociobiology* 57 (2005): 511–524 も参照。後者によれば、1つの集団のメスは妊娠可能性が最も高い時期に、地位の高いオスとも地位の低いオスとも交尾したが、その中間のオスとは交尾しなかった。メスは地位の高いオスから遺伝的利益を得るとともに、遺伝的ではない利益も(たとえば、妊娠可能性が高い時期に交尾するのと引き換えに地位の低いオスから食糧と保護を)得ている可能性がある。
29. Ekaterina Klinkova, J. Keith Hodges, Kerstin Fuhrmann, Tom de Jong, and Michael Heistermann, "Male Dominance Rank, Female Mate Choice and Male Mating and Reproductive Success in Captive Chimpanzees," *International Journal of Primatology* 26 (2005): 357–384.
30. Pascal R. Marty, Maria A. Van Noordwijk, Michael Heistermann, Erik P. Willems, Lynda P. Dunkel, Manuela Cadilek, Muhammad Agil, and Tony Weingrill, "Endocrinological Correlates of Male Bimaturism in Wild Bornean Orangutans," *American Journal of Primatology* 77, no. 11 (2015): 1170–1178.
31. Cheryl D. Knott, Melissa E. Thompson, Rebecca M. Stumpf, and Matthew H. McIntyre, "Female Reproductive Strategies in Orangutans, Evidence for Female Choice and Counterstrategies to Infanticide in a Species with Frequent Sexual Coercion," *Proceedings of the Royal Society B: Biological Sciences* 277 (2010): 105–113; Parry M. R. Clarke, S. Peter Henzi, and Louise Barrett, "Sexual Conflict in Chacma Baboons, *Papio hamadryas ursinus*: Absent Males Select for Proactive Females," *Animal Behaviour* 77 (2009): 1217–1225. ここでの証拠は少し解釈が難しい。勢力のあるオスは従属するオスを力づくで排除することもあるからだ。多くの霊長類が父系をあいまいにするために広く交尾するという、多少の証拠がある。
32. Tony Weingrill, John E. Lycett, and S. Peter Henzi, "Consortship and Mating Success in Chacma Baboons (*Papio hamadruas ursinus*)," *Ethology* 106 (2000): 1033–1044.
33. Charles Darwin, *The Descent of Man, and Selection in Relation to*

Sex (London: J. Murray, 1871). チャールズ・ダーウィン『人間の由来』（長谷川眞理子訳、講談社）
34. George W. Corner, *The Hormones in Human Reproduction*(Princeton, NJ: Princeton University Press, 1942).
35. Nelson, *Introduction to Behavioral Endocrinology*.
36. Allen J. Wilcox, Clarice R. Weinberg, and Donna D. Baird, "Timing of Sexual Intercourse in Relation to Ovulation: Effects on the Probability of Conception, Survival of the Pregnancy, and Sex of the Baby," *New England Journal of Medicine* 333 (1995): 1517–1521.
37. J. Richard Udry and Naomi M. Morris, "Distribution of Coitus in the Menstrual Cycle," *Nature* 220 (1968): 593–596.
38. Allen J. Wilcox, Donna D. Baird, David B. Dunson, Robert McConnaughey, James S. Kesner, and Clarice R. Weinberg, "On the Frequency of Intercourse around Ovulation: Evidence for Biological Influences," *Human Reproduction* 19 (2004): 1539–1543.
39. David A. Adams, Alice R. Gold, and Anne D. Burt, "Rise in Female-Initiated Sexual Activity at Ovulation and Its Suppression by Oral Contraceptives," *New England Journal of Medicine* 299 (1978): 1145–1150; Susan B. Bullivant, Sarah A. Sellergren, Kathleen Stern, Natasha A. Spencer, Suma Jacob, Julie A. Mennella, and Martha K. McClintock, "Women's Sexual Experience during the Menstrual Cycle: Identification of the Sexual Phase by Noninvasive Measurement of Luteinizing Hormone," *Journal of Sex Research* 41 (2004): 82–93.
40. S. Marie Harvey, "Female Sexual Behavior: Fluctuations during the Menstrual Cycle," *Journal of Psychosomatic Research* 31 (1987): 101–110.
41. Bullivant et al., "Women's Sexual Experience."
42. Alexandra Brewis and Mary Meyer, "Demographic Evidence That Human Ovulation Is Undetectable (at Least in Pair Bonds)," *Current Anthropology* 46 (2005): 465–471.
43. 同上
44. Pamela C. Regan, "Rhythms of Desire: The Association between Menstrual Cycle Phases and Female Sexual Desire," *Canadian Journal of Human Sexuality* 5 (1996): 145–156.
45. Martie G. Haselton and Steven W. Gangestad, "Conditional Expression of Women's Desires and Men's Mate Guarding across the Ovulatory Cycle," *Hormones and Behavior* 49 (2006): 509–518; Christina M. Larson, "Do Hormonal Contraceptives Alter Mate Choice and Relationship Functioning in Humans?" (PhD diss., University of California, Los Angeles, 2014); Steven W. Gangestad, Randy Thornhill, and Christine E. Garver, "Changes in Women's Sexual Interests and Their Partner's Mate-Retention Tactics across the Ovulatory Cycle: Evidence for Shifting Conflicts of Interest," *Proceedings of the Royal*

Society B: Biological Sciences 269 (2002): 975–982.
46. James R. Roney and Zach L. Simmons, "Hormonal Predictors of Sexual Motivation in Natural Menstrual Cycles," *Hormones and Behavior* 63 (2013): 636–645.
47. J. Richard Udry and Naomi M. Morris, "Variations in Pedometer Activity during the Menstrual Cycle," *Obstetrics and Gynecology* 35 (1970): 199–201.
48. Richard L. Doty, M. Ford, George Preti, and G. R. Huggins, "Changes in the Intensity and Pleasantness of Human Vaginal Odors during the Menstrual Cycle," *Science* 190 (1975): 1316–1318.
49. 評価はすべて、尺度のうちの「魅力がない」側に偏っていたため、技術的に正確な言い方をするなら、妊娠可能性が高い時期の試料では魅力のなさが減ったとするほうがよいだろう。研究は女性用「衛生」用品の全盛期だった70年代に実施されたものだ。今では多くの人々が体臭への敏感さを進化させてきたと推測できるが、「ビッグデータ」本の『誰もが嘘をついている』（光文社）によれば、グーグルで最も頻繁に検索されている内容のひとつに、自分の膣臭が不快ではないかという女性の不安に関するものがあるという。おそらくこうした検索をしている人の大部分は若い女性だろうから、少しの性的経験を積むことによって身につく知恵――私たちの性質はホルモンに左右されているということを受け入れる知恵――があるのかもしれない。Seth Stephens-Davidowitz, *Everybody Lies: Big Data, New Data, and What the Internet Can Tell Us about Who We Really Are* (New York: Harper Collins, 2017). セス・スティーヴンズ＝ダヴィドウィッツ『誰もが嘘をついている――ビッグデータ分析が暴く人間のヤバい本性』（酒井泰介訳、光文社）
50. Steven Pinker, *The Blank Slate* (New York: Penguin Books, 2002). スティーブン・ピンカー『人間の本性を考える――心は「空白の石板」か』（山下篤子訳、NHK出版）。ピンカーは本書で、これらの考えをただ支持するのではなく、それぞれの起源と落とし穴を示して詳細に説明している。
51. Robert Trivers, *Parental Investment and Sexual Selection*, vol. 136 (Cambridge, MA: Biological Laboratories, Harvard University, 1972).
52. 同上
53. 同上
54. Terri D. Conley, Amy C. Moors, Jes L. Matsick, Ali Ziegler, and Brandon A. Valentine, "Women, Men, and the Bedroom: Methodological and Conceptual Insights That Narrow, Reframe, and Eliminate Gender Differences in Sexuality," *Current Directions in Psychological Science* 20 (2011): 296–300; David P. Schmitt, Peter K. Jonason, Garrett J. Byerley, Sandy D. Flores, Brittany E. Illbeck, Kimberly N. O'Leary, and Ayesha Qudrat, "A Reexamination of Sex Differences in Sexuality: New Studies Reveal Old Truths," *Current Directions in Psychological Science* 21 (2012): 135–139.
55. Russell D. Clark and Elaine Hatfield, "Gender Differences in

Receptivity to Sexual Offers," *Journal of Psychology and Human Sexuality* 2, no. 1 (1989): 39–55.
56. D. P. Schmitt, L. Alcalay, J. Allik, L. Ault, I. Austers, K. L. Bennett, G. Bianchi, et al., "Universal Sex Differences in the Desire for Sexual Variety: Tests from 52 Nations, 6 Continents, and 13 Islands," *Journal of Personality and Social Psychology* 85 (2003): 85–104; David Schmidt, "Fundamentals of Human Mating Strategies," in *The Handbook of Evolutionary Psychology*, ed. David Buss (Hoboken, NJ: John Wiley and Sons, 2016), 294–316, http://www.wiley.com/WileyCDA/WileyTitle/productCd-111875588X.html.
57. David M. Buss and David P. Schmitt, "Sexual Strategies Theory: An Evolutionary Perspective on Human Mating," *Psychological Review* 100 (1993): 204–232.
58. Schmitt et al., "Universal Sex Differences."
59. Buss and Schmitt, "Sexual Strategies Theory."
60. Trivers, *Parental Investment*; Randy Thornhill and Steven W. Gangestad, *The Evolutionary Biology of Human Female Sexuality* (New York: Oxford University Press, 2008); Anders P. Moller and Randy Thornhill, "Bilateral Symmetry and Sexual Selection: A Meta-Analysis," American Naturalist 151 (1998): 174–192.
61. Steven W. Gangestad and Jeffry A. Simpson, "The Evolution of Human Mating: Trade-Offs and Strategic Pluralism," *Behavioral and Brain Sciences* 23 (2000): 573–587.
62. Gangestad and Thornhill, "Menstrual Cycle Variation."
63. 同上
64. 同上
65. Ian S. Penton-Voak and David I. Perrett, "Female Preference for Male Faces Changes Cyclically: Further Evidence," *Evolution and Human Behavior* 21 (2000): 39–48.
66. Kelly Gildersleeve, Martie G. Haselton, and Melissa R. Fales, "Do Women's Mate Preferences Change across the Ovulatory Cycle? A Meta-Analytic Review," *Psychological Bulletin* 140, no. 5 (2014): 1205.
67. Anja Rikowski and Karl Grammer, "Human Body Odour, Symmetry, and Attractiveness," *Proceedings of the Royal Society B: Biological Sciences* 266 (1999): 869–874; Penton-Voak and Perrett, "Female Preference"; Victor Johnston, Rebecca Hagel, Melissa Franklin, Bernhard Fink, and Karl Grammer, "Male Facial Attractiveness: Evidence for Hormone-Mediated Adaptive Design," *Evolution and Human Behavior* 22 (2001): 251–267; Randy Thornhill, Steven W. Gangestad, Robert Miller, Glenn Scheyd, Julie K. McCollough, and Melissa Franklin, "Major Histocompatibility Complex Genes, Symmetry, and Body Scent Attractiveness in Men and Women," *Behavioral Ecology* 14 (2003): 668–678; Randy Thornhill and Steven W.

Gangestad, "The Scent of Symmetry: A Human Sex Pheromone That Signals Fitness?" *Evolution and Human Behavior* 20 (1999): 175–201.

◉第３章　二八日間、月を一周

1. この用語に関する問題は、実際には驚くほど激しい論争を巻き起こしている（私はそれを知って驚いたが、おそらく読者も同様だろう！）。アラン・ディクソンは世界的に知られた霊長類の性機能の専門家で、その著書 *Primate Sexuality* には3000近くの参考文献が掲載され、まるで百科事典のような非常に学究的な研究書になっており、私も自分の研究で（また本書でも多くの箇所で）頻繁に参照している。人間以外の霊長類に関して、私は彼の研究を信頼し、大きな敬意を抱いている。だが私たち人間のことになると、彼は過去20年間に蓄積されてきた発情期に似た状態に関する豊富な証拠を、あまり受け入れていないように思える。ディクソンの著書は2012年に出版されたもので、すでに人間の発情期に関する研究がはじまってからかなりの時間が過ぎていた（そしてもちろん、人間も霊長類だ）。だが彼は「発情期」という言葉を人間について使うことに怒り、適切な唯一の用語は「月経周期」であると論じた。発情期を、周期のうちで妊娠可能な期間に限って性行動をする種のためにとっておきたいという考えのようだ。けれども私は、同僚のスティーヴ・ガンゲスタッドとランディ・ソーンヒルの考えに同意する。彼らによれば、人間の性機能は「古典的発情期」をもつ種より柔軟性に富んでいるように見えるかもしれないが、人間にも発情期に似た変化──女性の性的衝動やパートナー探しに関連する行動──を示す証拠がたくさん揃っている。人間固有の用語を使っては、人間の場合だけを特別扱いして、私たちが人間以外の親戚との類似点を探る道を閉ざすことになる。議論がどれだけ辛辣なものになるかは、ソーンヒルとガンゲスタッドが2008年に発表した以下の著書に関するディクソンの書評 (https://www.amazon.com/dp/019534099X/ref=rdr_ext_tmb) で確認できる。Randy Thornhill and Steven W. Gangestad, *The Evolutionary Biology of Human Female Sexuality* (New York: Oxford University Press, 2008).
2. James R. Roney and Zachary L. Simmons, "Elevated Psychological Stress Predicts Reduced Estradiol Concentrations in Young Women," *Adaptive Human Behavior and Physiology* 1, no. 1 (2015): 30–40; Samuel K. Wasser and David P. Barash, "Reproductive Suppression among Female Mammals: Implications for Biomedicine and Sexual Selection Theory," *Quarterly Review of Biology* 58, no. 4 (1983): 513–538; Samuel K. Wasser, "Psychosocial Stress and Infertility," *Human Nature* 5, no. 3 (1994): 293–306.
3. Gordon D. Niswender, Jennifer L. Juengel, Patrick J. Silva, M. Keith Rollyson, and Eric W. McIntush, "Mechanisms Controlling the Function and Life Span of the Corpus Luteum," *Physiological Reviews* 80, no. 1 (2000): 1–29.
4. Martha K. McClintock, "Menstrual Synchrony and Suppression,"

Nature (1971).
5. Beverly I. Strassmann, "Menstrual Synchrony Pheromones: Cause for Doubt," *Human Reproduction* 14, no. 3 (1999): 579–580.
6. Julia Ostner, Charles L. Nunn, and Oliver Schülkea, "Female Reproductive Synchrony Predicts Skewed Paternity across Primates," *Behavioral Ecology* 19, no. 6 (2008): 1150–1158.
7. Raymond Greene and Katharina Dalton, "The Premenstrual Syndrome," *British Medical Journal* 1, no. 4818 (1953): 1007.
8. M. J. Law Smith, David I. Perrett, Benedict C. Jones, R. Elisabeth Cornwell, Fhionna R. Moore, David R. Feinberg, Lynda G. Boothroyd, et al., "Facial Appearance Is a Cue to Oestrogen Levels in Women," *Proceedings of the Royal Society B: Biological Sciences* 273, no. 1583 (2006): 135–140.
9. Kristina M. Durante and Norman P. Li, "Oestradiol Level and Opportunistic Mating in Women," *Biology Letters* 5, no. 2 (2009): 179–182.
10. Grazyna Jasieńska, Anna Ziomkiewicz, Peter T. Ellison, Susan F. Lipson, and Inger Thune, "Large Breasts and Narrow Waists Indicate High Reproductive Potential in Women," *Proceedings of the Royal Society B: Biological Sciences* 271, no. 1545 (2004): 1213.
11. James R. Roney and Zachary L. Simmons, "Women's Estradiol Predicts Preference for Facial Cues of Men's Testosterone," *Hormones and Behavior* 53, no. 1 (2008): 14–19.
12. Durante and Li, "Oestradiol Level."
13. Steven J. Stanton and Oliver C. Schultheiss, "Basal and Dynamic Relationships between Implicit Power Motivation and Estradiol in Women," *Hormones and Behavior* 52, no. 5 (2007): 571–580; Steven J. Stanton and Robin S. Edelstein, "The Physiology of Women's Power Motive: Implicit Power Motivation Is Positively Associated with Estradiol Levels in Women," *Journal of Research in Personality* 43, no. 6 (2009): 1109–1113.
14. Lebron-Milad Kelimer, Bronwyn M. Graham, and Mohammed R. Milad, "Low Estradiol Levels: A Vulnerability Factor for the Development of Posttraumatic Stress Disorder," *Biological Psychiatry* 72, no. 1 (2012): 6–7.
15. J. Richard Udry and Naomi M. Morris, "Variations in Pedometer Activity during the Menstrual Cycle," *Obstetrics and Gynecology* 35 (1970): 199–201.
16. James R. Roney and Zach L. Simmons, "Hormonal Predictors of Sexual Motivation in Natural Menstrual Cycles," *Hormones and Behavior* 63 (2013): 636–645.
17. Dionne P. Robinson and Sabra L. Klein, "Pregnancy and Pregnancy-Associated Hormones Alter Immune Responses and Disease

Pathogenesis," *Hormones and Behavior* 62, no. 3 (2012): 263–271.
18. Diana S. Fleischman and Daniel M. T. Fessler, "Progesterone's Effects on the Psychology of Disease Avoidance: Support for the Compensatory Behavioral Prophylaxis Hypothesis," *Hormones and Behavior* 59, no. 2 (2011): 271–275.
19. Monika Østensen, Peter M. Villiger, and Frauke Förger, "Interaction of Pregnancy and Autoimmune Rheumatic Disease," *Autoimmunity Reviews* 11, no. 6 (2012): A437–A446.
20. Fleischman and Fessler, "Progesterone's Effects."
21. Smith et al., "Facial Appearance."
22. Fleischman and Fessler, "Progesterone's Effects."
23. Jon K. Maner and Saul L. Miller, "Hormones and Social Monitoring: Menstrual Cycle Shifts in Progesterone Underlie Women's Sensitivity to Social Information," *Evolution and Human Behavior* 35, no. 1 (2014): 9–16.
24. E. M. Seidel, G. Silani, H. Metzler, H. Thaler, C. Lammb, R. C. Gur, I. Kryspin-Exner, U. Habel, and B. Derntl, "The Impact of Social Exclusion vs. Inclusion on Subjective and Hormonal Reactions in Females and Males," *Psychoneuroendocrinology* 38 (2013): 2925–2932.
25. Oliver C. Schultheiss, Anja Dargel, and Wolfgang Rohde, "Implicit Motives and Gonadal Steroid Hormones: Effects of Menstrual Cycle Phase, Oral Contraceptive Use, and Relationship Status," *Hormones and Behavior* 43, no. 2 (2003): 293–301.
26. Erika Timby, Matts Balgård, Sigrid Nyberg, Olav Spigset, Agneta Andersson, Joanna Porankiewicz-Asplund, Robert H. Purdy, Di Zhu, Torbjörn Bäckström, and Inger Sundström Poromaa, "Pharmacokinetic and Behavioral Effects of Allopregnanolone in Healthy Women," *Psychopharmacology* 186, no. 3 (2006): 414.
27. April Smith, Saul Miller, Lindsay Bodell, Jessica Ribeiro, Thomas Joiner Jr., and Jon Maner, "Cycles of Risk: Associations between Menstrual Cycle and Suicidal Ideation among Women," *Personality and Individual Differences* 74 (2015): 35–40.
28. Sigrid Nyberg, Torbjörn Bäckström, Elisabeth Zingmark, Robert H. Purdy, and Inger Sundström Poromaa, "Allopregnanolone Decrease with Symptom Improvement during Placebo and Gonadotropin-Releasing Hormone Agonist Treatment in Women with Severe Premenstrual Syndrome," *Gynecological Endocrinology* 23, no. 5 (2007): 257–266.
29. Anahad O'Connor, "Katharina Dalton, Expert on PMS, Dies at 87," *New York Times,* October 28, 2010, http://www.nytimes.com/2004/09/28/science/katharina-dalton-expert-on-pms-dies-at-87.html.
30. 進化心理学を創設した才気溢れるメンバーのひとりであるレダ・コスミ

デスは、かつて夕食を共にしながら、この考えを私に伝えた。それ以降、文献で論じられるようになっているが、私の知る限りでは彼女がこれを最初に提唱した。
31. Bill de Blasio and Julie Menin, "From Cradle to Cane: The Cost of Being a Female Consumer," New York City Department of Consumer Affairs, December 2015, https://www1.nyc.gov/assets/dca/downloads/pdf/partners/ Study-of-Gender-Pricing-in-NYC.pdf.
32. Free the Tampons, http://www.freethetampons.org/.
33. Mike Martin, "The Mysterious Case of the Vanishing Genius," Psychology Today, May 1, 2012, https://www.psychologytoday.com/articles/201204/the-mysterious-case-the-vanishing-genius.
34. Deena Emera, Roberto Romero, and Günter Wagner, "The Evolution of Menstruation: A New Model for Genetic Assimilation," *Bioessays* 34, no. 1 (2012): 26–35.
35. Beverly I. Strassmann, "The Evolution of Endometrial Cycles and Menstruation," *Quarterly Review of Biology* 71, no. 2 (1996): 181–220.

◉第４章　進化した欲求

1. David M. Buss, *The Evolution of Desire*, rev. ed. (New York: Basic Books, 2008). デヴィッド・M. バス『女と男のだましあい ――ヒトの性行動の進化』（狩野秀之訳、草思社）
2. Randy Thornhill and Steven W. Gangestad, *The Evolutionary Biology of Human Female Sexuality* (New York: Oxford University Press, 2008), 286–320.
3. Steven W. Gangestad and Martie G. Haselton, "Human Estrus: Implications for Relationship Science," *Current Opinion in Psychology* 1 (2015): 45–51.
4. E. G. Pillsworth and M. G. Haselton, "Women's Sexual Strategies: The Evolution of Long-Term Bonds and Extra-Pair Sex," *Annual Review of Sex Research* 17 (2006): 59–100.
5. Karin Isler and Carel P. Van Schaik, "How Our Ancestors Broke through the Gray Ceiling: Comparative Evidence for Cooperative Breeding in Early Homo," *Current Anthropology* 53, no. S6 (2012): S453–S465.
6. Richard Wrangham, *Catching Fire: How Cooking Made Us Human* (New York: Basic Books, 2009). リチャード・ランガム『火の賜物――ヒトは料理で進化した』（依田卓巳訳、NTT 出版）
7. "The Teen Brain Still Under Construction," National Institute of Mental Health, https://www.nimh.nih.gov/health/publications/the-teen-brain-6-things-to-know/index.shtml.
8. D. D. Clark and L. Sokoloff, "Circulation and Energy Metabolism of the Brain," in *Basic Neurochemistry: Molecular, Cellular and Medical Aspects*, ed. G. J. Siegel, B. W. Agranoff, R. W. Albers, S. K. Fisher,

and M. D. Uhler (Philadelphia: Lippincott, 1999), 637–670.
9.「いい子」と「悪いヤツ」、そして女性の性的快楽に関する、機知に富んで文化を意識した分析については、以下の第 14 章を参照 : Naomi Wolf's *Vagina: A New Biography* (New York: Ecco, 2012) ナオミ・ウルフ『ヴァギナ――女性器の文化史』(桃井緑美子訳、青土社)
10. Nicholas M. Grebe, Steven W. Gangestad, Christine E. Garver-Apgar, and Randy Thornhill, "Women's Luteal-Phase Sexual Proceptivity and the Functions of Extended Sexuality," *Psychological Science* 24, no. 10 (2013): 2106–2110.
11. Martie G. Haselton and David M. Buss, "Error Management Theory: A New Perspective on Biases in Cross-Sex Mind Reading," *Journal of Personality and Social Psychology* 78, no. 1 (2000): 81–91.
12. Katharina C. Engel, Johannes Stökl, Rebecca Schweizer, Heiko Vogel, Manfred Ayasse, Joachim Ruther, and Sandra Steiger, "A Hormone-Related Female Anti-Aphrodisiac Signals Temporary Infertility and Causes Sexual Abstinence to Synchronize Parental Care," *Nature Communications* 7 (2016).
13. David Buss, "Sex Differences in Human Mate Preferences: Evolutionary Hypotheses Tested in 37 Cultures," *Behavioral and Brain Sciences* 12 (1989): 1–49.
14. Douglas T. Kenrick, Edward K. Sadalla, Gary Groth, and Melanie R. Trost, "Evolution, Traits, and the Stages of Human Courtship: Qualifying the Parental Investment Model," *Journal of Personality* 58, no. 1 (1990): 97–116.
15. Martin Daly and Margo Wilson, *Homicide* (New Brunswick, NJ: Transaction Publishers, 1988).
16. Heidi Greiling and David M. Buss, "Women's Sexual Strategies: The Hidden Dimension of Extra-Pair Mating," *Personality and Individual Differences* 28, no. 5 (2000): 929–963.
17. 同上
18. Kermyt G. Anderson, "How Well Does Paternity Confidence Match Actual Paternity? Evidence from Worldwide Nonpaternity Rates," *Current Anthropology* 47, no. 3 (June 2006): 513–520.
19. Brooke A. Scelza, "Female Choice and Extra-Pair Paternity in a Traditional Human Population," *Biology Letters* (2011): rsbl20110478.
20. Simon C. Griffith, Ian P. F. Owens, and Katherine A. Thuman, "Extra Pair Paternity in Birds: A Review of Interspecific Variation and Adaptive Function," *Molecular Ecology* 11, no. 11 (2002): 2195–2212.
21. Paul W. Andrews, Steven W. Gangestad, Geoffrey F. Miller, Martie G. Haselton, Randy R. Thornhill, and Michael C. Neale, "Sex Differences in Detecting Sexual Infidelity: Results of a Maximum Likelihood Method for Analyzing the Sensitivity of Sex Differences to Underreporting," *Human Nature* 19 (2008): 347–373.

◉第５章　パートナーを探す

1. Amanda Chan, "How Soay Sheep Survive on Dreary Scottish Isles," *Live Science*, October 28, 2010, https://www.livescience.com/8862-soay-sheep-survive-dreary-scottish-isles.html.
2. Alexandra Brewis and Mary Meyer, "Demographic Evidence That Human Ovulation Is Undetectable (at Least in Pair Bonds)," *Current Anthropology* 46 (2005): 465–471.
3. Daniel M. T. Fessler, "No Time to Eat: An Adaptationist Account of Periovulatory Behavioral Changes," *Quarterly Review of Biology* 78, no. 1 (2003): 3–21.
4. James R. Roney and Zachary L. Simmons, "Ovarian Hormone Fluctuations Predict Within-Cycle Shifts in Women's Food Intake," *Hormones and Behavior* 90 (2017): 8–14.
5. Beverly I. Strassmann, "The Evolution of Endometrial Cycles and Menstruation," *Quarterly Review of Biology* 71, no. 2 (1996): 181–220.
6. James R. Roney and Zachary L. Simmons, "Ovarian Hormone Fluctuations Predict Within-Cycle Shifts in Women's Food Intake," *Hormones and Behavior* 90 (2017): 8–14.
7. Andrea Elizabeth Jane Miller, J. D. MacDougall, M. A. Tarnopolsky, and D. G. Sale, "Gender Differences in Strength and Muscle Fiber Characteristics," *European Journal of Applied Physiology and Occupational Physiology* 66, no. 3 (1993): 254–262.
8. Coren Apicella, Elif Ece Demiral, and Johanna Mollerstrom, "No Gender Difference in Willingness to Compete When Competing against Self" (DIW Berlin Discussion Paper 1638, 2017), https://ssrn.com/abstract=2914220.
9. Maryanne L. Fisher, "Female Intrasexual Competition Decreases Female Facial Attractiveness," *Proceedings of the Royal Society B: Biological Sciences* 271, suppl. 5 (2004): S283–S285.
10. Martie G. Haselton, Mina Mortezaie, Elizabeth G. Pillsworth, April Bleske-Rechek, and David A. Frederick, "Ovulatory Shifts in Human Female Ornamentation: Near Ovulation, Women Dress to Impress," *Hormones and Behavior* 51, no. 1 (2007): 40–45.
11. Kristina M. Durante, Norman P. Li, and Martie G. Haselton, "Changes in Women's Choice of Dress across the Ovulatory Cycle: Naturalistic and Laboratory Task-Based Evidence," *Personality and Social Psychology Bulletin* 34, no. 11 (2008): 1451–1460, doi: 10.1177/0146167208323103.
12. Stephanie M. Cantú, Jeffry A. Simpson, Vladas Griskevicius, Yanna J. Weisberg, Kristina M. Durante, and Daniel J. Beal, "Fertile and Selectively Flirty: Women's Behavior toward Men Changes across the Ovulatory Cycle," *Psychological Science* 25, no. 2 (2014): 431–438.
13. Valentina Piccoli, Francesco Foroni, and Andrea Carnaghi,

"Comparing Group Dehumanization and Intra-Sexual Competition among Normally Ovulating Women and Hormonal Contraceptive Users," *Personality and Social Psychology Bulletin* 39, no. 12 (2013): 1600–1609.
14. Adar B. Eisenbruch and James R. Roney, "Conception Risk and the Ultimatum Game: When Fertility Is High, Women Demand More," *Personality and Individual Differences* 98 (2016): 272–274.
15. Margery Lucas and Elissa Koff, "How Conception Risk Affects Competition and Cooperation with Attractive Women and Men," *Evolution and Human Behavior* 34, no. 1 (2013): 16–22.
16. Dow Chang, "Comparison of Crash Fatalities by Sex and Age Group," National Highway Traffic Safety Administration, July 2008, https://crashstats.nhtsa.dot.gov/Api/Public/ViewPublication/810853.
17. Diana Fleischman, Carolyn Perilloux, and David Buss, "Women's Avoidance of Sexual Assault across the Menstrual Cycle" (unpublished manuscript, 2017, University of Portsmouth, UK).
18. Sandra M. Petralia and Gordon G. Gallup, "Effects of a Sexual Assault Scenario on Handgrip Strength across the Menstrual Cycle," *Evolution and Human Behavior* 23, no. 1 (2002): 3–10.
19. Daniel M. T. Fessler, Colin Holbrook, and Diana Santos Fleischman, "Assets at Risk: Menstrual Cycle Variation in the Envisioned Formidability of a Potential Sexual Assailant Reveals a Component of Threat Assessment," *Adaptive Human Behavior and Physiology* 1, no. 3 (2015): 270–290.
20. Debra Lieberman, Elizabeth G. Pillsworth, and Martie G. Haselton, "Kin Affiliation across the Ovulatory Cycle: Females Avoid Fathers When Fertile," *Psychological Science* 22, no. 1 (2011): 13–18.
21. Debra Lieberman, John Tooby, and Leda Cosmides, "Does Morality Have a Biological Basis? An Empirical Test of the Factors Governing Moral Sentiments Relating to Incest," *Proceedings of the Royal Society B: Biological Sciences* 270, no. 1517 (2003): 819–826.
22. J. Boudesseul, K. A. Gildersleeve, M. G. Haselton, and L. Bègue, "Do Women Expose Themselves to More Health-Related Risks in Certain Phases of the Menstrual Cycle? A Meta-Analytic Review" (in preparation, 2017).

◉第６章　隠された排卵（でも、匂いの合図あり）

1. Alec T. Beall and Jessica L. Tracy, "Women Are More Likely to Wear Red or Pink at Peak Fertility," *Psychological Science* 24, no. 9 (2013): 1837– 1841; Pavol Prokop and Martin Hromada, "Women Use Red in Order to Attract Mates," *Ethology* 119, no. 7 (2013): 605–613.
2. Richard L. Doty, M. Ford, George Preti, and G. R. Huggins, "Changes in the Intensity and Pleasantness of Human Vaginal Odors During the

Menstrual Cycle," *Science* 190 (1975): 1316–1318.
3. Kelly A. Gildersleeve, Martie G. Haselton, Christina M. Larson, and Elizabeth G. Pillsworth, "Body Odor Attractiveness as a Cue of Impending Ovulation in Women: Evidence from a Study Using Hormone-Confirmed Ovulation," *Hormones and Behavior* 61, no. 2 (2012): 157–166.
4. Steven W. Gangestad, Randy Thornhill, and Christine E. Garver, "Changes in Women's Sexual Interests and Their Partner's Mate-Retention Tactics across the Menstrual Cycle: Evidence for Shifting Conflicts of Interest," *Proceedings of the Royal Society B: Biological Sciences* 269, no. 1494 (2002): 975–982; Martie G. Haselton and Steven W. Gangestad, "Conditional Expression of Women's Desires and Men's Mate Guarding across the Ovulatory Cycle," *Hormones and Behavior* 49, no. 4 (2006): 509–518.
5. Melissa R. Fales, Kelly A. Gildersleeve, and Martie G. Haselton, "Exposure to Perceived Male Rivals Raises Men's Testosterone on Fertile Relative to Nonfertile Days of Their Partner's Ovulatory Cycle," *Hormones and Behavior* 65, no. 5 (2014): 454–460.
6. Martie G. Haselton and Kelly Gildersleeve, "Can Men Detect Ovulation?" *Current Directions in Psychological Science* 20, no. 2 (2011): 87–92.
7. Christopher W. Kuzawa, Alexander V. Georgiev, Thomas W. McDade, Sonny Agustin Bechayda, and Lee T. Gettler, "Is There a Testosterone Awakening Response in Humans?" *Adaptive Human Behavior and Physiology* 2, no. 2 (2016): 166–183.
8. Ana Lilia Cerda-Molina, Leonor Hernández-López, E. Claudio, Roberto Chavira-Ramírez, and Ricardo Mondragón-Ceballos, "Changes in Men's Salivary Testosterone and Cortisol Levels, and in Sexual Desire after Smelling Female Axillary and Vulvar Scents," *Frontiers in Endocrinology* 4 (2013): 159, doi: 10.3389/fendo.2013.00159.
9. 同上
10. Kelly A. Gildersleeve, Melissa R. Fales, and Martie G. Haselton, "Women's Evaluations of Other Women's Natural Body Odor Depend on Target's Fertility Status," *Evolution and Human Behavior* 38, no. 2 (2017): 155–163.
11. ゾウの発情期のガラガラ声は、次のサイトで聞くことができる（ただしヘッドフォンで聞くと低周波の音は耳を傷つけることがあるので、注意すること）: "Estrous-Rumble," Elephant Voices, https://www.elephantvoices.org/multimedia-resources/elephant-calls-database-contexts/230-sexual/female-choice/estrous-rumble.html?layout=callscontext.
12. Gregory A. Bryant and Martie G. Haselton, "Vocal Cues of Ovulation in Human Females," *Biology Letters* 5, no. 1 (2009): 12–15.

13. Nathan R. Pipitone and Gordon G. Gallup, "Women's Voice Attractiveness Varies across the Menstrual Cycle," *Evolution and Human Behavior* 29, no. 4 (2008): 268–274; David A. Puts, Drew H. Bailey, Rodrigo A. Cárdenas, Robert P. Burriss, Lisa L. M. Welling, John R. Wheatley, and Khytam Dawood, "Women's Attractiveness Changes with Estradiol and Progesterone across the Ovulatory Cycle," *Hormones and Behavior* 63, no. 1 (2013): 13–19.
14. C. D. Buesching, M. Heistermann, J. K. Hodges, and Elke Zimmermann, "Multimodal Oestrus Advertisement in a Small Nocturnal Prosimian, *Microcebus murinus*," *Folia Primatologica* 69, suppl. 1 (1998): 295–308.
15. Alan F. Dixson, *Primate Sexuality: Comparative Studies of the Prosimians, Monkeys, Apes, and Humans*, 2nd ed. (New York: Oxford University Press, 2012), 142.
16. Remco Kort, Martien Caspers, Astrid van de Graaf, Wim van Egmond, Bart Keijser, and Guus Roeselers, "Shaping the Oral Microbiota through Intimate Kissing," *Microbiome* 2, no. 1 (2014): 41.
17. Claus Wedekind, Thomas Seebeck, Florence Bettens, and Alexander J.Paepke, "MHC-Dependent Mate Preferences in Humans," *Proceedings of the Royal Society B: Biological Science*s 260, no. 1359 (1995).
18. Kort et al., "Shaping the Oral Microbiota."
19. Beverly I. Strassmann, "Sexual Selection, Paternal Care, and Concealed Ovulation in Humans," *Ethology and Sociobiology* 2 (1981): 31–40.
20. Joseph Henrich, Robert Boyd, and Peter J. Richerson, "The Puzzle of Monogamous Marriage," *Philosophic Transactions of the Royal Society B* 367, no. 1589 (2012): 657–669.

◉第７章　卵子経済

1. T. J. Mathews and Brady E. Hamilton, "Mean Age of Mothers Is on the Rise: United States, 2000–2014," *NCHS Data Brief* 232 (2016): 1–8.
2. "About Teen Pregnancy," Centers for Disease Control and Prevention, https://www.cdc.gov/teenpregnancy/about/.
3. Bernard D. Roitberg, Marc Mangel, Robert G. Lalonde, Carol A. Roitberg, Jacques J. M. van Alphen, and Louise Vet, "Seasonal Dynamic Shifts in Patch Exploitation by Parasitic Wasps," *Behavioral Ecology* 3, no.2 (1992): 156–165, https://doi.org/10.1093/beheco/3.2.156.
4. Bruce J. Ellis, "Timing of Pubertal Maturation in Girls: An Integrated Life History Approach," *Psychological Bulletin* 130, no. 6 (2004): 920.
5. Shannen L. Robson and Bernard Wood, "Hominin Life History: Reconstruction and Evolution," *Journal of Anatomy* 212, no. 4 (2008):

394–425.
6. Lee Alan Dugatkin and Jean-Guy J. Godin, "Reversal of Female Mate Choice by Copying in the Guppy (*Poecilia reticulata*)," *Proceedings of the Royal Society B: Biological Sciences* 249, no. 1325 (1992): 179–184.
7. Jean M. Twenge, *The Impatient Woman's Guide to Getting Pregnant* (New York: Simon and Schuster, 2012).
8. Daniel M. T. Fessler, Serena J. Eng, and C. David Navarrete, "Elevated Disgust Sensitivity in the First Trimester of Pregnancy: Evidence Supporting the Compensatory Prophylaxis Hypothesis," *Evolution and Human Behavior* 26, no. 4 (2005): 344–351.
9. Noel M. Lee and Sumona Saha, "Nausea and Vomiting of Pregnancy," Gastroenterology Clinics of North America 40, no. 2 (2011): 309–334.
10. Laura M. Glynn, "Increasing Parity Is Associated with Cumulative Effects on Memory," *Journal of Women's Health* 21, no. 10 (2012): 1038–1045.
11. Elseline Hoekzema, Erika Barba-Müller, Cristina Pozzobon, Marisol Picado, Florencio Lucco, David García-García, Juan Carlos Soliva, et al., "Pregnancy Leads to Long-Lasting Changes in Human Brain Structure," *Nature Neuroscience* 20, no. 2 (2017): 287–296.
12. Chandler R. Marrs, Douglas P. Ferarro, Chad L. Cross, and Janice McMurray, "Understanding Maternal Cognitive Changes: Associations between Hormones and Memory," *Hormones Matter*, March 2013, 1–13.
13. Marla V. Anderson and M. D. Rutherford, "Evidence of a Nesting Psychology During Human Pregnancy," *Evolution and Human Behavior* 34, no. 6 (2013): 390–397.
14. Marla V. Anderson and M.D.Rutherford, "Recognition of Novel Faces after Single Exposure Is Enhanced during Pregnancy," *Evolutionary Psychology* 9, no.1 (2011), https://doi.org/10.1177/147470491100900107.
15. Jennifer Hahn-Holbrook, Julianne Holt-Lunstad, Colin Holbrook, Sarah M. Coyne, and E. Thomas Lawson, "Maternal Defense: Breast Feeding Increases Aggression by Reducing Stress," *Psychological Science* 22, no. 10 (2011): 1288–1295.
16. Jennifer Hahn-Holbrook, Colin Holbrook, and Martie Haselton, "Parental Precaution: Adaptive Ends and Neurobiological Means," *Neuroscience and Biobehavioral Reviews* 35 (2011): 1052–1066.
17. John G. Neuhoff, Grace R. Hamilton, Amanda L. Gittleson, and Adolfo Mejia, "Babies in Traffic: Infant Vocalizations and Listener Sex Modulate Auditory Motion Perception," *Journal of Experimental Psychology: Human Perception and Performance* 40, no. 2 (2014): 775.
18. Daniel M. T. Fessler, Colin Holbrook, Jeremy S. Pollack, and Jennifer

Hahn-Holbrook, "Stranger Danger: Parenthood Increases the Envisioned Bodily Formidability of Menacing Men," *Evolution and Human Behavior*35, no. 2 (2014): 109–117.
19. Judith A. Easton, Jaime C. Confer, Cari D. Goetz, and David M. Buss, "Reproduction Expediting: Sexual Motivations, Fantasies, and the Ticking Biological Clock," *Personality and Individual Differences* 49, no. 5 (2010): 516–520.
20. Sindya N. Bhanoo, "Life Span of Early Man Same as Neanderthal," New York Times, January 10, 2011, http://www.nytimes.com/2011/01/11/science/ 11obneanderthal.html.
21. Robson and Wood, "Hominin Life History."
22. Darren P. Croft, Rufus A. Johnstone, Samuel Ellis, Stuart Nattrass, Daniel W. Franks, Lauren J. N. Brent, Sonia Mazzi, Kenneth C. Balcomb, John K. B. Ford, and Michael A. Cant, "Reproductive Conflict and the Evolution of Menopause in Killer Whales," *Current Biology* 27, no. 2 (2017): 298–304.
23. J.N. Robin W. Baird and Hal Whitehead, "Social Organization of Mammal-Eating Killer Whales: Group Stability and Dispersal Patterns," *Canadian Journal of Zoology* 78, no. 12 (2000): 2096–2105; Darren P. Croft, Rufus A. Johnstone, Samuel Ellis, Stuart Nattrass, Daniel W. Franks, Lauren J.N. Brent, Sonia Mazzi, Kenneth C. Balcomb, John K.B. Ford, Michael A. Cant, "Reproductive Conflict and the Evolution of Menopause in Killer Whales," *Current Biology* 27, no. 2 (2017): 298–304.
24. Emma A. Foster, Daniel W. Franks, Sonia Mazzi, Safi K. Darden, Ken C. Balcomb, John K. B. Ford, and Darren P. Croft, "Adaptive Prolonged Postreproductive Life Span in Killer Whales," *Science* 337, no. 6100 (2012): 1313.
25. Robson and Wood, "Hominin Life History."
26. Kristen Hawkes and James E. Coxworth, "Grandmothers and the Evolution of Human Longevity: A Review of Findings and Future Directions," *Evolutionary Anthropology: Issues, News, and Reviews* 22, no. 6 (2013): 294–302.
27. R. Sprengelmeyer, David I. Perrett, E. C. Fagan, R. E. Cornwell, J. S. Lobmaier, A. Sprengelmeyer, H. B. M. Aasheim, et al., "The Cutest Little Baby Face: A Hormonal Link to Sensitivity to Cuteness in Infant Faces," *Psychological Science* 20, no. 2 (2009): 149–154.

◉第８章　ホルモンは賢い

1. ちなみに、ピルを飲むと月経は生物学的目的を果たさなくなるにも関わらず、なぜまだ月経があるのか不思議に思えるかもしれない。実際には、一部の女性はピルを利用して月経を止めている──それには、組み込まれた７日間の中断なしにピルを飲む。世界初の避妊ピルの開発に加わった

ジョン・ロックは敬虔なカトリック信者だった。「人工的な」避妊を禁じ、リズム法――性行為を「安全」日だけに限る方法――を提唱していたカトリック教会との衝突を避けるために、ロックは「自然な」月経の段階をそのまま残すことにした。カトリック教会は1958年に、痛みを伴う困難な月経を治療する方法としてピルを処方することを許可し、ピルは月経の重い症状を和らげるのに役立った――今も役立っている。だが教会は1968年にピルの全面禁止に至っている。当然のことながらこのとき10年間には、多くのカトリック教徒の女性が医師に対し、月経が痛くて重いと訴えていた。Malcolm Gladwell, "John Rock's Error," *The New Yorker*, March 13, 2000, 52.

2. Alexandra Alvergne and Virpi Lummaa, "Does the Contraceptive Pill Alter Mate Choice in Humans?" *Trends in Ecology and Evolution* 25, no. 3 (2010): 171–179.
3. 同上
4. Chris Ryan, "How the Pill Could Ruin Your Life," *Psychology Today*, May 11, 2010, https://www.psychologytoday.com/blog/sex-dawn/201005/how-the-pill-could-ruin-your-life.
5. Christina Marie Larson, "Do Hormonal Contraceptives Alter Mate Choice and Relationship Functioning in Humans?" (PhD diss., University of California, Los Angeles, 2014).
6. Shimon Saphire-Bernstein, Christina M. Larson, Kelly A. Gildersleeve, Melissa R. Fales, Elizabeth G. Pillsworth, and Martie G. Haselton, "Genetic Compatibility in Long-Term Intimate Relationships: Partner Similarity at Major Histocompatibility Complex (MHC) Genes May Reduce In-Pair Attraction," *Evolution and Human Behavior* 38, no. 2 (2017): 190–196.
7. Larson, "Do Hormonal Contraceptives Alter Mate Choice?"; Shimon Saphire-Bernstein, Christina M. Larson, Elizabeth G. Pillsworth, Steven W. Gangestad, Gian Gonzaga, Heather Strekarian, Christine E. Garver-Apgar, and Martie G. Haselton, "An Investigation of MHC-Based Mate Choice among Women Who Do versus Do Not Use Hormonal Contraception" (unpublished manuscript). Saphire-Bernstein et al., "Genetic Compatibility in Long-Term Intimate Relationships."
8. Michelle Russell, V. James K. McNulty, Levi R. Baker, and Andrea L. Meltzer, "The Association between Discontinuing Hormonal Contraceptives and Wives' Marital Satisfaction Depends on Husbands' Facial Attractiveness, *Proceedings of the National Academy of Sciences* 111, no. 48 (2014): 17081–17086.
9. Trond Viggo Grøntvedt, Nicholas M. Grebe, Leif Edward Ottesen Kennair, and Steven W. Gangestad, "Estrogenic and Progestogenic Effects of Hormonal Contraceptives in Relation to Sexual Behavior: Insights into Extended Sexuality," *Evolution and Human Behavior* 31, no. 3 (2017): 283–292.

10. Geoffrey Miller, Joshua M. Tybur, and Brent D. Jordan, "Ovulatory Cycle Effects on Tip Earnings by Lap Dancers: Economic Evidence for Human Estrus?" *Evolution and Human Behavior* 28, no. 6 (2007): 375–381.
11. Shannen L. Robson and Bernard Wood, "Hominin Life History: Reconstruction and Evolution," *Journal of Anatomy* 212, no. 4 (2008): 394–425.
12. "Depression among Women," Centers for Disease Control and Prevention, https://www.cdc.gov/reproductivehealth/depression/index.htm.
13. Jennifer Hahn-Holbrook and Martie Haselton, "Is Postpartum Depression a Disease of Modern Civilization?" *Current Directions in Psychological Science* 23, no. 6 (2014): 395–400.
14. Natasha Singer and Duff Wilson, "Menopause, As Brought to You by Big Pharma," *New York Times*, December 12, 2009, http://www.nytimes.com/2009/12/13/business/13drug.html?mcubz=0.
15. Kathryn S. Huss, "Feminine Forever," book review, *Journal of the American Medication Association* 197, no. 2 (July 11, 1966).
16. Joe Neel, "The Marketing of Menopause," NPR, August 8, 2002, http://www.npr.org/news/specials/hrt/.
17. Roger A. Lobo, James H. Pickar, John C. Stevenson, Wendy J. Mack, and Howard N. Hodis, "Back to the Future: Hormone Replacement Therapy as Part of a Prevention Strategy for Women at the Onset of Menopause," *Atherosclerosis* 254 (2016): 282–290.
18. JoAnn E. Manson and Andrew M. Kaunitz, "Menopause Management—Getting Clinical Care Back on Track," *New England Journal of Medicine* 374, no. 9 (2016): 803–806.
19. Robert Bazell, "The Cruel Irony of Trying to Be Feminine Forever," NBC News, 2013, http://www.nbcnews.com/id/16397237/ns/health-second_opinion/t/cruel-irony-trying-be-feminine-forever/#.WUK9cemQyUk.
20. Marcia E. Herman-Giddens, Eric J. Slora, Richard C. Wasserman, Carlos J. Bourdony, Manju V. Bhapkar, Gary G. Koch, and Cynthia M. Hasemeier, "Secondary Sexual Characteristics and Menses in Young Girls Seen in Office Practice: A Study from the Pediatric Research in Office Settings Network," *Pediatrics* 99, no. 4 (1997): 505–512.
21. Louise Greenspan and Julianna Deardorff, *The New Puberty: How to Navigate Early Development in Today's Girls* (New York: Rodale, 2014); Dina Fine Maron, "Early Puberty—Causes and Effects," Scientific American, May 1, 2015, https://www.scientificamerican.com/article/early-puberty-causes-and-effects/.
22. Frank M. Biro, Maida P. Galvez, Louise C. Greenspan, Paul A. Succop, Nita Vangeepuram, Susan M. Pinney, Susan Teitelbaum,

Gayle C. Windham, Lawrence H. Kushi, and Mary S. Wolff, "Pubertal Assessment Method and Baseline Characteristics in a Mixed Longitudinal Study of Girls," *Pediatrics* 126, no. 3 (2010): e583–e590.
23. Yichang Chen, Le Shu, Zhiqun Qiu, Dong Yeon Lee, Sara J. Settle, Shane Que Hee, Donatello Telesca, Xia Yang, and Patrick Allard, "Exposure to the BPA-Substitute Bisphenol S Causes Unique Alterations of Germline Function," *PLoS Genetics* 12, no. 7 (2016): e1006223; Wenhui Qiu, Yali Zhao, Ming Yang, Matthew Farajzadeh, Chenyuan Pan, and Nancy L. Wayne, "Actions of Bisphenol A and Bisphenol S on the Reproductive Neuroendocrine System during Early Development in Zebrafish," *Endocrinology* 157, no. 2 (2015): 636–647.
24. Paul B. Kaplowitz, "Link between Body Fat and the Timing of Puberty," *Pediatrics* 121, suppl. 3 (2008): S208–S217.
25. Eric Vilain and J. Michael Bailey, "What Should You Do if Your Son Says He's a Girl?" *Los Angeles Times*, May 21, 2015, http://www.latimes.com/opinion/op-ed/la-oe-vilain-transgender-parents-20150521-story.html.

図版クレジット

p.88 Jones et al., "Menstrual Cycle, Pregnancy and Oral Contraceptive Use Alter Attraction to Apparent Health in Faces," 2005, Proceedings of the Royal Society of London B: *Biological Sciences*, vol. 272, issue 1561, 347–54 から転載, by permission of the Royal Society; p.94, MJ Law Smith et al., "Facial Appearance Is a Cue to Oestrogen Levels in Women," 2006, Proceedings of the Royal Society of London B: *Biological Sciences*, vol. 272, issue 1583, 135–40 から転載〔但し、元資料の記号は割愛〕, by permission of the Royal Society; p.144 (上), *Hormones and Behavior*, vol. 90, James Roney and Zachary Simmons, "Ovarian Hormone Fluctuation Predict Within-Cycle Shifts in Women's Food Intake," 8–14 から転載, copyright 2017 with permission from Elsevier;p.144 (下), *Hormones and Behavior*, vol. 6, issue 4, John Czaja and Robert W. Goy, "Ovarian Hormones and Food Intake in Female Guinea Pigs and Rhesus Monkeys," 21 から転載, copyright 1975 with permission from Elsevier; p.153, Kristina Durante, Norman P. Li, and Martie G. Haselton, "Changes in Women's Choice of Dress Across the Ovulatory Cycle: Naturalistic and Laboratory Task-Based Evidence," *Personality and Social Psychology* (volume 41, issue 11), pages 1451–60 より。 Copyright © 2008. Reprinted by permission of SAGE publications; p.170, Debra Lieberman, Elizabeth G. Pillsworth, and Martie G. Haselton, "Kin Affiliation Across the Ovulatory Cycle: Females Avoid Fathers When Fertile," *Psychological Science* (volume 22, issue 1) より。Copyright © 2011. Reprinted by permission of SAGE publications; p.250, *Trends in Ecology and Evolution*, volume 25, issue 3, Alexandra Alvergne and Virpi Lummaa, "Does the Contraceptive Pill Alter Mate Choice in Humans?," 171–79 より転載, copyright 2010 with permission from Elsevier.